## START
なかなか赤ちゃんが授からない。不妊治療、
考えた方がいいかな？そう思っているご夫婦に。

## SEMINAR
病院は、どこにしたらいいのかしら？
病院選び、医師選びに迷ったときに。

## TREATMENT
どう治療を進めたらいいの？ 自分たちにあった
治療を探すとき。治療法の選択に迷ったときに。

## EACH OTHER
治療しても妊娠しない…。
ふたりが行き詰まったと感じたとき、お互いのために。

## MALE
男性にも不妊原因がある夫婦は、約半数。
検査や治療は、どこで？ なにを？ また夫の役割は？

## HEALTH
からだと心はひとつ。ストレスが膨らんで、
とても辛いとき。夫婦が毎日を楽しく過ごすために。

## PREGNANCY
妊娠した！ という喜びの日が出産へと続くように。
次の治療周期を最後にするために。

## MIND
妊娠しやすいからだづくりは、大切な要素。
では、なにをすればいいの？ みんなが知りたいこと！

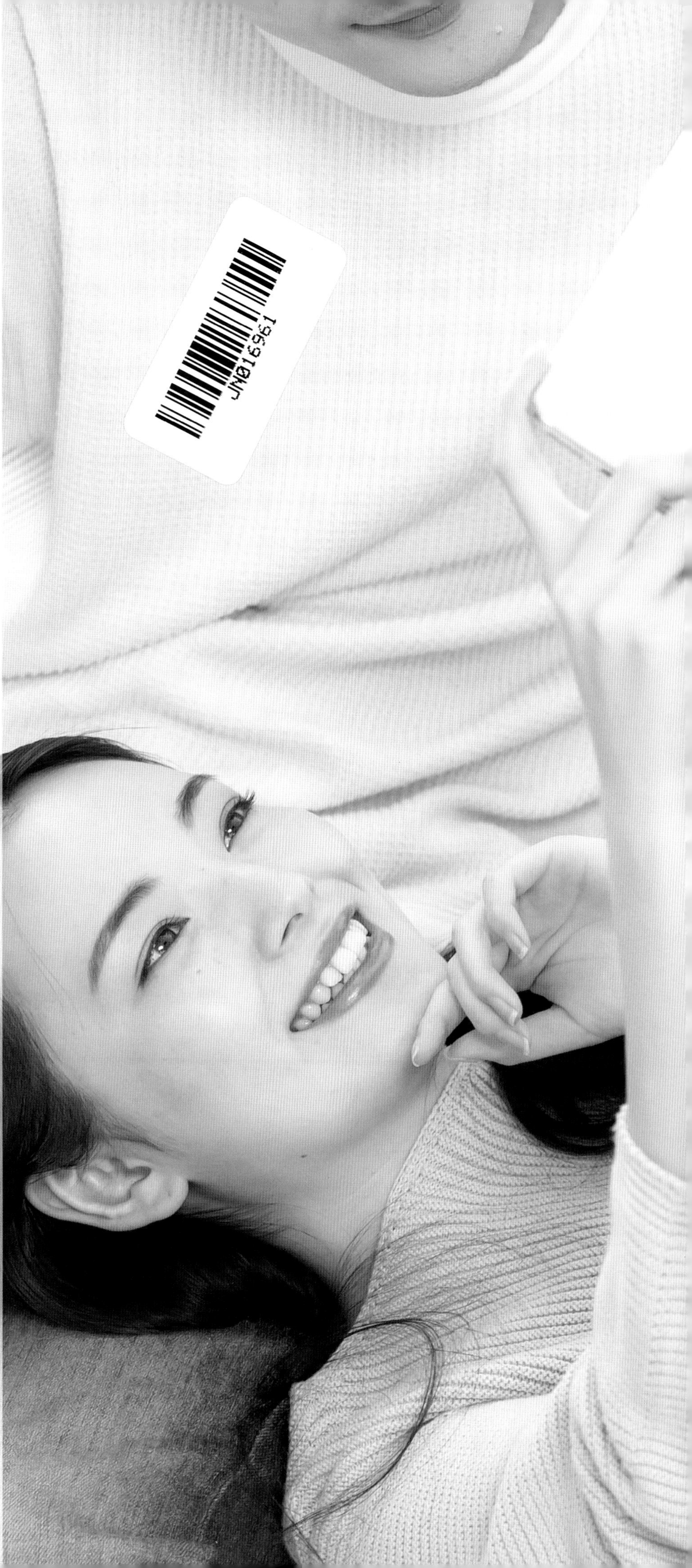

不妊治療情報センター
funin.info

不妊治療の先生に
聞いてみた！
funin.clinic

X（旧 TWITTER） FACEBOOK LINE

X（旧 Twitter）や Facebook、LINEからも情報発
信しています。ぜひ、お友達登録してくださいね。

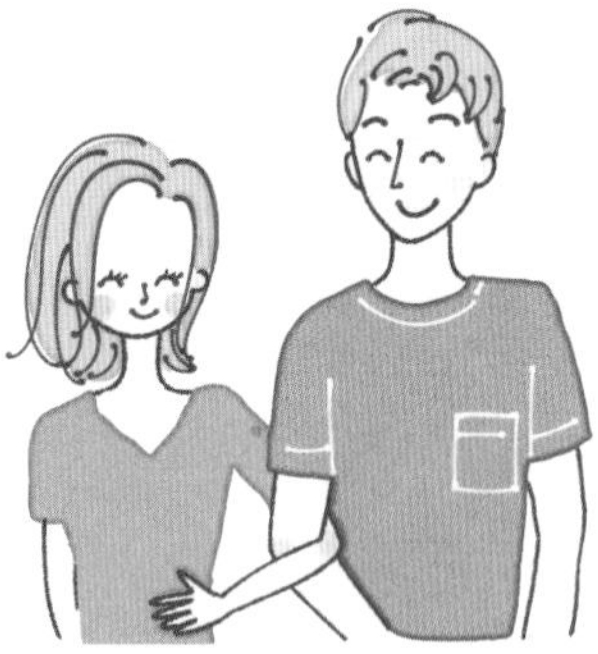



## 見つけよう！私たちにあったクリニック



治療を考えているご夫婦にオススメ！

## セミナー＆説明会に行ってみよう！




企画・編集／不妊治療情報センター funin.info (CION corporation)
スタッフ／谷高哲也　松島美紀　塩田史子　土屋恵子　織戸康雄　塚田寛人　織原靖子　福井菜穂子　秋山麗実　清水彩妃　　編集協力　レシピ：眞部やよい　イラスト：植木美江　わたせあつみ　　ほか

i-wish... ママになりたい　vol.73

# 年齢と不妊治療

年齢と不妊治療
それはとても大切な
テーマです。
そして、早めに知識を持つ
ことも大事です。

# 不妊治療と年齢は切り離せない 保険でも自費でも納得できる治療を

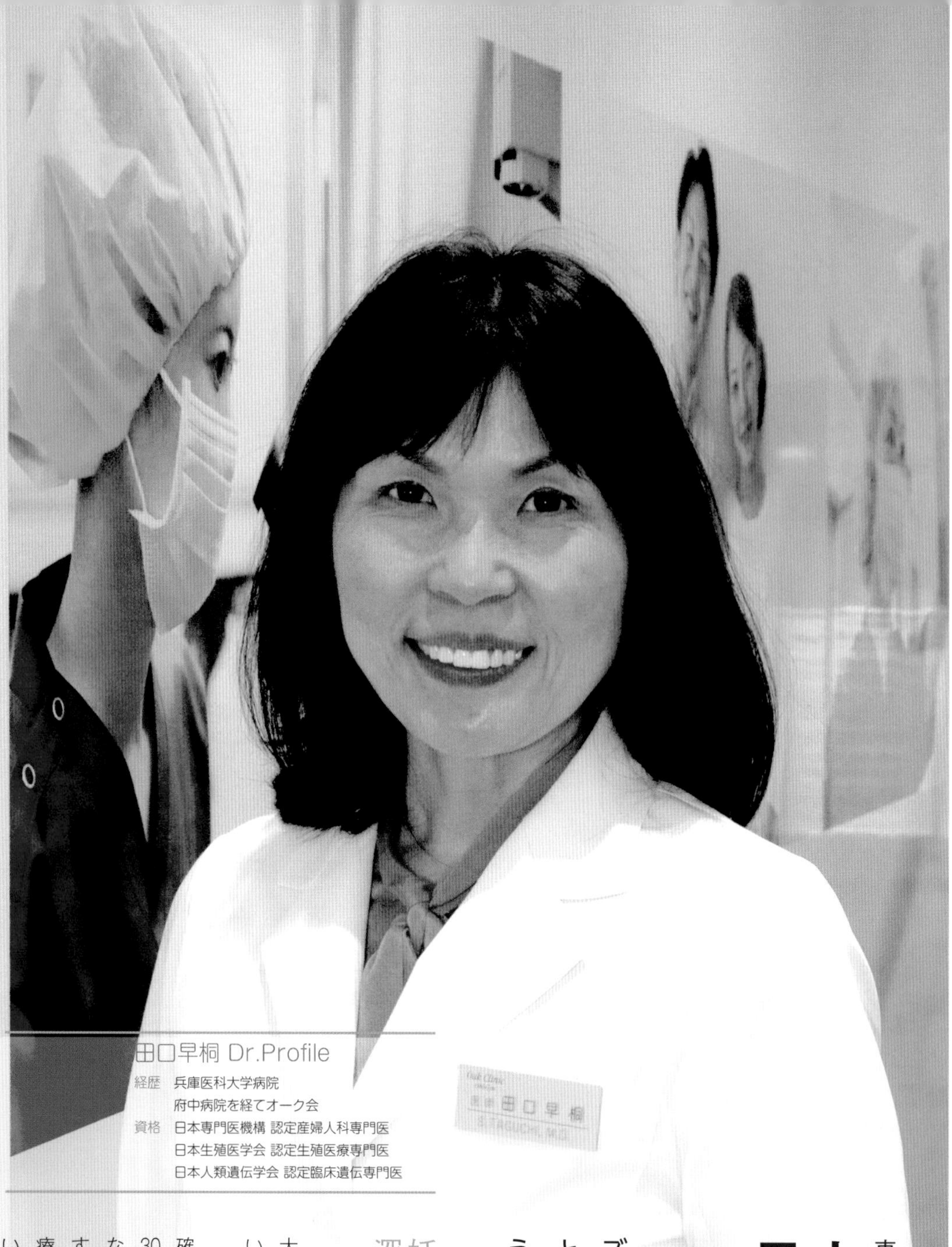

田口早桐 Dr.Profile
経歴　兵庫医科大学病院
　　　府中病院を経てオーク会
資格　日本専門医機構 認定産婦人科専門医
　　　日本生殖医学会 認定生殖医療専門医
　　　日本人類遺伝学会 認定臨床遺伝専門医

東京都・中央区
## オーク銀座レディースクリニック
**田口 早桐 先生**

「不妊治療では年齢がすべて」と話す田口先生。「年齢と不妊治療」を取り上げた今回のテーマに対し、ズシリと胸に響く言葉です。では、先生が日々患者さんと向き合い、治療を続ける中で考えているのは何でしょう？ 最近の傾向なども含め、お話をうかがいました。

### 妊娠と年齢の深い関わり

不妊治療において年齢はとても大切な要素です。年齢がすべてといっても過言ではありません。

年齢が高くなるにつれて妊娠の確率は低下しますが、具体的には30代後半から下がり始め、40代になると一段と妊娠しにくくなります。ですから、なるべく早めに治療を始めることが妊娠への近道といえます。

### 保険診療で生じた年齢の変化

保険診療のスタートに伴い、不妊治療を受けるご夫婦の年齢は多少下がりました。やはり、体外受精などの高額な治療は若いご夫婦には負担が大きかったと思います。子どもは欲しいけれど治療費を捻出するのは難しいから、もう少し自分たちで努力して様子をみようというご夫婦も多かったでしょう。そうした方たちにとって保険診療のスタートは治療への後押しになったに違いありません。以前は人工授精をずっと繰り返す方もいたのですが、今は人工授精を何度かしたら体外受精にステップアップする方が多いです。

一方で保険の適用外となった43歳以上の方、移植3回までと厳しい条件のついた40歳～43未満の方たちは複雑な思いがあるでしょう。同じように保険料を支払っていながら厳しい制限を課せられたわけですからね。不公平感を感じる方もいるようです。

また、40歳以上の方の場合、移植3回で妊娠しなかったら、もう妊娠は無理と思う方もいるようです。3回という制限があるのは、そういうことではとおっしゃる方もいます。

## 40歳未満で移植6回 40歳以上で3回の矛盾

現在、保険治療の適用になるのは40歳未満で移植6回まで、40歳以上43歳未満で移植3回までとなっています。年齢が高くなるにつれて妊娠率は下がるという事実を踏まえると、むしろ逆なのではと感じてしまいます。40歳未満で移植6回までなら、40歳以上で12回となるのが自然ではないでしょうか。それが現状はまったく逆で、年齢が高くなると保険の適用を受けられる回数は半分に減ってしまう。治療回数が減ればできることは限られてしまいます。

とはいえ現状の決まりですから仕方ありません。保険診療に限定していえば、この移植3回の範囲内でできる限りの治療をして妊娠を目指すことになります。

## 保険診療で生じた卵の選別

保険診療がスタートし、移植回数に制限がついたことで、治療法にも大きな変化がありました。卵の選別です。

当院では、以前から採卵した卵はすべて凍結することを基本に治療をしてきました。仮にグレードの低い卵であっても妊娠することがあるからです。ですが、移植3回までで妊娠を目指すとなった時に、少しでも妊娠の可能性が高いであろう卵を選んで凍結する方法にシフトしました。いわゆるグレードの高い卵のみを選びだし、グレードの低い卵は破棄するのです。

例えが適切かわかりませんが、受験の足切りのようなものです。偏差値60以上に受験機会を与えて60未満には受験機会を与えない。でも実際どうなのかというと、偏差値60未満でも受験当日に良い成績をおさめることはありえますよね。妊娠にも同じことがいえて、グレードの低い卵でも妊娠することはあるのです。確率でいうと、受験のそれより高いと言えます。

ただ、限られた回数で結果を出すために、妊娠に結びつくかもしれない卵をグレードが低いという理由で破棄しているのが現状です。

## 同じ治療を繰り返すより違うアプローチで妊娠を目指す

移植3回だったら3回でいかに妊娠を目指すか。1回1回の治療がとても大切なのはいうまでもありません。1回、2回、3回と漫然と同じ治療を繰り返すのではなく、適宜検査を受けてみるなどアプローチを変えるのも大事だと思います。

当院では「着床しなかったときの考え方」という説明をホームページに載せているのですが、2回移植して妊娠しなかったら着床不全の可能性を踏まえ、PGT-Aをお勧めすることもあります。ただし、PGT-Aをするためには着床間際の卵が必要なので検査のハードルは高めです。

他の方法として血液検査で免疫力を確認することもあります。免疫力が高すぎると着床しにくいからです。あとは血液凝固であるとか甲状腺、子宮内膜のERA、慢性子宮内膜炎の検査をすることもあります。こうした検査を通して着床しない原因を探り、もし原因がわかったら治療するなり、移植日をずらすといった対策をします。

ただし、検査をすれば必ず原因がわかるわけではありませんし、もしかしたら着床を妨げているかもしれないというレベルです。さらに患者さんによって必要だと思われる検査は異なるので、主治医とよく相談したうえで、ご希望があれば検査を受けてみるといいでしょう。多くの場合、検査は自費になりますから、しっかり納得したうえで受けるようにして下さい。

## 自費診療ならではの利点

保険診療で残念ながら妊娠に結びつかなかった場合、大半の方は自費診療に移行されます。ただ、保険診療よりもだいぶ負担が大きくなるので、経済的に厳しいと感じる方も多いと思います。

当院は銀座のほかに大阪にもクリニックがありますが、銀座の患者さんの半数は最初から保険を使わずに自費診療を選択されます。

自費診療を受ける方は、前もってかなり調べていたり、明確にこういう治療を受けたいという希望のある方が多い印象です。ご主人のお仕事の都合で病院に通うのが難しい場合など、保険診療よりも自由のきく自費診療を選択する方もいらっしゃいます。当院は土日祝日も診療に当たっていますが、これはもともとお仕事の関係などで平日の通院が難しい方たちのために設定したものです。保険診療でも土日祝日に通院することは可能ですが、休日診療の料金を別途いただいています。

## 今注目されている検査

不妊治療とは直接関係ありませんが、最近の傾向として保因者スクリーニングを受けるご夫婦や未婚でも精液検査を希望する男性が増えてきました。

保因者スクリーニングとは劣性遺伝子を調べるもので、夫婦双方に同じ劣性遺伝子があると、1／4の確率でその病気のお子さんが生まれるというものです。現在、大半の病気は遺伝子の疾患であることがわかっているので、ご夫婦で検査をすると、お子さんがかかる可能性のある病気があらかじめ把握できるわけです。

また、男性で精液検査を受ける方も増えてきました。既婚、未婚にかかわらず、自分の状態を知っておきたいということのようです。若い時のほうが状態がいいという理由で精子を凍結保存する方もいらっしゃいます。

**オーク会**

*Oak Clinic Sumiyoshi*
大阪府大阪市
● オーク住吉産婦人科

*Oak Clinic Ginza*
東京都中央区
● オーク銀座レディースクリニック

*Oak Clinic Umeda*
大阪府大阪市
● オーク梅田レディースクリニック

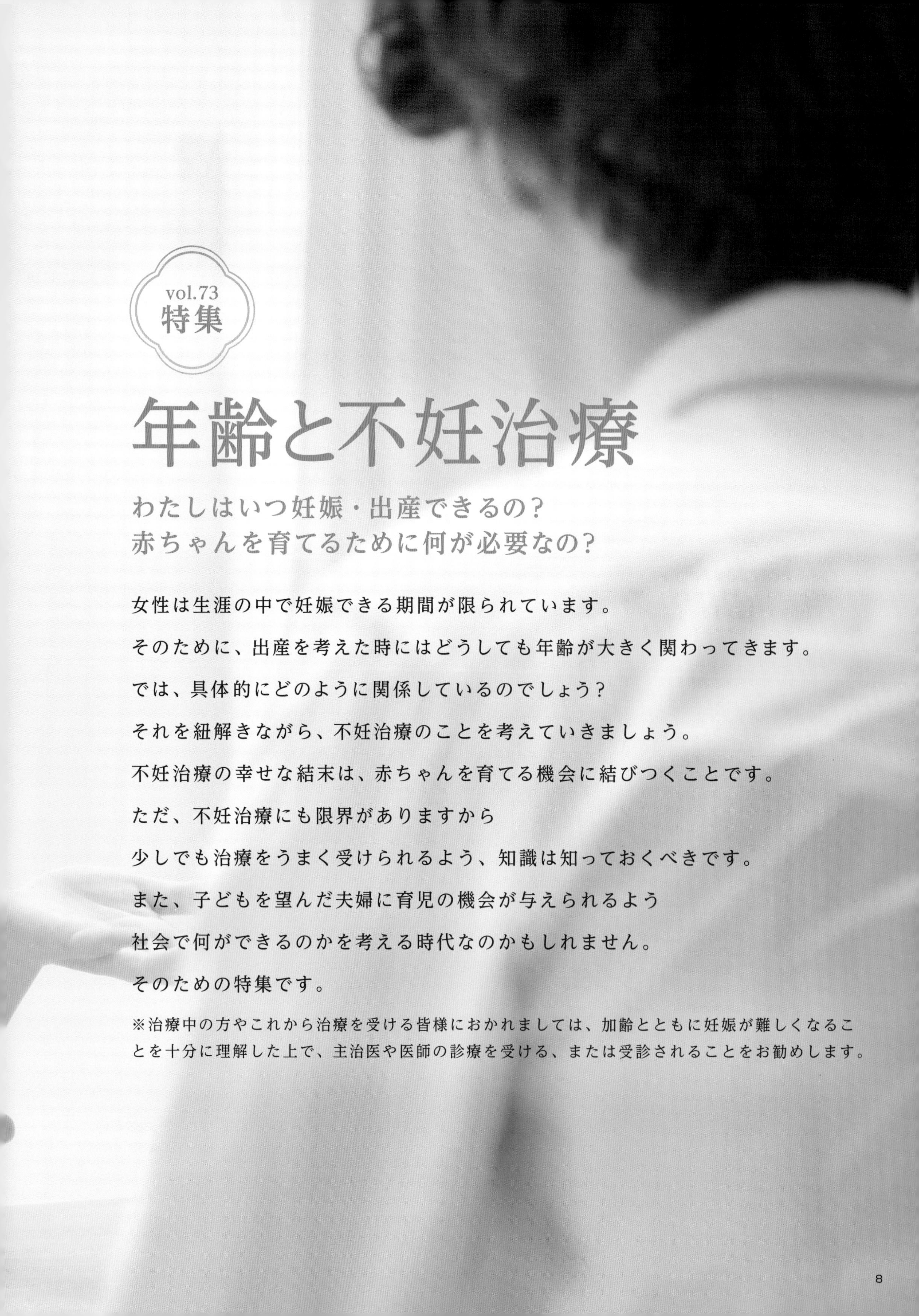

vol.73
特集

# 年齢と不妊治療

## わたしはいつ妊娠・出産できるの？
## 赤ちゃんを育てるために何が必要なの？

女性は生涯の中で妊娠できる期間が限られています。

そのために、出産を考えた時にはどうしても年齢が大きく関わってきます。

では、具体的にどのように関係しているのでしょう？

それを紐解きながら、不妊治療のことを考えていきましょう。

不妊治療の幸せな結末は、赤ちゃんを育てる機会に結びつくことです。

ただ、不妊治療にも限界がありますから

少しでも治療をうまく受けられるよう、知識は知っておくべきです。

また、子どもを望んだ夫婦に育児の機会が与えられるよう

社会で何ができるのかを考える時代なのかもしれません。

そのための特集です。

※治療中の方やこれから治療を受ける皆様におかれましては、加齢とともに妊娠が難しくなることを十分に理解した上で、主治医や医師の診療を受ける、または受診されることをお勧めします。

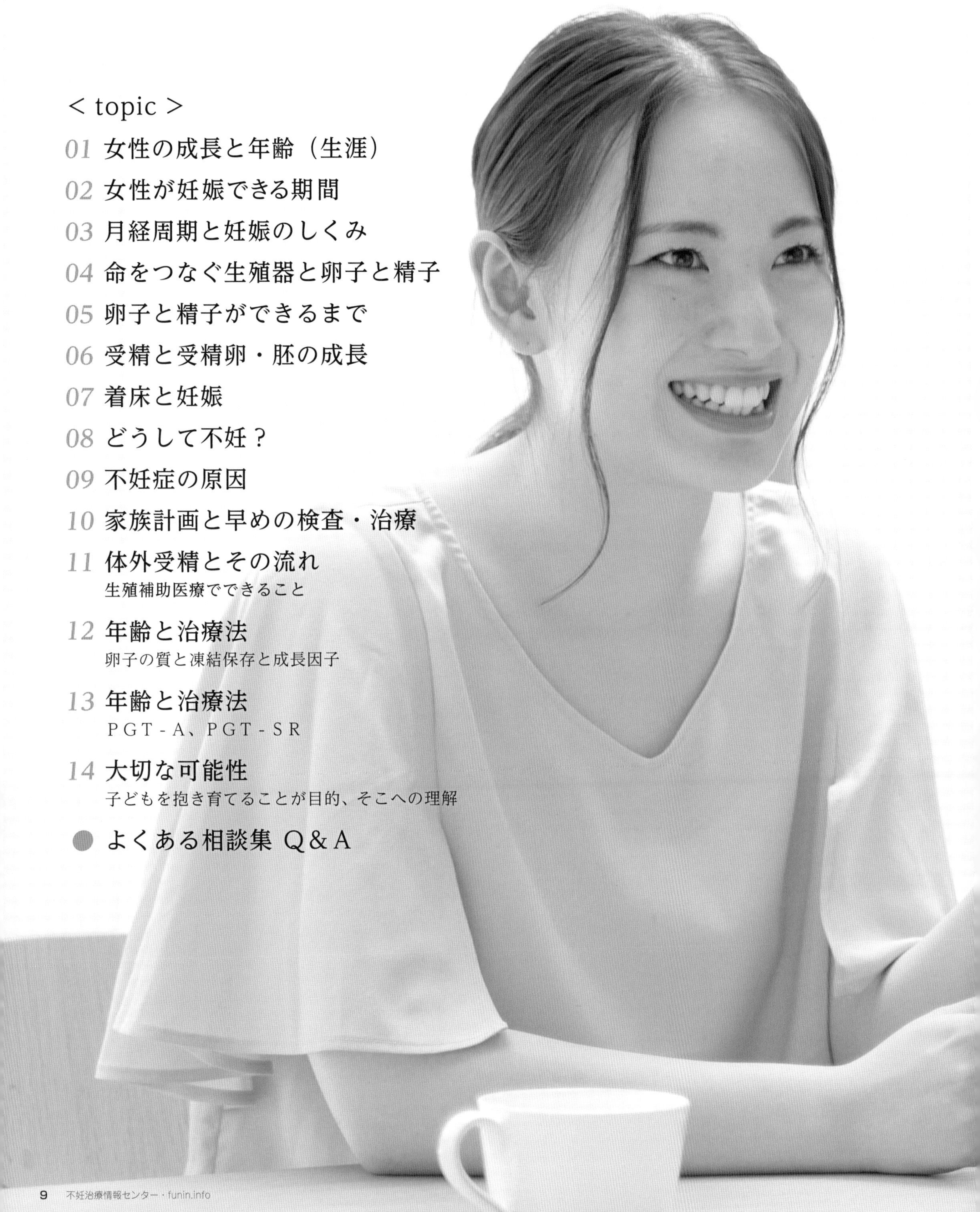

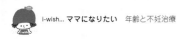

< topic >

topic 01

# 女性の成長と年齢（生涯）

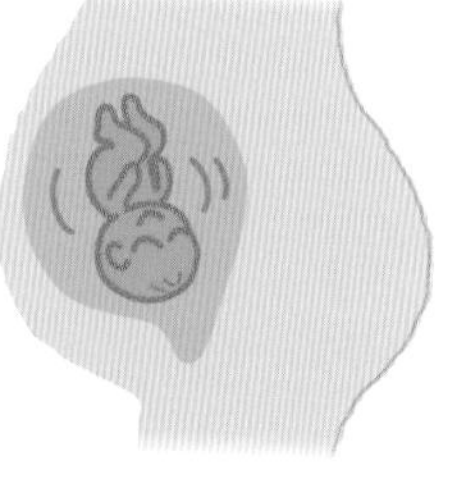

## 女性はお母さんのお腹にいる時に一生分の卵を持ち、生まれます

人の生命は、卵子と精子の出会いから始まります。卵子は女性の卵巣内で育ちますが、成長の過程で発生するのではなく、既に一生分を持って生まれてきます。

母親の胎内に女性となる生命が宿って約2週間で、卵祖細胞（原始卵胞となる細胞）の元となる始原生殖細胞が、やがて卵巣となる生殖隆起に移動します。始原生殖細胞は卵祖細胞となって増えていきます。卵祖細胞は胎内にいる間に一生分が作られ、生後は増えません。卵祖細胞は、生まれる前に第一減数分裂（46本ある染色体数を半分ずつにする細胞分裂で、連続して2回起こる）の途中まで成長して原始卵胞となり、卵巣内で眠りながら初経（初潮）を待ちます。

そもそも月経とは、血液とともに子宮内膜がはがれ落ち、体外に排出されるものです。月経開始日から次の月経開始前日までが1回の月経周期で、日数は一般的に25〜38日間です。原始卵胞は月経の有無に関わらず自然に消え、誕生時に200万個あった原始卵胞は7歳頃には約50万個に、思春期には約20〜30万個にまで減ります。

12歳頃で多くの女性が初経を迎えますが、最初から月経周期が整っているわけでなく、排卵のある順調な月経周期になるまで少なくとも5年はかかります。思春期の第二次性徴で、脳の視床下部から出される性腺刺激ホルモン放出ホルモン（GnRH）が増えると、下垂体から性腺刺激ホルモンが出され、卵巣に作用し、卵巣で女性ホルモン（エストロゲン「卵胞ホルモン」やプロゲステロン「黄体ホルモン」など）が作られます。女性ホルモンの影響で、乳腺や乳管、乳房が発達します。また下垂体から分泌される卵胞刺激ホルモン（FSH）の作用で、子宮や性器、卵巣も発達して大きくなります。卵巣が大きくなるにつれてホルモンの分泌量も増えます。卵巣がFSHに反応できるようになると、原始卵胞のいくつかが目覚め、再び成長を始めます。このホ

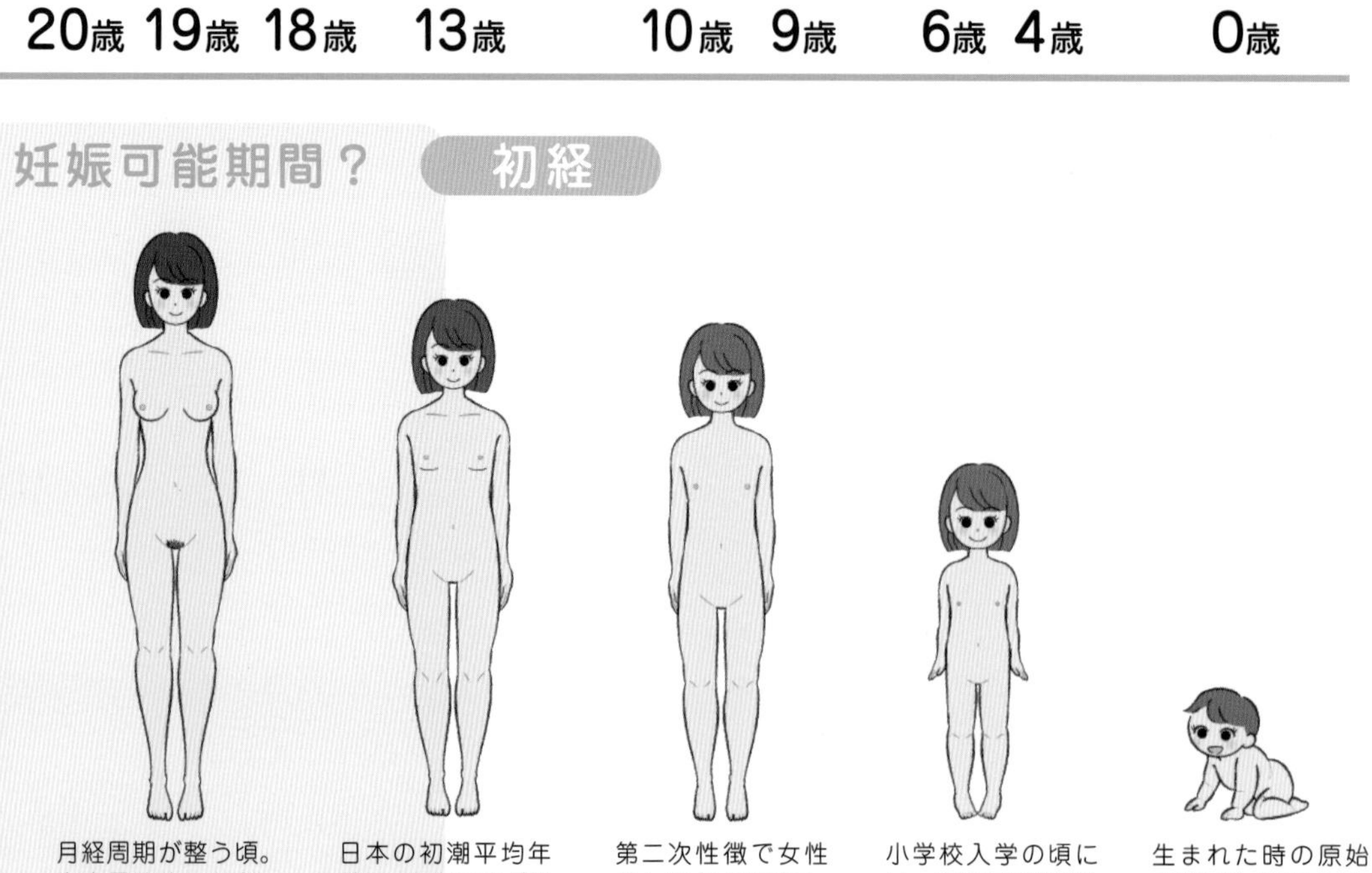


月経周期が整う頃。出血量や痛みなど、気になることがあれば婦人科へ！

日本の初潮平均年齢は12歳ですが個人差があります。思春期の真っ最中です。

第二次性徴で女性らしい体に変化していきます。卵巣は約1.3gの大きさ。

小学校入学の頃には、原始卵胞数は約4分の1ほどに減っています。

生まれた時の原始卵胞は約200万個。全部あなたと同い年です。

不妊治療での妊娠率など（参照：P.23 グラフ／日本産科婦人科学会 ART データ 2021）

ルモンの刺激を受けて育った卵胞の中に卵子があります（入っていない場合もあります）。こうして第二次性徴で生殖機能はほぼ完成します。

## 生殖適齢期を迎え 子育てをし、やがて閉経 となり歳を重ねます

思春期の後は青年期。月経周期が整い、心身ともに成熟した20〜30代前半頃がいわゆる生殖適齢期（妊娠適齢年齢）です。外見の若さだけでなく、内臓や血管、生殖器の機能、妊娠・出産・育児に臨む気力体力も充実した時期で、原始卵胞もまだ元気です。

35歳頃から妊娠力が下がりはじめます。38歳頃にさらに下がり、40歳を過ぎるとかなり妊娠が難しくなります。個人差はありますが、大きな原因の1つは原始卵胞の老化です。他にも子宮などの病気やホルモンバランスの乱れなどがあります。40代では月経の出血量が減ってきたり、月経はきても卵胞が育たず排卵しない周期が出たり、月経周期が不規則になったりします。

45歳頃からはほぼ排卵もなくなります。卵巣機能の低下は、FSH検査の数値が以前より高くなることからわかります。閉経（月経が完全に止まること）の頃には、卵巣内に残った原始卵胞数はわずか1000個ほど。閉経後は妊娠することができません。日本人の平均閉経年齢は51歳ですが、実際はその10年ほど前から妊娠はほとんど難しくなります。

閉経前後の約10年間が更年期です。更年期の不快症状には、急な顔のほてりや発汗（ホットフラッシュ）、動悸や息切れ、気分障害、頭痛、めまい、肩こりなどがあります。症状が強い人は受診して医師に相談してもいいでしょう。

より重要なのは、エストロゲンの分泌量が減っていく影響による骨粗鬆症や高脂血症、認知症などを予防することです。自分の体調を把握し、上手に更年期と付き合いましょう。

日本人の女性の平均寿命は約87歳（2022年）。閉経後も人生は30年以上続きます。仕事や家族、趣味など、人生で大切なものは人それぞれです。パートナーがいる人はよく話し合い、心身ともに健やかに年齢を重ねていきたいですね。

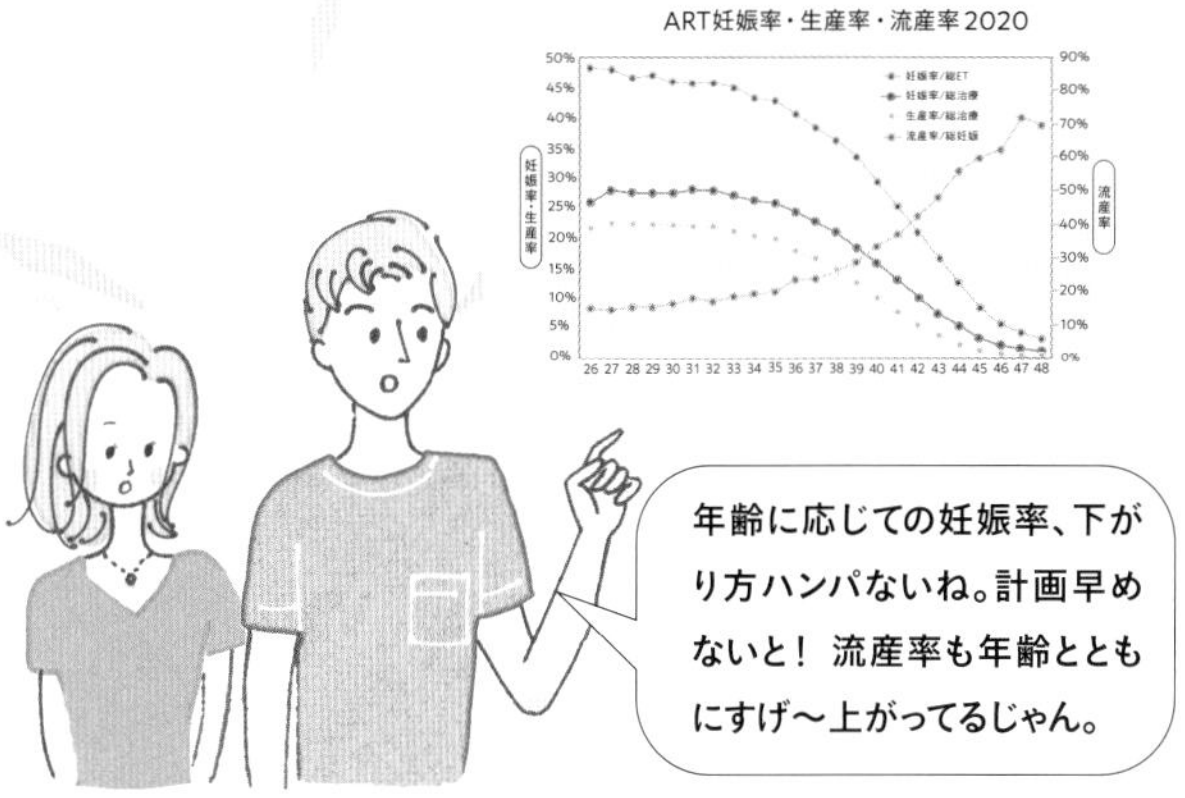


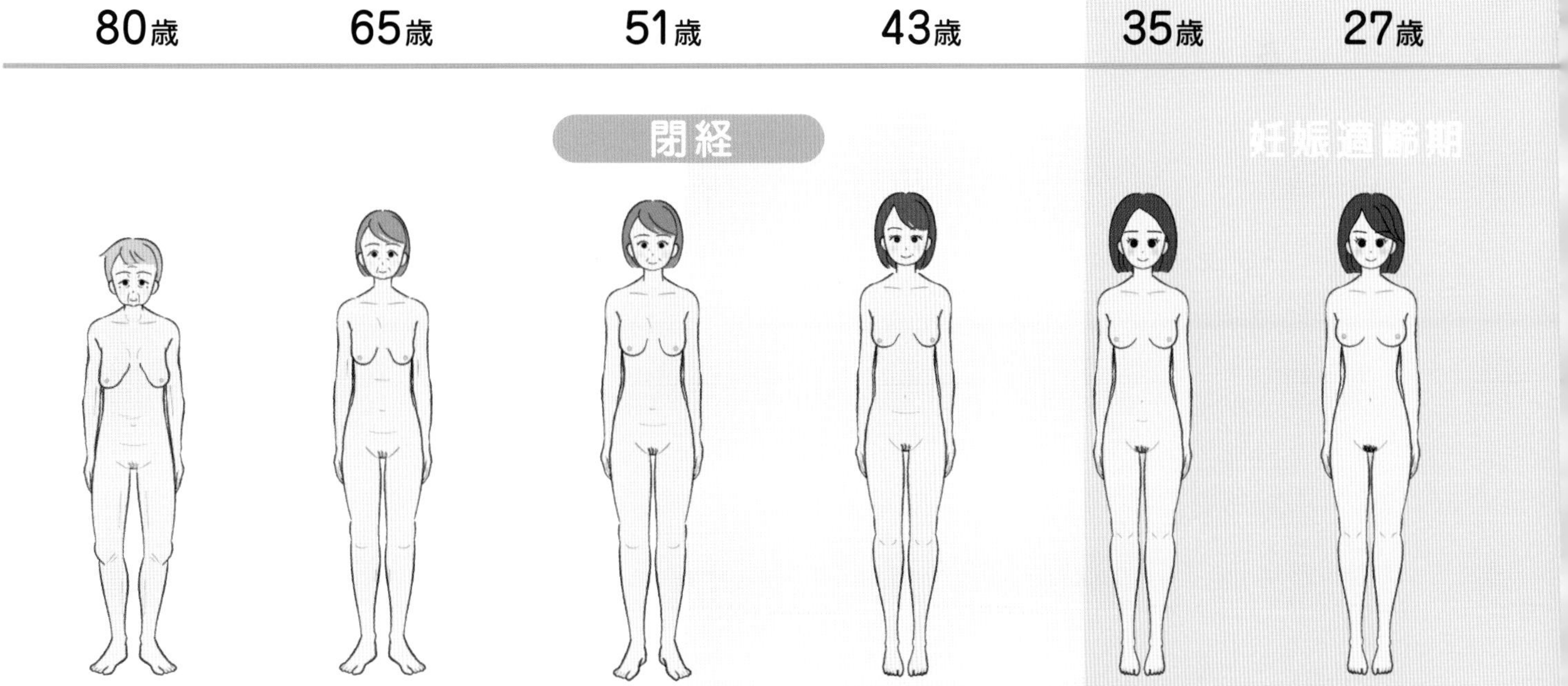


公私とも充実する時期は生殖適齢期でもあります。結婚や出産はどうする？

妊娠率が下がり出す頃。そろそろ婦人科検診を定期的に受けましょう。

月経不順や無排卵月経が増え、妊娠しても流産率が上がってきます。

日本の平均閉経年齢は51歳。更年期の症状もつらさも人それぞれです。

会社勤めの人は定年退職する頃。人によっては"孫育て"で忙しい？

日本人女性の平均寿命は約87歳。健康寿命を延ばしたいですね！

| | 43歳 | 35歳 | 27歳 |
|---|---|---|---|
| 体外受精での妊娠率 | 0.8% | 27% | 27 % |
| 体外受精での生産率 | 4% | 20% | 22 % |
| 体外受精での流産率 | 48% | 23% | 15 % |

topic 02

# 女性が妊娠できる期間

## 初経は妊娠能力を得た喜ばしい日

月経（生理）とは、子宮内膜が血液とともにはがれ落ち、体外に排出される体の仕組みで、初めて月経がくることを初経（初潮）といいます。日本の平均初経年齢は12歳頃ですが、個人差があります。15～18歳未満で初経がきた場合は遅発初経、18歳以上で初経がこない場合は原発性無月経として治療をします。

生命は卵子と精子が出会わなければ始まりません。卵子と精子が出会うには排卵が必要であり、排卵は月経がなければ起こりません。初経は妊娠する体の準備ができた証で、以前はお赤飯を炊いたりして祝っていました。

初経から数年間はまだ体が未成熟のため、月経周期や出血量にばらつきがあり、排卵が起こらない場合もあります。排卵を伴う月経周期が整ってくるのは、20歳前後といわれています。

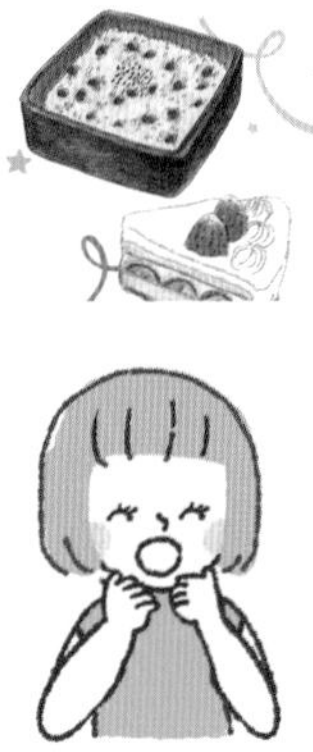

## 月経は毎月起こる妊娠の準備

月経は、必要なホルモンが正常に分泌され、卵巣や卵胞、子宮がそれに正常に反応し機能して起こります。

1つの月経周期で排卵に向かう卵胞は10数個～20個ほどですが、排卵されず自然に消える卵胞もあり、1日にして30～40個の卵胞が減り続けていきます。月経や妊娠に関わるホルモンや器官の働きを、月経周期に沿って見てみましょう。

視床下部から分泌される性腺刺激ホルモン放出ホルモン（GnRH）が下垂体を刺激します。卵巣では10数個～20個ほどの原始卵胞が卵胞刺激ホルモン（FSH）の作用で大きくなり（～5日目頃）、そのうち最も好反応のものが主席卵胞としてさらに成長します（7日目頃）。この間、子宮内膜は卵胞ホルモン（エストロゲン）の作用で厚くなります。黄体化ホルモン（LH）の作用で卵胞が十分育つと、排卵が起こります（14日目頃）。卵巣に残った卵胞は黄体となってホルモン（プロゲステロン）を分泌し、子宮内膜の着床環境を整えます。着床がなければ黄体は吸収され、次の周期となります（28日頃）。

### 妊娠に関係するホルモン

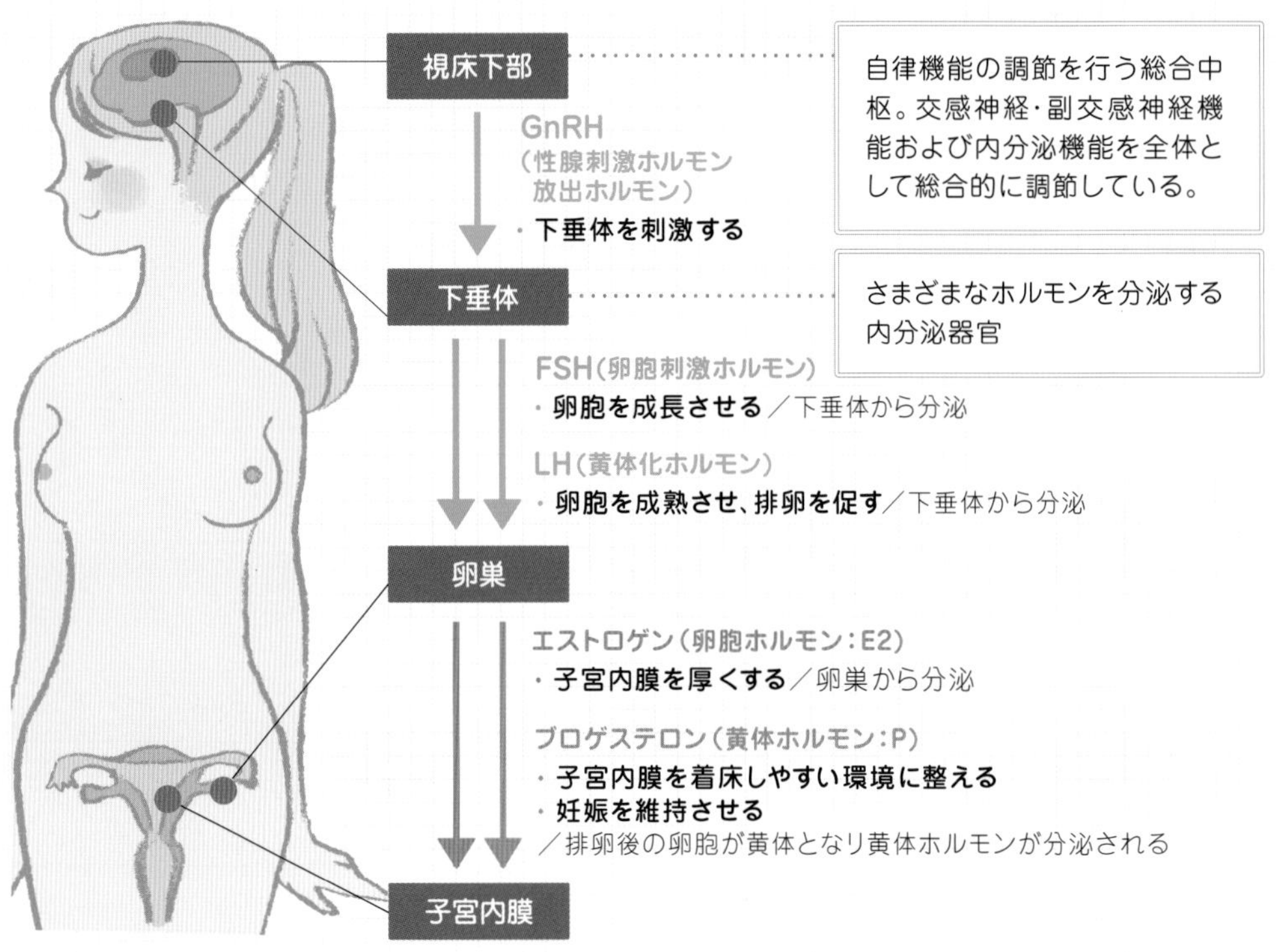

視床下部
自律機能の調節を行う総合中枢。交感神経・副交感神経機能および内分泌機能を全体として総合的に調節している。
GnRH
（性腺刺激ホルモン放出ホルモン）
・下垂体を刺激する
下垂体
さまざまなホルモンを分泌する内分泌器官
FSH（卵胞刺激ホルモン）
・卵胞を成長させる／下垂体から分泌
LH（黄体化ホルモン）
・卵胞を成熟させ、排卵を促す／下垂体から分泌
卵巣
エストロゲン（卵胞ホルモン：E2）
・子宮内膜を厚くする／卵巣から分泌
プロゲステロン（黄体ホルモン：P）
・子宮内膜を着床しやすい環境に整える
・妊娠を維持させる
／排卵後の卵胞が黄体となり黄体ホルモンが分泌される
子宮内膜

## 妊娠できる条件

女性が妊娠して出産するためには、いくつかの条件があります。社会的に大人としての年齢にあることはもちろんですが、身体が健康であることが大切です。

そして、月経周期のホルモンバランスが整っていて、卵巣で卵胞が育ち、成熟した卵子が排卵して卵管采が卵子をキャッチし、卵管に取り込む必要があります。

取り込まれた卵子は卵管膨大部で精子と出会います。この精子は性交によって腟内に射出され、頸管粘液を通過し、子宮から卵管へと向かってきたものです。無事に精子が卵管膨大部にたどり着くことも必要です。そこで受精します。

受精卵は胚と呼ばれ、分割しながら発育し胚盤胞へと育ち、卵管によって子宮内に運ばれ、子宮内膜に着床することで妊娠が成立します。

これが、性生活の中で起こる自然妊娠の流れです。この流れのどこかに問題があると妊娠できません。卵子と精子を取り込み、受精卵が育つ卵管や子宮環境は、体外受精では不妊治療施設の培養室が、この女性の体内（子宮や卵管）環境をお手本として環境を整え、体外での生存発育が維持されます。

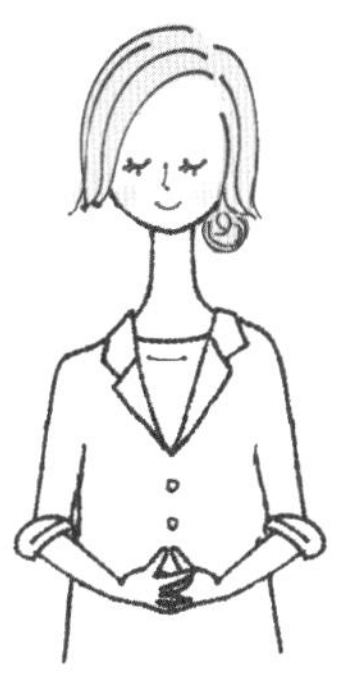

## 妊娠できることの条件

### 多岐に問題がないこと

妊娠のしくみをみていると、人には妊娠することがプログラムされていて、とても当たり前のことのように思われますか？ あるいは、なるほどと思われましたか？ 生殖年齢にある夫婦の約８割は治療をしないで妊娠していくのですから、多くの人が神秘的だけど当たり前のことと思うのも不思議はありません。しかし、１～２割の人は不妊症と考えられ、その場合は治療をすることで妊娠への道が開かれています。

右の図では、妊娠できる条件として１～11までのステップを明記しました。上にも本文で説明をしていますが、実は、この流れの一つでも欠けたら妊娠は成立しません。

では問題となる要因には何があるのでしょう。

**❶～⓫ 妊娠できない場合は 何が原因？**

❶❺ 卵胞発育不全、卵巣機能不全、多囊胞性卵巣症候群、月経不順、排卵障害ほか、極度な体重減少や過度の運動、過度のストレスなど ❷ ED（勃起障害）や性交不能症、乏精子症など ❸ 頸管粘液不足、抗精子抗体など ❹ 精子の質、卵管の癒着や閉塞（卵管狭窄）、感染症など ❻❼ 精子の質、卵子の質、ピックアップ障害など ❽ 黄体機能不全、子宮内膜障害、子宮内環境の異常 ❾ 精子の質、卵子の質、胚の染色体異常など ❿ 卵管因子 ⓫ 胚と子宮の問題など

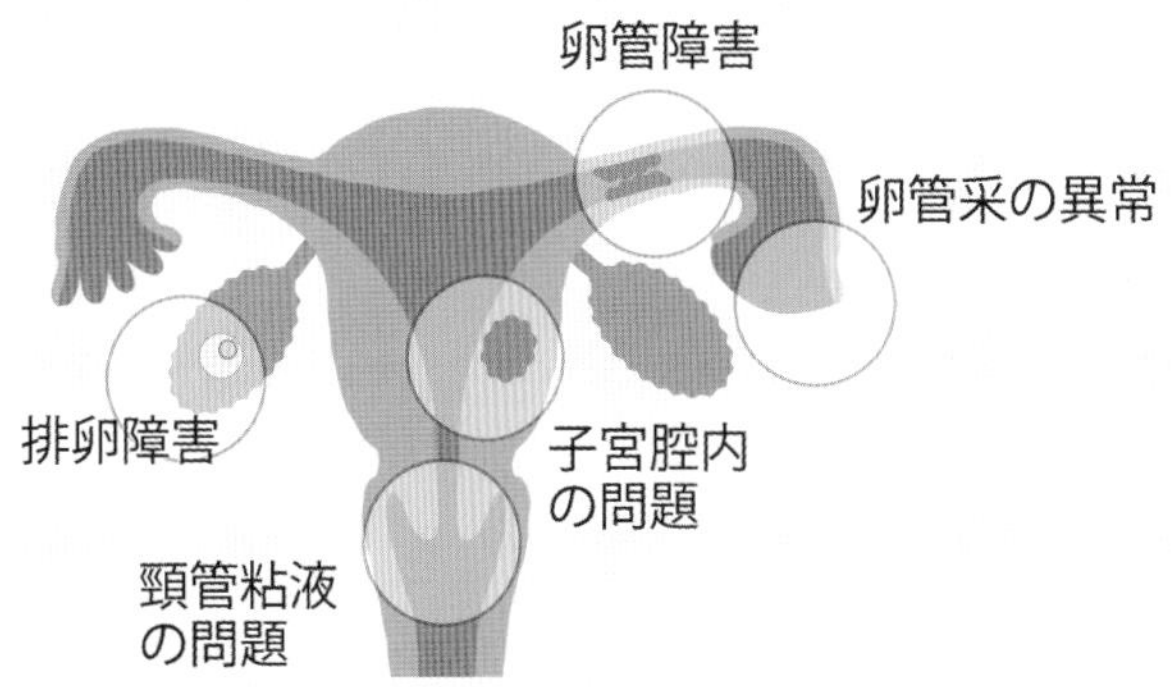


1. 卵胞が順調に育つ
2. 腟内に十分な精子が射精される
3. 精子が子宮頸管へ侵入する
4. 精子が卵管を泳ぐ
5. 排卵が起こる
6. 卵子と精子が出会う
7. 精子と卵子が受精する
8. 正常な黄体が形成される
9. 受精卵（胚）が順調に分割する
10. 胚が子宮に運ばれる
11. 胚が着床して妊娠が成立する

## 閉経は月経の終了 妊娠可能期間の終了

順調な排卵のある月経周期が整い、心身が成熟した20～30代前半が生殖適齢期（妊娠適齢年齢）とされています。ただ同時に、30代は婦人科系の疾患（子宮筋腫や子宮内膜症、卵巣囊腫など）にかかりやすい年代でもあり、注意が必要です。また、月経の周期と周期の間で、月経ではない性器からの出血があるのは不正出血です。疾患の可能性がありますので婦人科を受診しましょう。

35歳頃から卵巣機能が低下し始め、また老化により卵子の質が低下してきます。40代では、月経周期が乱れる、月経日数や出血量が変化する、排卵のない月経周期（無排卵月経）が出てくるなどの変化が現れます。これは閉経が近づくサインです。閉経する頃に残った卵胞はわずか1,000個ほどです。

日本の平均閉経年齢は51歳頃ですが、閉経の10年ほど前から妊娠は難しくなります。閉経年齢は人それぞれで、早いと40代前半、遅いと50代後半の人もいます。早発閉経、閉経後は妊娠できません。つまり妊娠可能となる現実的な年齢は、もちろん個人差はありますが、一般的には20～30代いっぱいまでといえるでしょう。

また、卵子の残り数を調べる目安ともなるＡＭＨ検査（卵巣予備能検査）があり、これからの時代、この検査の早期検査の重要性も指摘されています。

topic 03

# 月経周期と妊娠のしくみ

## 月経周期

月経周期の日数は25〜38日が正常範囲です。この範囲内で前後しても問題ありません。基本的には、排卵があれば月経がきて、順調に排卵があれば月経も順調にきます。月経は卵胞が成長する「卵胞期」、排卵がある「排卵期」、子宮内膜が着床しやすく整う「黄体期」、再び月経がくる「月経期」にわかれます。

卵胞期、排卵期、黄体期、月経期のそれぞれについて、ホルモンや基礎体温などをふまえて見てみましょう。

一般的に、基礎体温は卵胞期には低温期、黄体期には高温期の二相性を描きます。

### 月経周期

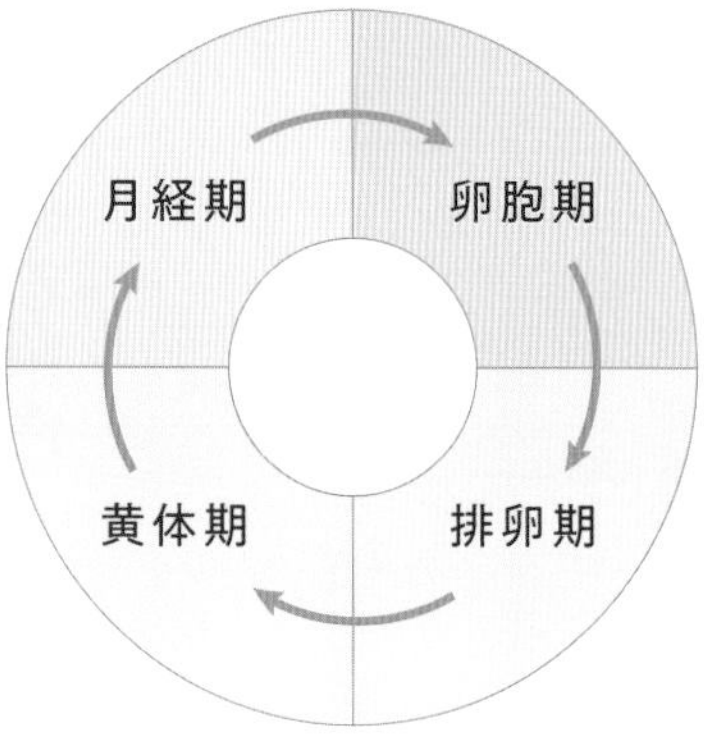


### 妊娠のしくみ

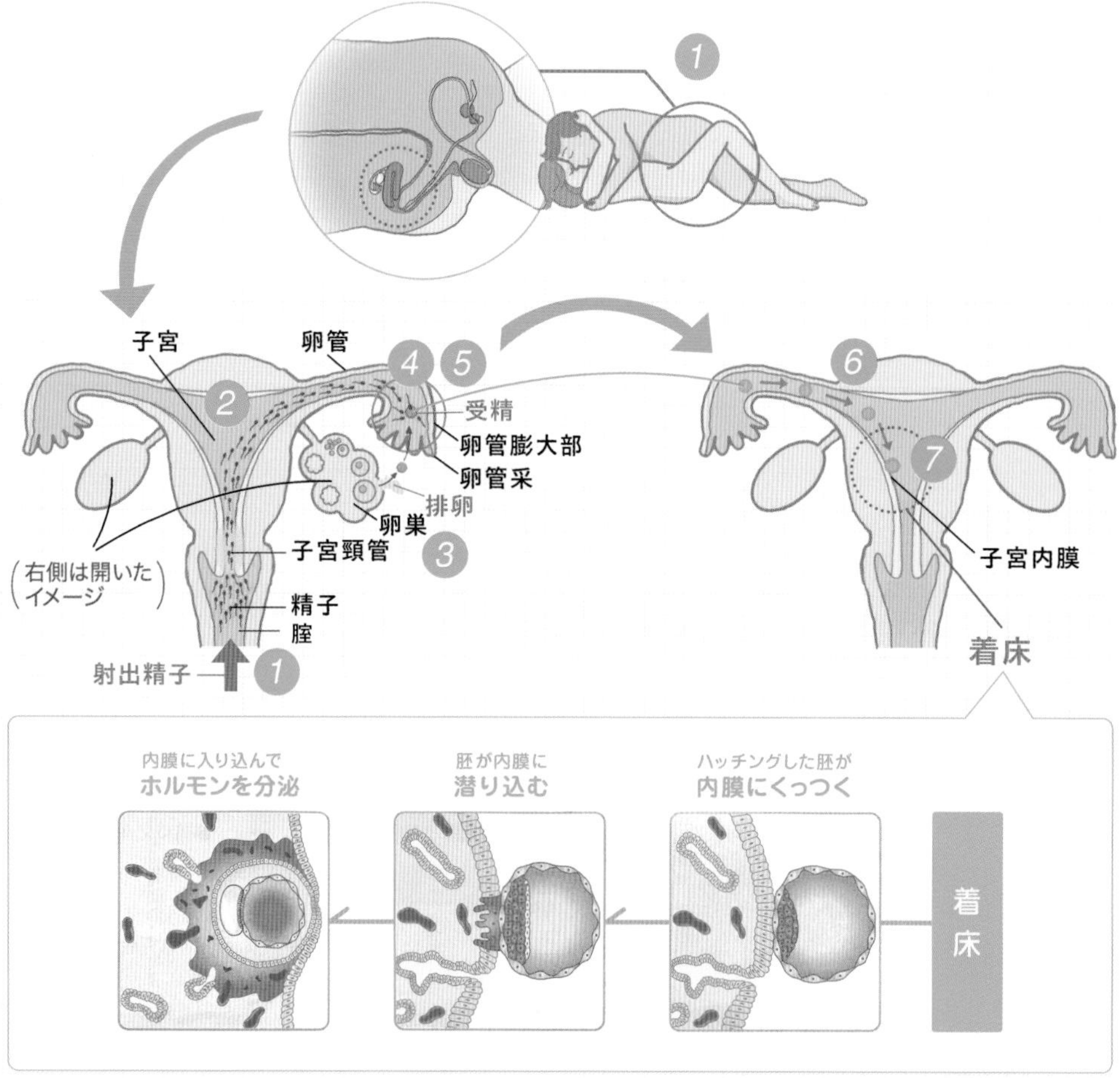


1. セックスにより、腟内に十分な数の精子が射精される
2. 精子が子宮頸管に入り、子宮腔内から卵管へ入る
3. 卵胞が成熟して排卵される
4. 排卵された卵子が卵管采に取り込まれ、卵管膨大部で精子と出合う
5. 精子が卵子に進入し、受精する
6. 胚は分割を繰り返しながら、卵管から子宮腔内へ移動する
7. 胚盤胞までに育った胚が子宮内膜に着床する

## 卵胞期

脳の視床下部から性腺刺激ホルモン放出ホルモン（GnRH）が分泌され、下垂体を刺激します。下垂体から分泌された卵胞刺激ホルモン（FSH）の作用で、排卵周期に入った10数個～20個ほどの卵胞が卵巣内で成長を始めます。そのうち最も大きく、一番よくホルモンに反応したものが主席卵胞となって成長を続けます。ただ、主席卵胞のなかの卵子が最もよいもので、必ず妊娠に至るとは限りません。他の卵胞は成長が止まって小さくなり（閉鎖卵胞）、やがて黄体として体内に吸収されます。

卵巣内に卵胞数がどの程度残っているかは、抗ミュラー管ホルモン（AMH）検査で予測できます。AMH値が低ければ残された卵胞は少ないということですが、卵子の質まではわかりません。卵子の質は年齢に大きく相関しています。

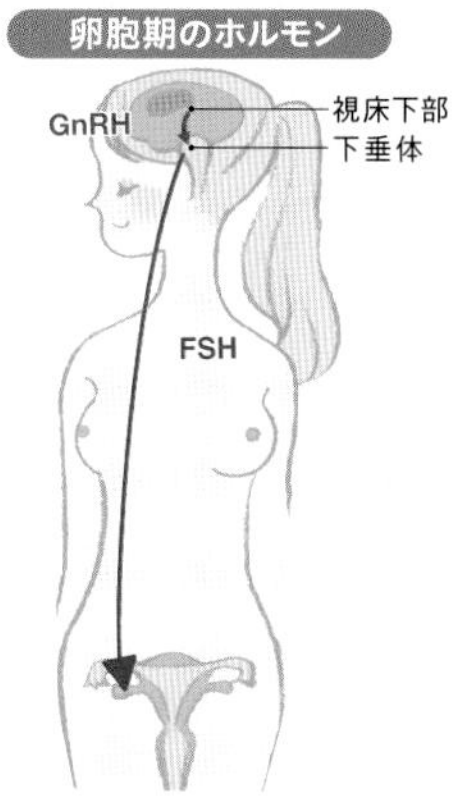


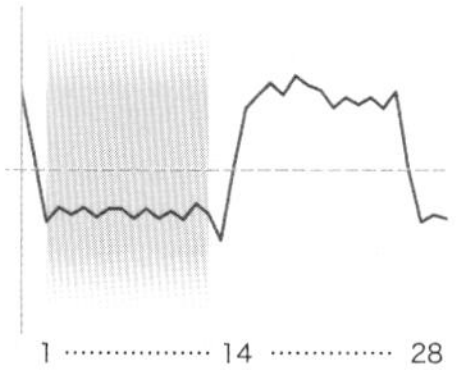


月経が28日周期の場合、月経初日～排卵までの約2週間、基礎体温は低温相です。低温相が長ければ無排卵月経の可能性があります。

## 排卵期

主席卵胞がよく成長して、約2㎝に成長し、エストロゲン値が十分になると（250～300pg/ml程度）、卵巣が視床下部にそれを伝えます（フィードバック）。すると、視床下部から下垂体にFSHの分泌を減らして黄体化ホルモン（LH）をたくさん分泌するよう命令がいきます（LHサージ）。これにより卵胞が成熟し、LHサージの約36時間後に排卵が起こるとされています。排卵が近づくと、透明でねばねばしたおりものが増えてきます。

受精できる卵子を成熟卵子といいます。すべての周期で排卵が起こるとは限らず、また自然妊娠の場合は、排卵された卵子が成熟卵子かどうかはわかりません。

卵胞が育つにつれて、卵巣から卵胞ホルモン（エストロゲン）が分泌され、その働きで子宮内膜が増えていきます。

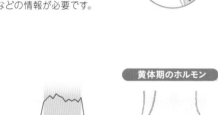

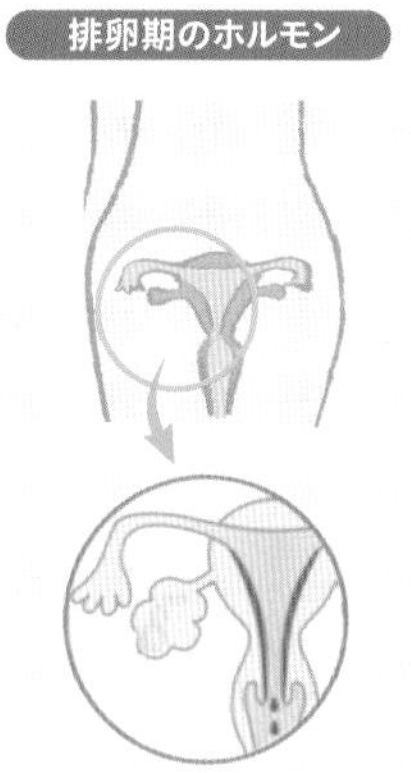


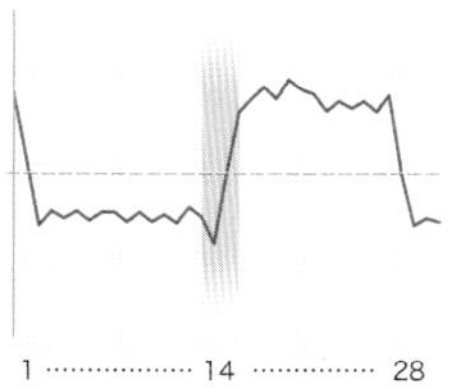


月経が28日周期の場合、基礎体温は排卵日を境に高温期へ。より正確に排卵を知るには、卵胞サイズやホルモン値などの情報が必要です。

## 黄体期

排卵後、卵巣内に残された卵胞は黄色くなり（黄体化）、黄体ホルモン（プロゲステロン）を分泌します。エストロゲンによって厚みを増していた子宮内膜は、プロゲステロンの作用で着床しやすい環境に整えられます。黄体の寿命は約2週間。なかには黄体期が10日ほどの周期もありますが、これが続くと黄体機能不全の可能性もあります。黄体機能は、黄体の元になる卵胞の成熟と関わっています。

妊娠が成立すると、胎盤の元となる細胞（栄養外胚葉［TE］）から絨毛性性腺刺激ホルモン（hCG）が分泌されます。この作用で、黄体は妊娠黄体となってプロゲステロンなどを分泌し続け、次の周期の卵胞が成長せず、月経が止まります。黄体には胎盤ができるまでの時期でも妊娠を継続させる重要な役割があります。

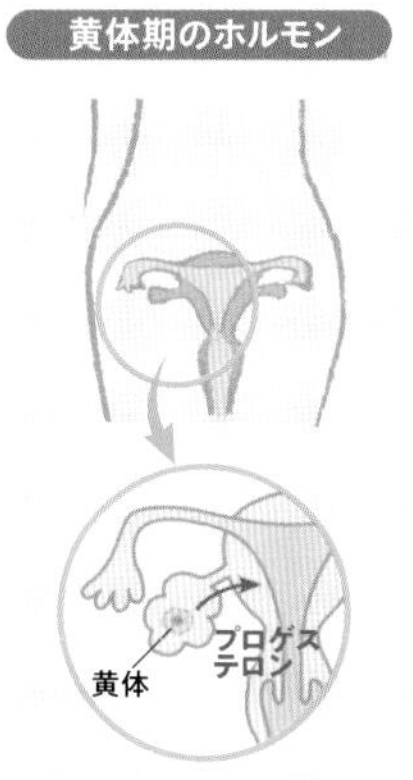


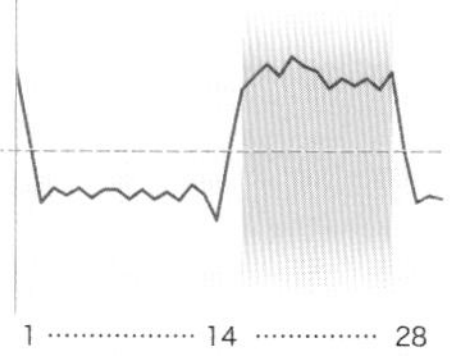


プロゲステロンの体温上昇作用で、基礎体温は高温相へ。月経周期の長さは、黄体期の日数よりも排卵までの日数次第で変わります。

## 月経期

着床が起こらなければ、黄体の寿命が尽きます。黄体は排卵から12日前後が過ぎると小さくなって白色に変わり（白体化）、卵胞の成長を抑えていたプロゲステロンの分泌が止まります。こうして再び月経がきます。

月経に伴う症状は様々であり、症状の有無や強さも人それぞれです。例えば月経痛（子宮の異常などの原因がある器質性、ホルモンや心理的なものが原因の機能性）、月経の約1週間前からイライラや乳房痛などの不快症状が出ても月経開始とともに改善（または消失）する月経前緊張症（PMS）、月経周期が安定しない月経不順（頻発月経と稀発月経）、無月経（18歳をすぎても初潮がない原発性、それまであった月経が3ヶ月以上止まる続発性）、月経血量が異常に少ない（または多い）過小（過多）月経などです。

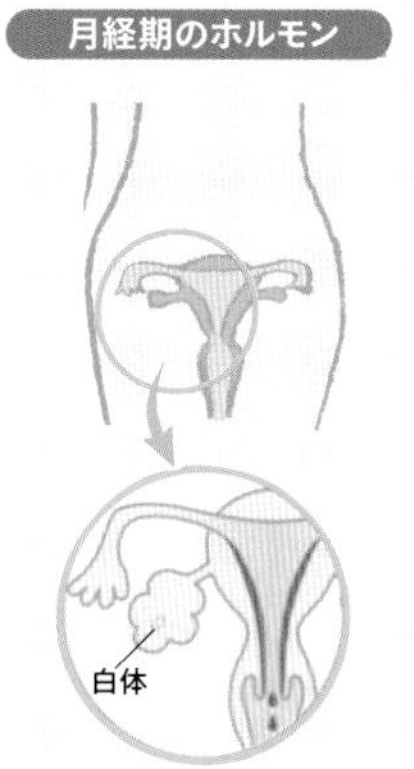


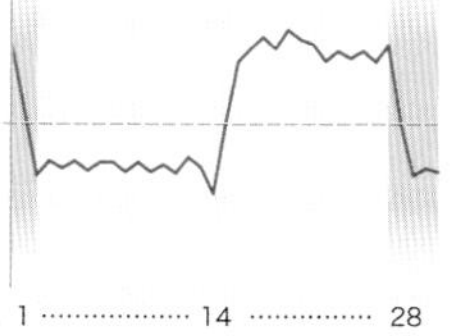


月経期、基礎体温は再び低温相となります。日常生活に支障をきたすほど強い月経痛は、月経困難症である可能性があります。

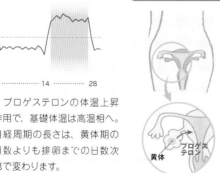

topic 04

# 命をつなぐ生殖器と卵子と精子

## 女性のからだの成長と生殖器と卵巣

思春期の第二次性徴で、生殖機能はほとんど完成します。視床下部の命令で下垂体から性腺刺激ホルモン（卵胞刺激ホルモン［ＦＳＨ］や黄体化ホルモン［ＬＨ］）が分泌されると、卵巣に作用し、女性ホルモン（エストロゲンやプロゲステロンなど）が作られます。女性ホルモンは血液に乗って全身に運ばれ、性的特徴が現れていきます。

主な体の変化は、乳腺や乳管、乳房などが発達する、陰毛やわき毛が生える、体つきが丸みを帯びる、初経がくるなどです。生殖器も発達します。卵巣は12歳頃までは約1.3gですが、第二次性徴が終わる頃には約8.3gまで大きくなります。成長とともにホルモン分泌量も増え、周期性が出てきます。子宮や膣、外陰部（陰唇や陰核など）も発達します。

第二次性徴が起こらない（または完了しない）場合は、性腺機能低下症の可能性があります。性腺機能低下症は、卵巣の異常などが原因の原発性と、下垂体または視床下部の問題が原因の続発性にわかれます。例えば、無月経やターナー症候群（性染色体異常）などがあります。

## 男性のからだの成長と生殖器と精巣

下垂体から分泌された性腺刺激ホルモンは、精巣に作用し、男性ホルモン（アンドロゲンやテストステロンなど）が作られます。男性ホルモンもまた血液に乗って全身に運ばれます。

主な体の変化は、陰茎が大きくなる、陰毛や体毛（わき毛、ひげなど）が生える、喉仏が出て声変わりをする、筋骨格系が発達して逞しい体つきになる、精巣が大きくなって精巣容量が増し、精通（初めての射精）が起こるなどです。精通は下垂体が分泌するホルモンに精巣が正常に反応して精子が造られるようになった証で、以後は一生精子が造られます。

男性にも性腺機能低下症が起こります。精巣の異常が原因の場合（原発性）と、視床下部や下垂体の問題が原因（続発性）の場合にわかれます。例えばクラインフェルター症候群（性染色体異常）や停留精巣（精巣が陰嚢のなかにない）、カルマン症候群（思春期が遅れてホルモンが不足する遺伝性疾患）などがあります。

男女とも成長・発達には個人差があり、子どもを望む人は、早めの検査・治療が必要な場合があります。

### 妊娠に関係するホルモン

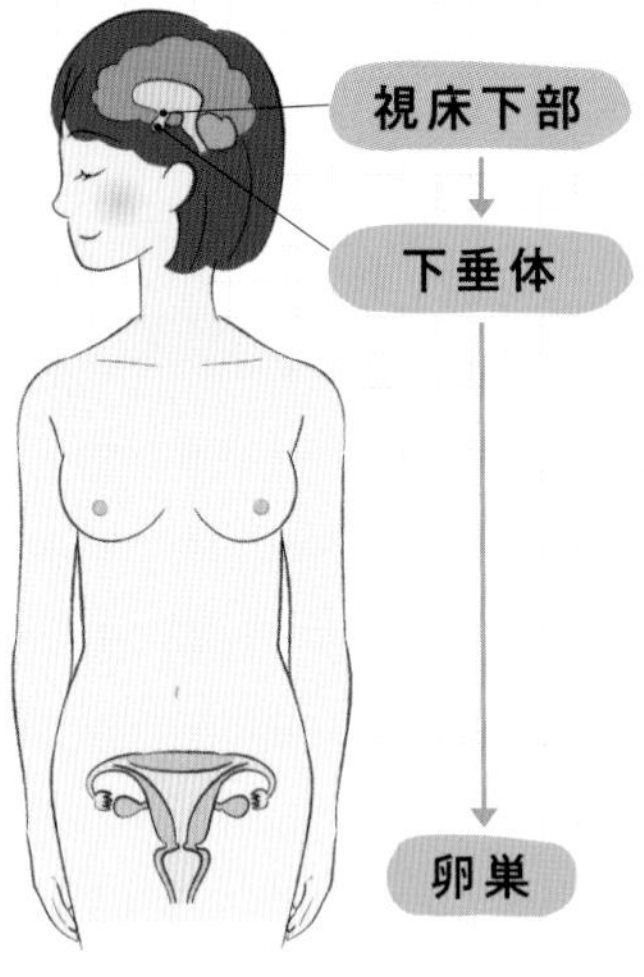


（第二次性徴とホルモンとからだに起こる変化）

- 卵巣が発達し、女性ホルモン分泌量が増える
- 乳房が大きくなる
- 陰毛、体毛が生えてくる
- 骨盤が広くなり、皮下脂肪が増え、丸みを帯びたからだつきになる
- 月経が開始される

### 男性ホルモンの流れ

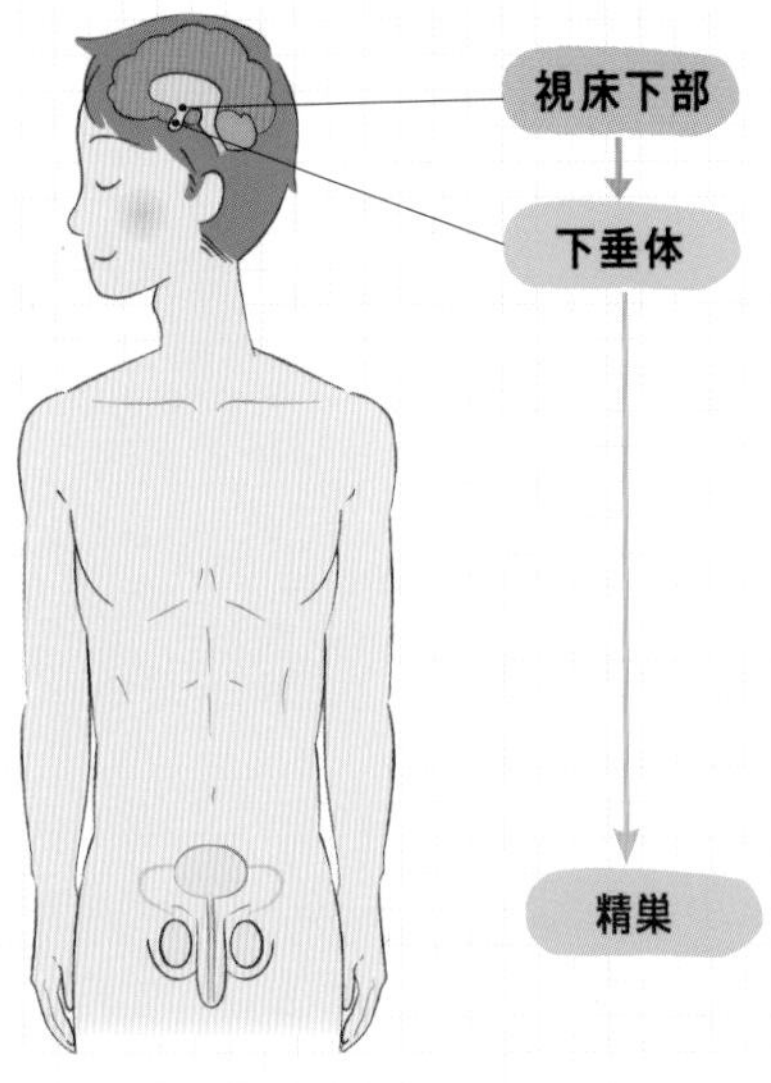


（第二次性徴とホルモンとからだに起こる変化）

- 精巣が発達し、男性ホルモン分泌量が増える
- 陰茎が大きくなる
- 陰毛、体毛が生えてくる
- 筋肉や骨格が発達して、逞しいからだつきになる
- 精巣容量が増え、精通が起こる

# 女性の生殖器

## 女性の内性器

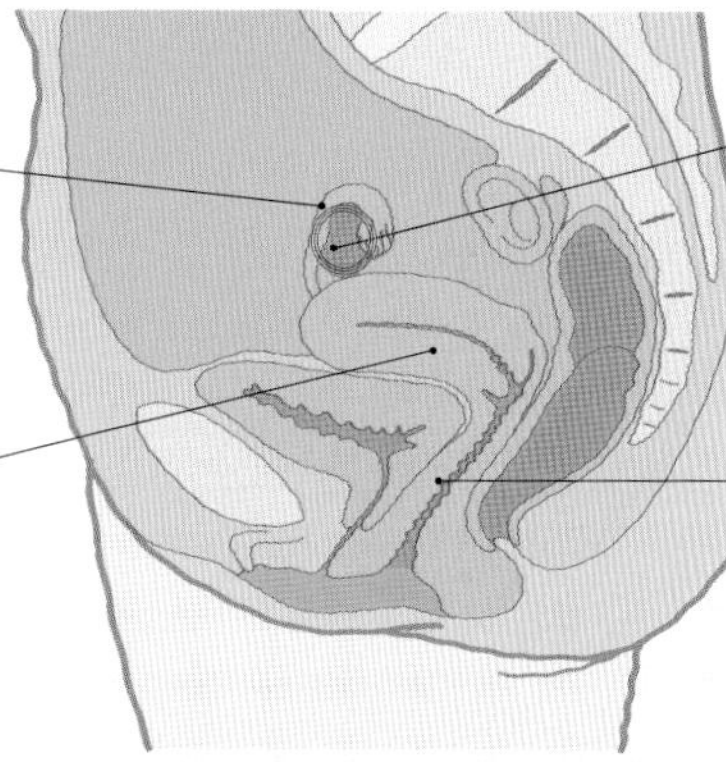

### 卵管

子宮の左右上端から卵巣を囲むようにある約 10cm の長細い管。先端の卵管采（イソギンチャクのような形）が卵巣から排出される卵子を管内に取り込む。

### 子宮

大きさは約 8.5㎝、平滑筋でできている。膣の上端とつながって骨盤内にある。子宮壁の厚さは約 2cm。最内層の子宮内膜は、月経周期に伴い変化する。

### 卵巣

子宮の両脇にあり、卵子を育てる器官。多くの原始卵胞を持ち、これを成熟させて排卵させる。女性ホルモンを分泌する内分泌器官でもある。

### 膣

膣口から子宮につながる約 8㎝の管状の器官で、伸縮性のある筋肉でできている。性交時には陰茎を受け入れ、出産時には産道となる。

## 女性の外性器

### 大陰唇

外陰部にあり、恥丘から肛門の手前まで左右一対に盛り上がった厚い襞。脂肪組織でできている。内部の生殖器と尿道口を保護する役割がある。

### 小陰唇

陰核から膣口までの両脇にある薄い肉びらで、普段は閉じて尿道口や膣を保護する。性的興奮で膨張して左右に大きく開き、陰茎を挿入しやすくする。

### 陰核

小さな突起で、発生は男性の陰茎と同じ。海綿体組織である細長い陰核体と亀頭から形成され、性的興奮により勃起をする。別名はクリトリス。

### 膣口

小陰唇の間にある膣の入口で、膣前庭にある尿道口の下側に位置。左右にバルトリン腺があり、性的興奮で粘液が分泌され、陰茎の挿入をスムーズにする。

# 男性の生殖器

## 男性の内性器

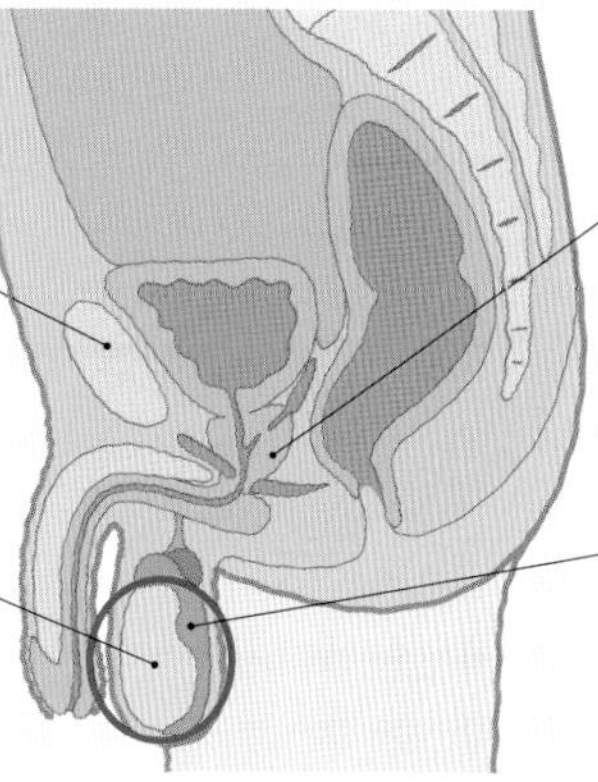

### 精管

精巣上体で蓄えられた精子を尿道まで運ぶ、長さ約40cmの細長い管。膀胱の後側で前立腺に入る部分は精管膨大部と呼ばれ、その先は射精管となっている。

### 精巣

長径約 4 ～ 5㎝の卵形で、陰嚢のなかで白膜に包まれている。精子を造る生殖器官であり、男性ホルモンを分泌する内分泌器官でもある。別名は睾丸。

### 前立腺

骨盤の最深部にある袋状の器官で、男性にしかない。開口部は精管膨大部と合流し、射精管に続く。精子にエネルギーを与える前立腺液を作る。

### 精巣上体

精巣の上にあり、精管につながる管状の器官。精細管で作られた精子を精管へ送る、精子を成熟させる（蓄える）などの働きを持つ。別名は副睾丸。

## 男性の外性器

### 陰茎

陰茎体と亀頭からなる性器であり、泌尿器。海綿体が充血して勃起すると挿入可能となる。尿道が通り、精液と尿を（個別に）排出する。別名はペニス。

### 陰嚢

精巣や精巣上体が入った袋。襞が多く伸縮性があり、皮脂腺や汗腺が多い。精巣を守り、熱に弱い精子を守るため、内部の温度は腹腔内より約 2℃低い。

topic 05

# 卵子と精子ができるまで

## 卵巣で成熟卵子ができるまで

女性は200万個ほどの原始卵胞（卵子の元）を持って生まれてきます。原始卵胞はそれ以上増えず、また月経の有無に関わらず自然に消えるため思春期に残っているのは約30万個といわれています。

月経開始から排卵まで約2週間ですが、その前から少しずつ卵胞は成長し、原始卵胞の成長から排卵まで約80日間かかります。原始卵胞は約0.03㎜のごく小さい細胞。これが約2週間かけて徐々に成長して1層の膜に包まれた一次卵胞となり、35日目頃には膜が2層の二次卵胞となります。45日目頃には、卵胞液に満ちた空洞をもつ胞状卵胞となります。65日目頃にはエコーで確認できます。

排卵される周期には、卵胞は5㎜程度の大きさです。下垂体からの卵胞刺激ホルモン（FSH）に反応し、ホルモンの影響を受けて成長します。10数個～20個の卵胞のなかから1個の主席卵胞が決まると、主席卵胞は止めていた第一減数分裂を再開し、完了すると第一極体（卵子の減数分裂で放出される細胞）が放出されます。80日目頃には卵胞は約2㎝まで育ち、この成熟卵胞から成熟卵子（受精できる卵子）が排出されます。

## 成熟卵子

卵胞内で卵子は卵胞壁に接しています。成熟卵子は厚い顆粒膜細胞で覆われています。自然妊娠では排卵されたものが成熟卵子かどうかわかりませんが、体外受精では、核と第一極体の有無を顕微鏡で確認することができます。

卵胞壁は卵胞の成長につれて薄くなり、やがて卵胞斑（盛り上がった部分）ができます。ここから卵子とそれを包む顆粒膜細胞、卵胞液が一緒に出ていきます。卵子の周りには、卵子を保護する卵丘細胞や透明帯（糖たんぱく質でできた卵殻のようなもの）があります。

ただ、卵胞内で卵子が黄体化したり、排卵が起こらない周期もあるでしょう。排卵障害があると卵胞の成長に時間がかかったり、十分成熟しないこともあります。その場合は、排卵誘発を行います。

## 精子ができるまで

精子は人体最小の細胞で、大きさは約0.06㎜。遺伝子が入った頭部（先体包）、精子のエンジンに当たる中間部（中片部）、精子の運動部分の尾部からなります。体から離れて自力で動ける特殊な細胞です。精子は精巣で造られます。精粗細胞（精子の元）は母親の胎内にいる頃から作られ、女性の原始卵胞のように、精巣内で第二次性徴をじっと待ちます。原始卵胞と違うのは、精粗細胞は細胞分裂で増殖できるため、男性は生涯精子を造れる点です。思春期に視床下部からの性腺刺激ホルモン放出ホルモン（GnRH）が増えることで、下垂体から性腺刺激ホルモンが分泌され、精巣は徐々に成長して男性ホルモン（アンドロゲンやテストステロン）が作られます。

精細管にある精祖細胞が精子になるまで、約3ヶ月以上。精粗細胞は46本の染色体をもち、体細胞分裂で一次精母細胞に、第一減数分裂で2つの二次精母細胞になり、第二減数分裂で2つの精子細胞となります。理論上、1つの精粗細胞から4つの精子ができるのです。

### 卵巣の卵の成長

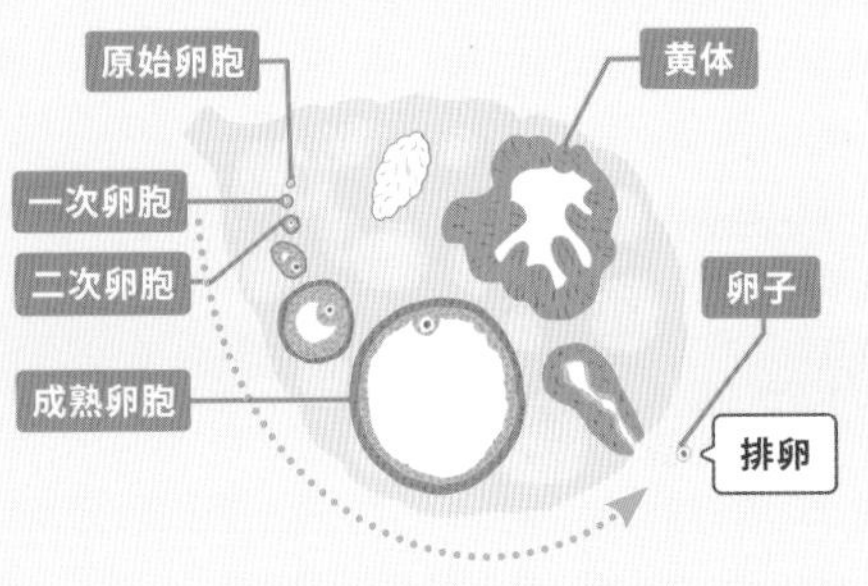


### 成熟卵子の特徴

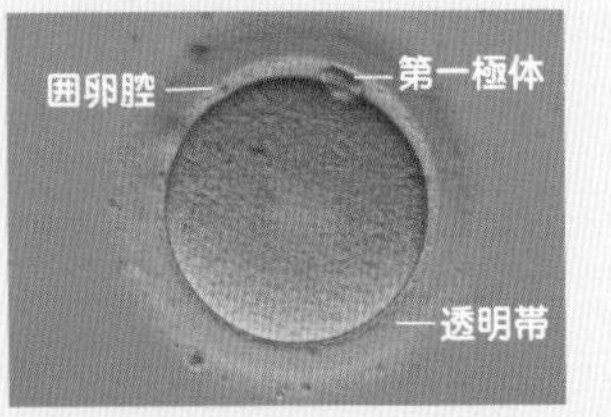


卵子の細胞質のすぐ外に第一極体があるのが成熟卵子。成熟卵子が確保できなければ、受精ができません。卵子の質も加齢とともに低下します。

### AMH検査

卵巣に残った卵胞数は抗ミュラー管ホルモン（AMH）検査でわかります。AMH値が低ければ卵胞数が少ないということであり、数値によっては閉経が近い可能性もあります。AMH値は妊娠に臨める期間の目安にもなります。

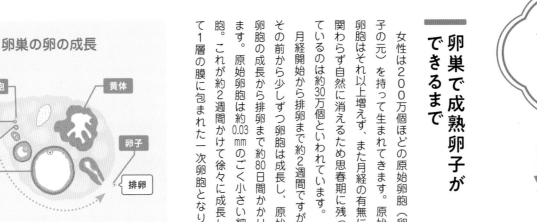

## 年齢と卵子数

年齢と卵巣にどのくらい卵子があるかを予測する卵巣予備能・AMH値の関係。 年齢と胚盤胞まで育った受精卵の染色体異常率。

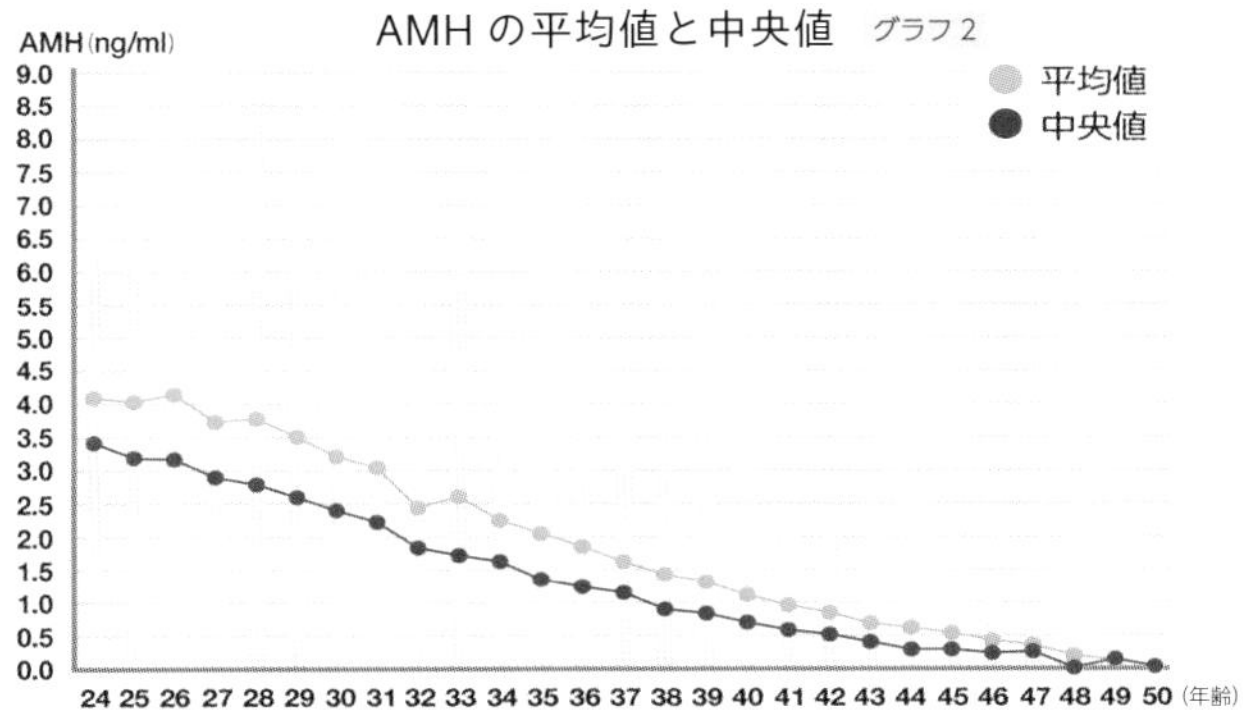


Age-specific AMH values for U.S. clinics. Fertil Steril 2010.

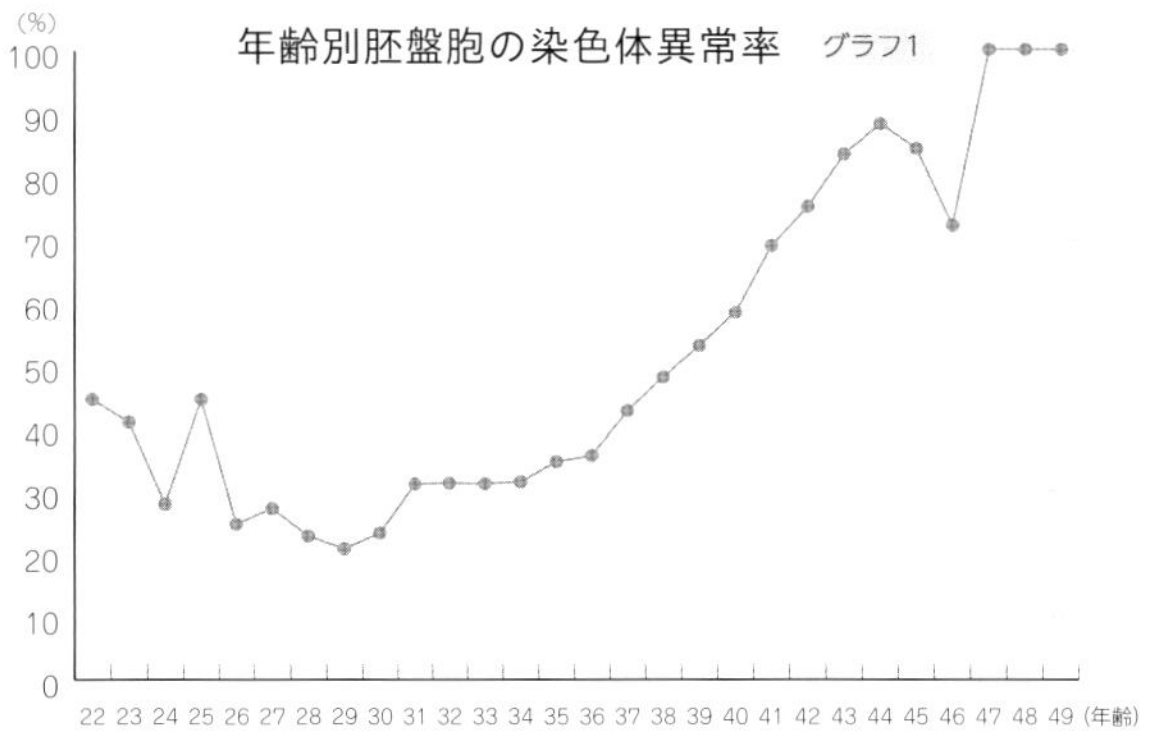


Franasiak JM, et al: Fertil Steril 101, 656-663, 2014

## 卵子と精子の減数分裂

卵子と精子は、母方と父方の遺伝情報を受け継ぐために減数分裂という特別な分裂を経て、通常の細胞の半分の染色体の細胞となり、受精して双方のDNAを持つ細胞となって人への成長を始めます。

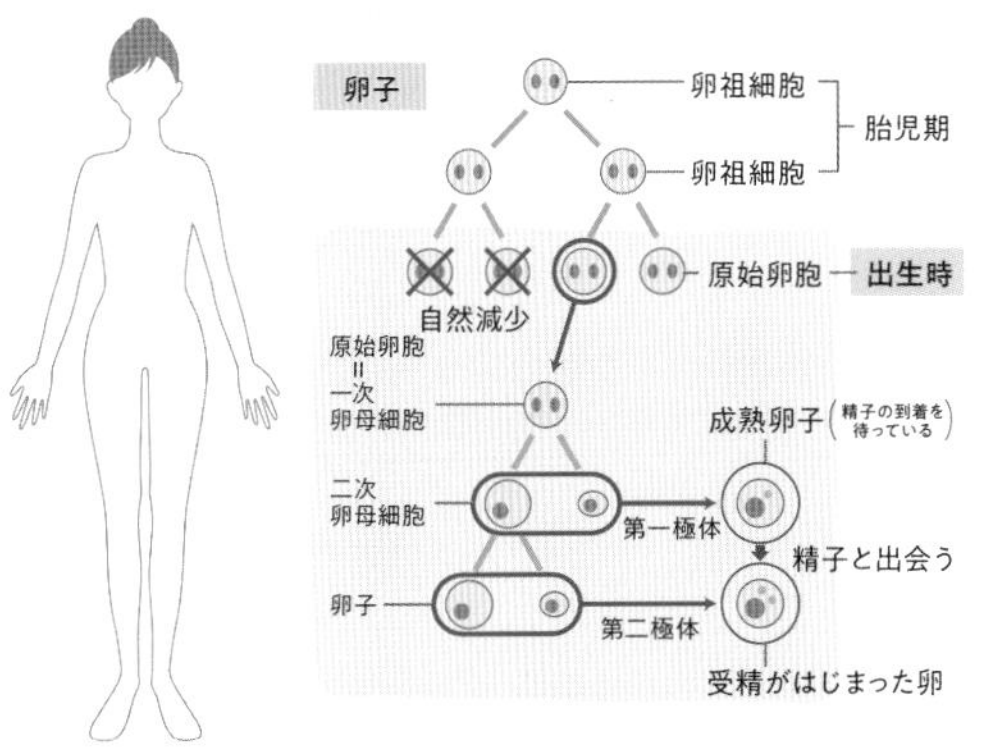


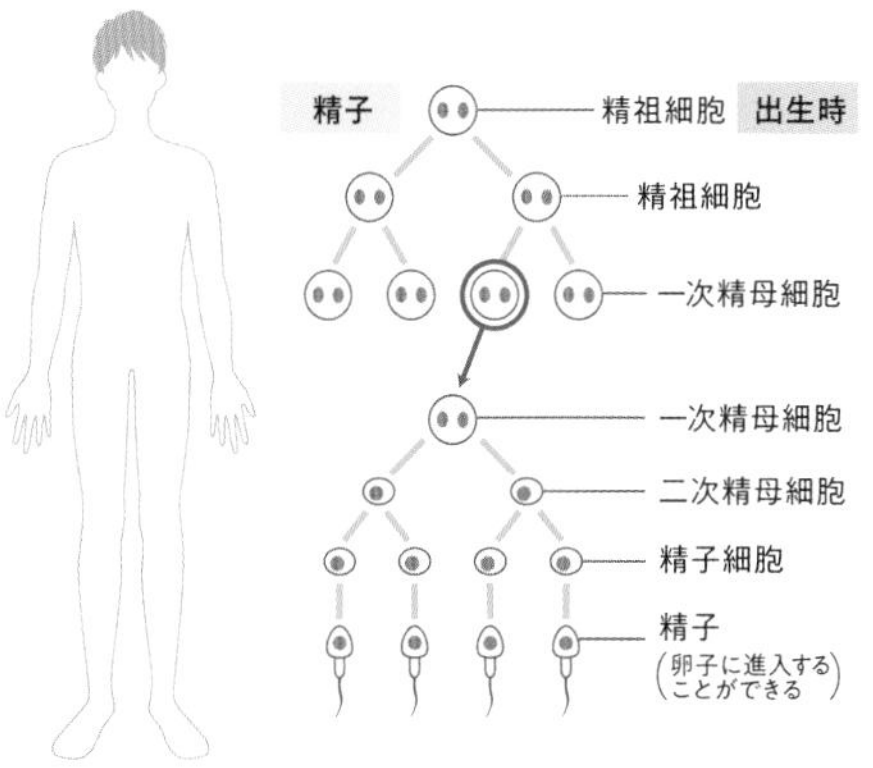


## 精巣で精子ができるまで

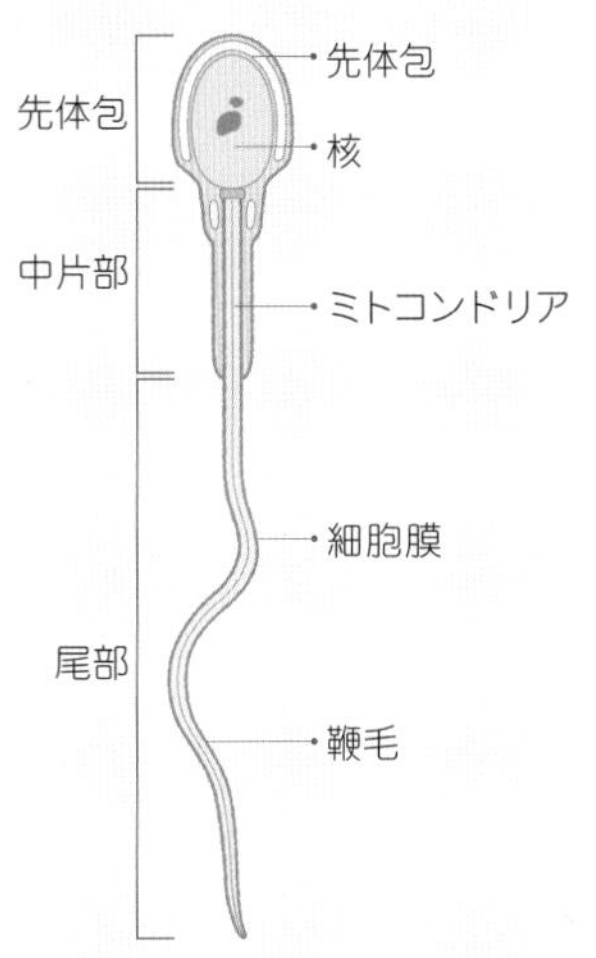


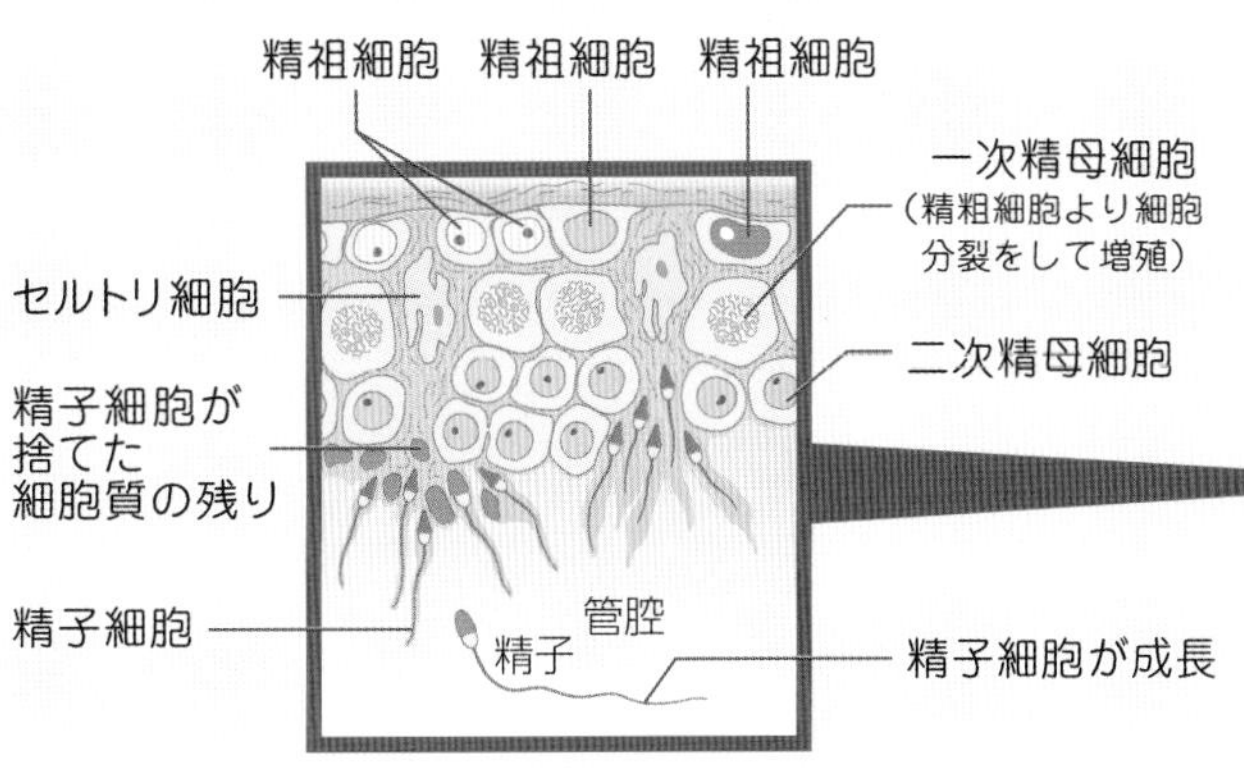


精細管の中

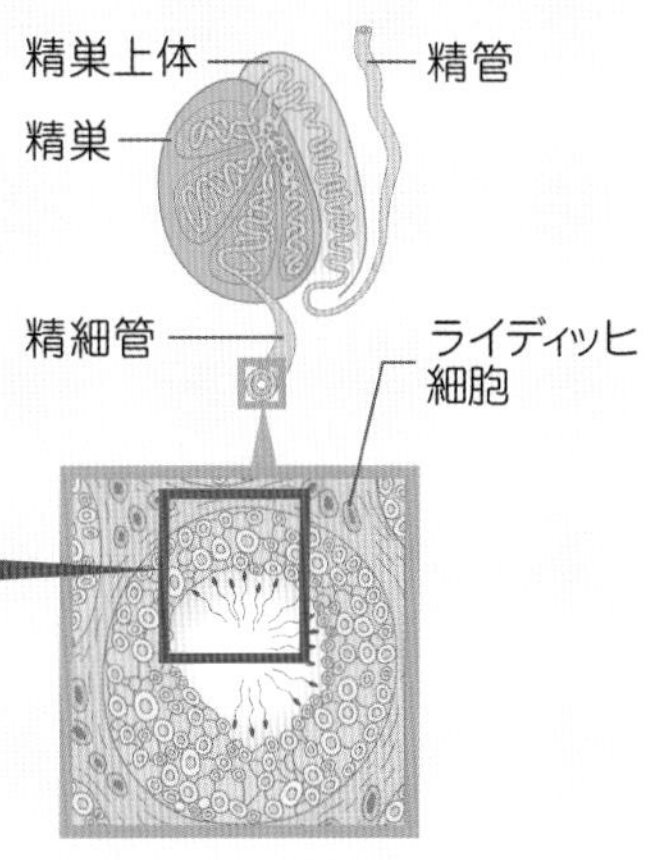


精細管の断面

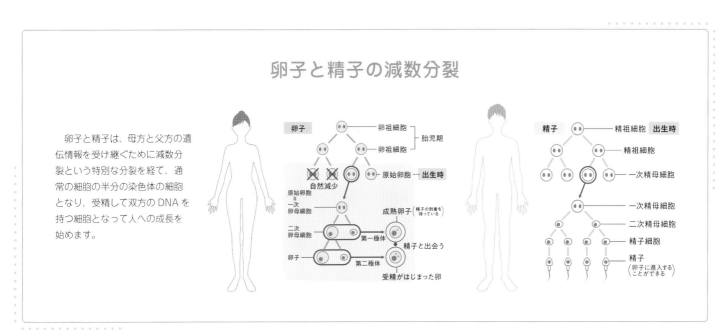

topic 06

# 受精と受精卵・胚の成長

## 2人の遺伝子が結合する受精

成長した精子は子宮頸管へ進入します。女性は普段、子宮頸管の入り口に分泌される頸管粘液によって、雑菌やウイルス、精子などさまざまな侵入物質から体を守っていますが、排卵期になると粘液の状態が変化し、今度は精子の進入を促します。

無事に子宮頸管を通過した精子は、次に卵管膨大部を目指して泳ぎます。そして精子は、ここで卵子と出会うことになります。このとき、卵巣では排卵が行われ、成熟した卵子が卵管膨大部へ運ばれていきます。

受精の観点からは、精子が先にたどり着いて卵子を待つのがいいとされています。その理由は、精子は3日間の寿命なのに対し、卵子の寿命は24時間と短いため。しかも、卵子の寿命24時間のうち、受精できるのはたったの8～12時間。さまざまな難関を乗り越えて、2人の遺伝子が出会うのです。

### 2人の遺伝情報が新たな命に

人の体はおよそ37兆個の細胞からできています。1つひとつの細胞には細胞核があり、その中には遺伝情報の本体であるDNA（デオキシリボ核酸）が入っています。DNAは2重らせん構造をした紐状の物質で、A（アデニン）、T（チミン）、G（グアニン）、C（シトシン）の4種類の塩基が並んでいます。人は1細胞あたり約60億塩基対のDNAを持っています。塩基が変化したり（例えばAであるべきところがGになる）、一部失われたり、余計に増えたり、塩基の並び方が変化すると病気になることがあります。

（日本医学会連合会HPより）

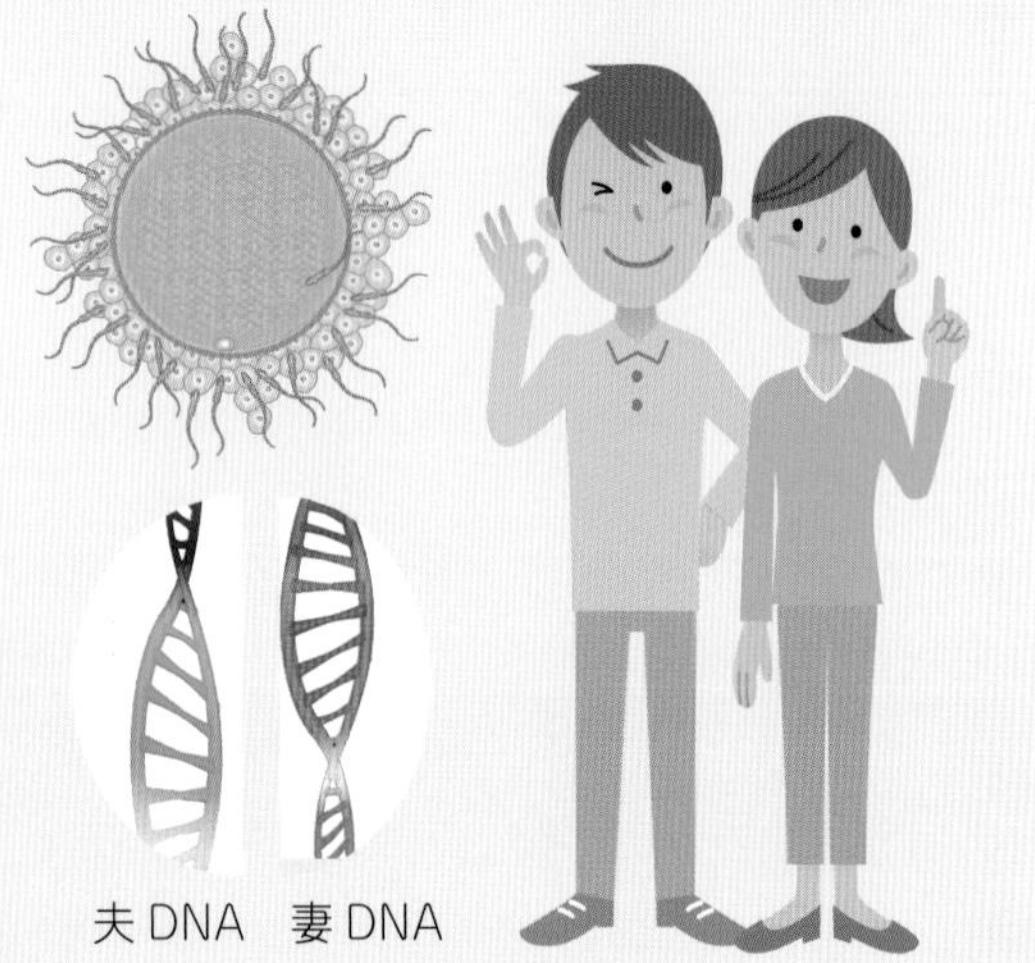


## 受精の完了

精子は、射精時には1～3億個もいますが、子宮頸管を通って卵子に出会えるのは、そのうちの数百個で、さらに卵子とくっつくことができるのは、わずか数十個です。

卵子と出会った精子は、卵子の表面に頭をこすりつけるように群がります。精子の頭には先体があり、そこから分泌されるタンパク質分解酵素の働きで、卵子の顆粒膜細胞と透明帯を溶かそうとするのです。うまくこれらを溶かすことのできた精子だけが、卵細胞膜に到達することができます。

すると、透明帯の性質が変化し、1個の精子が卵細胞膜に到達すると、それ以上他の精子が侵入してこれないようにバリアを張ってブロックします。こうして一番初めに到着できた精子だけが受精することができ、また多精子受精を防ぎます。そして、卵細胞膜を通過できた唯一の精子が、自身の核を卵子の核と融合させることで、受精が完了します。受精は父親の核と母親の核、そして卵子が放出した2つの極体（卵子にならない小さな娘細胞）を見ることで確認できます。

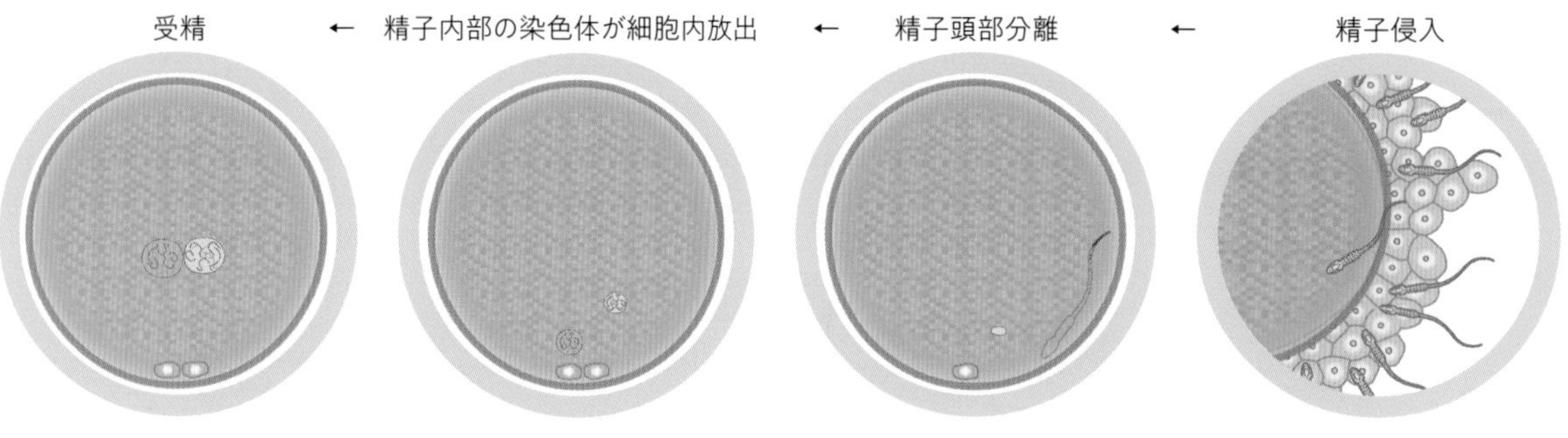


卵子に到達した精子は、透明帯を通り細胞膜にくっつきます。すると精子の細胞が溶け、中の染色体が卵子の中に入ります。すると卵子側は2個あった遺伝情報のうち1つを極体として外に出し、卵子と精子の遺伝子がそれぞれ1セットずつとなります。そして精子が入った後、6時間ほどでそれぞれが丸く囲われた状態（前核）となり、18時間程度で消え、細胞が増えていきます。前核は受精の有無を確認する上で、とても重要な部分と言えるでしょう。採卵の次の日に、培養室へ「受精確認の連絡」をすることが多いです。

## 胚の成長

受精した受精卵は胚と呼ばれ、胚はすぐに分裂をはじめ、1日目には2つ、2日目には4つ、3日目には8つと、細胞の数を倍に増やしていきます。成長すればするほど細胞の数は増えますが、その分1つひとつの細胞の大きさは小さくなります。また、受精から3日目、8つの細胞に分裂したところまでの胚を初期胚（分割胚）と呼びます。

初期胚の時はまだ自分自身で成長する力はなく、卵子の力を借りてタンパク質を合成したり、ピルビン酸や乳酸などをエネルギー源として利用したりしています。

この時の細胞は体のすべての組織に分化できるよう全機能を持っているため、クローン技術や着床前診断への応用も可能という特徴を持っています。

4日目には細胞同士の連結が強まり、細胞の数も増え、桑の実がたくさん集まったように見える桑実胚となります。

そして5日目ごろには、胚がタンパク質を作れるようになり、グルコースをエネルギー源として成長することができるようになります。この時期の胚が胚盤胞と呼ばれるもので、胚盤胞の中には胞胚腔という空間があり、成長に従ってこの空洞は大きくなっていきます。胚盤胞にはさまざまな細胞に分化することができる多能性を持った内部細胞塊があり、これが将来赤ちゃんになる部分です。周りを取り巻く細胞が栄養外胚葉で、ここは将来胎盤になる部分です。

卵子と精子は受精し、たった数日で何度も分裂を繰り返して初期胚から胚盤胞となり、卵管上皮の繊毛細胞や卵管液の流れに助けられながら、子宮にたどり着き着床します。

受精した卵、つまり胚が順調に成長・発育するためには、精子の質と卵子の質に問題がないことが大事で、着床して順調に妊娠して出産するためには、染色体に異常がないことも大切です。あとで出てきますが、胚の染色体異常を調べる着床前胚染色体異数性や構造異常を調べる検査は、胚盤胞を使用しての検査となります。

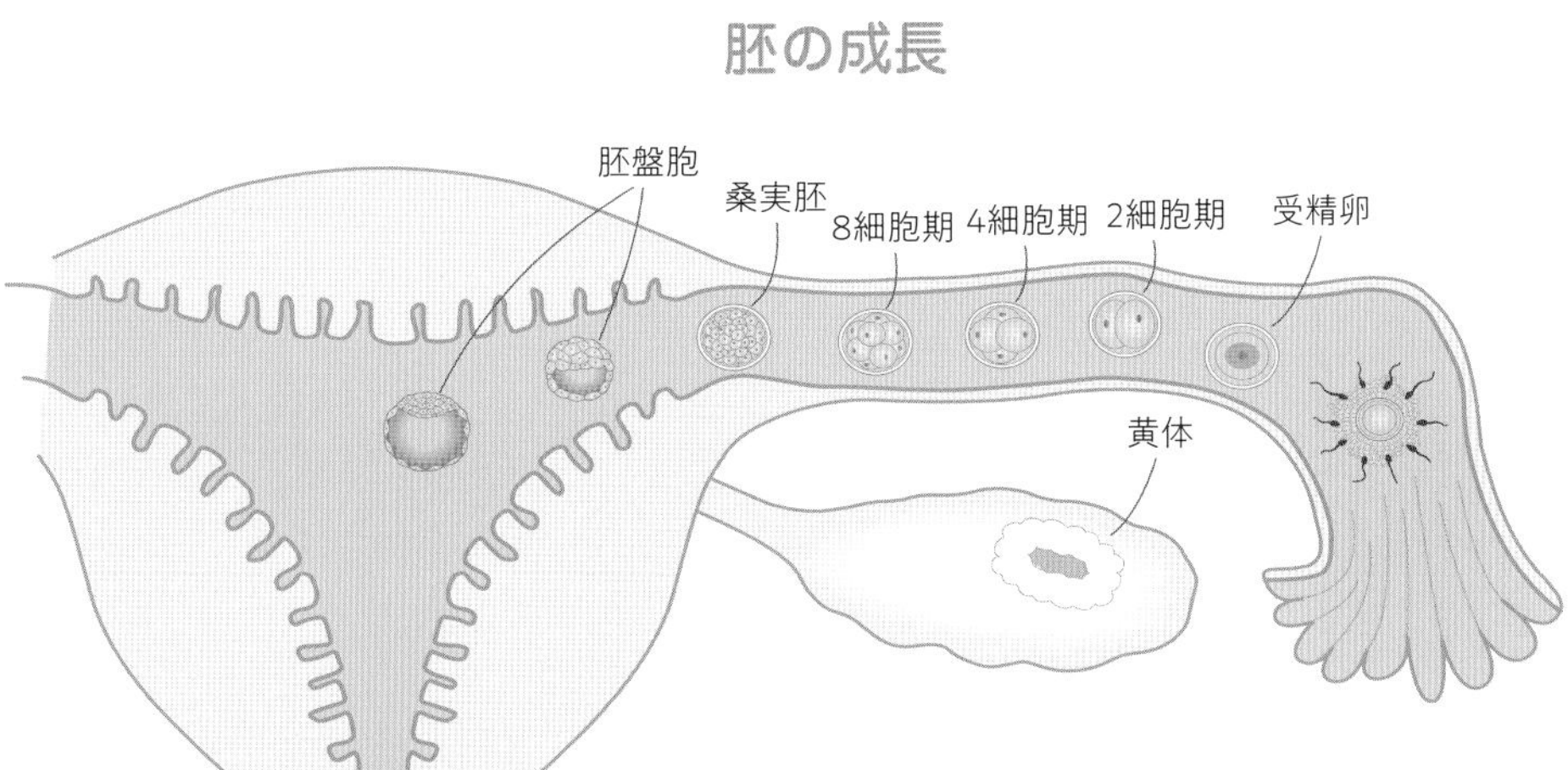


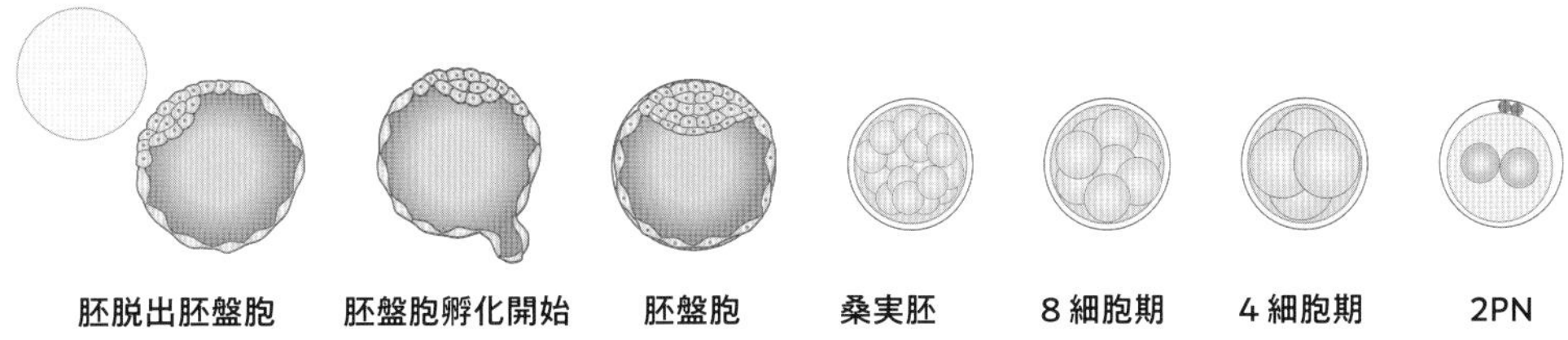


受精した卵＝胚は、卵管内で２分割、４分割、８分割と分裂を繰り返し、桑の実状の桑実胚となって子宮にたどり着く頃には、将来胎児になる内細胞塊と将来胎盤になる栄養外胚葉が区別できる胚盤胞まで育ち、そこで孵化して子宮内膜に着床します。この間、約１週間ほどです。

胚は卵管の中で卵管液から栄養をもらい、老廃物を出しながら発育します。不妊治療での体外環境では、卵管液の代わりの培養液がその役目をします。そして受精後から４～８細胞期までは主に卵子の力でピルビン酸と乳酸を栄養に発育し、８細胞期以降は胚の力でグルコースを栄養に発育します。お手本となる体内環境での卵管液も、ピルビン酸と乳酸が豊富で、子宮に近いところではグルコースが豊富に含まれるようになります。それを培養液では再現するように工夫されています。

### 夫婦生活や一般不妊治療では、受精の様子は見ることができない

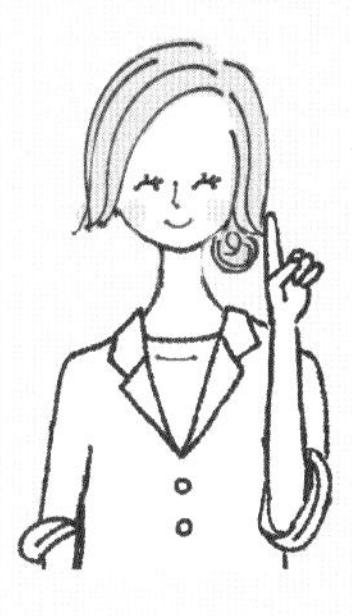

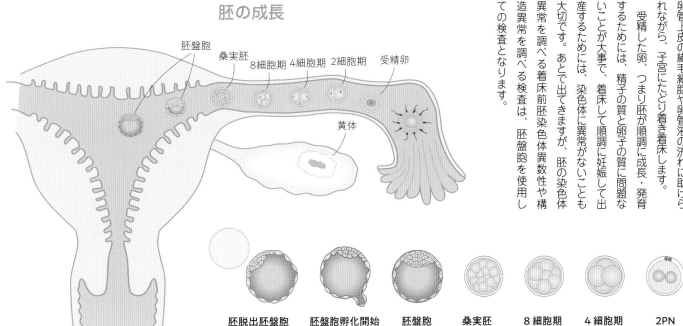

体外受精は、画期的な治療法です。本来は見ることのできない体内で起きている生殖の過程を体外で人為的に行うことです。この体外受精の臨床応用は1971年のことで、イギリスのエドワーズ（後にノーベル医学生理学賞受賞）らの試みが最初でした。それから試行錯誤を重ね、1978年に成功に至った技術です。そこからやがて50年の時をむかえます。その間の進歩は大きく、今や卵子や精子の姿はもちろん、受精や受精後の発育まで培養室で胚培養士によって目視できるのです。さらに、その評価や遺伝子構造まで検査できる時代です。

そのため、不妊治療の一般不妊治療では難しかった（無理だった）治療が、可能な治療となって妊娠への道を拓いています。

**動画でご覧下さい**

動画：胚盤胞までの発生の様子／ヴィトロライフ社製タイムラプスインキュベータで撮影した動画

協力：ヴィトロライフ

topic 07

# 着床と妊娠

## 着床するということの意味

胚は卵子の透明帯に覆われた状態で成長しますが、それは分裂しながら増えていく細胞がバラバラにならないようにする働きがあるからです。

しかし、そのままでは着床できませんから、着床する時には透明帯から脱出する必要があります。そのため胚は大きくなったり小さくなったりしながら透明帯を刺激し、膜が薄くなった部分が破けたところで孵化します。

透明帯から脱出した胚は大きく成長し、赤ちゃんとなる内部細胞塊を子宮内膜にくっつけて、子宮内膜に潜り込んでいきます。胚が完全に子宮内膜に潜りこんだら、蓋をするように膜が修復されて、着床が完了します。こうして着床すると、子宮内膜の中で成長しますが、妊娠が成立したと判断するのは、胎嚢と胎児心拍が確認できてからとなります。

無事に妊娠が確認できれば、そこから10か月間の妊娠生活がスタートします。

### 赤ちゃんになる細胞と胎盤になる細胞が子宮内膜にくっつく

着床の様子を次ページに示しました。

胚が着床する時期は子宮内膜が厚くなり、不妊治療の現場では、よく「ふかふかのベッド」と表現されることがあります。そこに胚はくっつくように着床して子宮内膜に潜り込んでいきます。

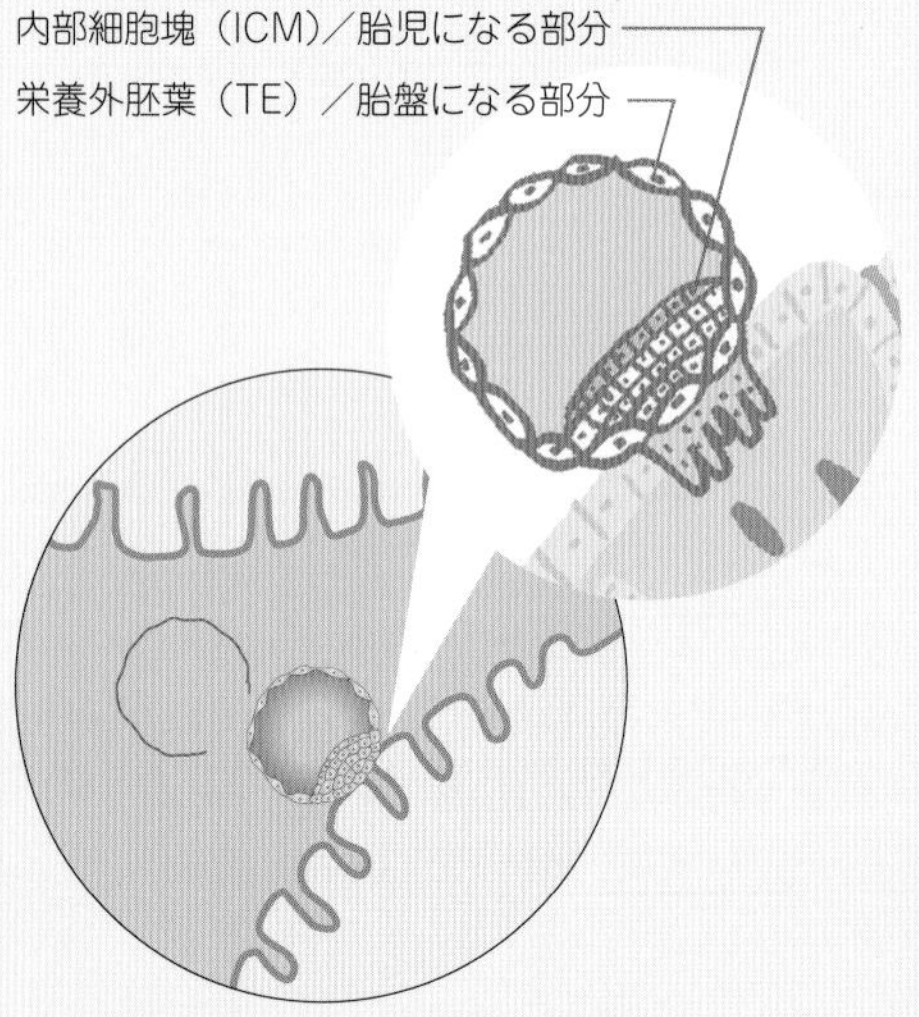


## 妊娠と胎児の成長 安心できる出産へ

妊娠して赤ちゃんが生まれるということは、ここまでお話したすべての流れが、何一つ問題なく順調に進む必要があります。1つでもどこかに問題があれば、赤ちゃんは生まれてくることができません。

このような妊娠までの経緯をしっかり学ぶことが、不妊の原因を探ることにもつながるのです。どこに問題があるのか、医師やパートナーと話しあう時にも理解しやすくなります。

また、受精や着床、そして妊娠の経緯などをあらためてみてみると、卵子や精子自体が健康であることの重要性もわかります。排卵がうまくできなかったり、卵子に染色体異常があったり、精子に元気がなかったりすれば、それぞれが出会って融合することは難しいでしょう。

これから妊娠して元気な赤ちゃんを抱きたいと考えるのなら、まずは今ある自分の体を最大限健康に保ち、ストレスを減らしながら不妊治療に挑みましょう。

安心して妊娠にたどり着くためにも、未来の赤ちゃんのためにも、今の自分自身に合った治療を見つけましょう。

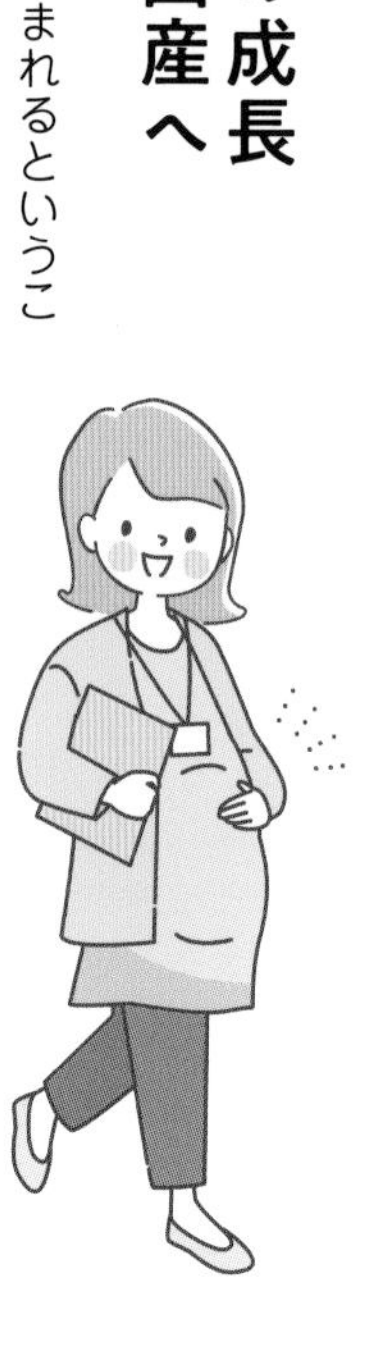

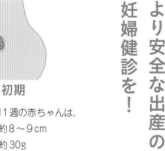


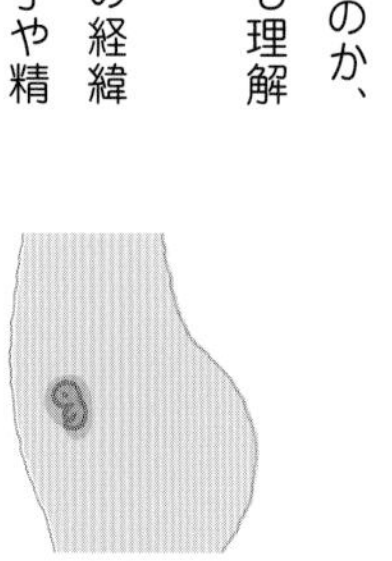

**初期**

妊娠11週の赤ちゃんは、
身長 約8～9cm
体重 約30g
吐き気や嗜好の変化など、つわり症状が本格化してくる。

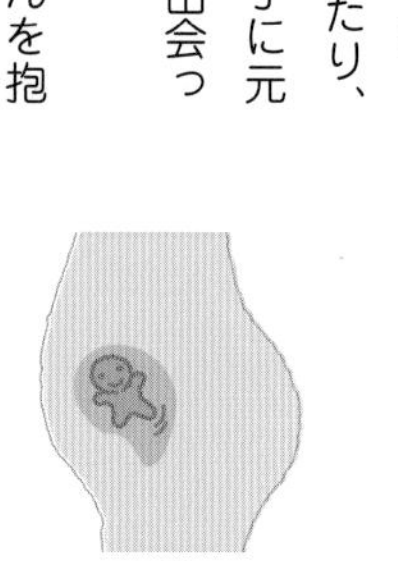

**中期**

妊娠27週の赤ちゃんは、
身長 約35cm
体重 約1000g
お腹がおへその上まで膨らみ足のむくみや貧血が出やすい。よく動く。

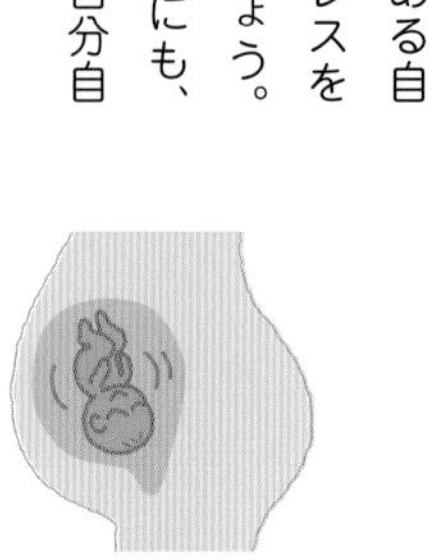

**後期**

妊娠39週の赤ちゃんは、
身長 約50cm
体重 約3000g
胎児が下降することにより、お腹の膨らみが前下方に下がり気味になる。

（※１）初期胚移植の場合と胚盤胞移植の場合では、胚盤胞移植の判定日までの日にちが短くなります。

## 着床の様子

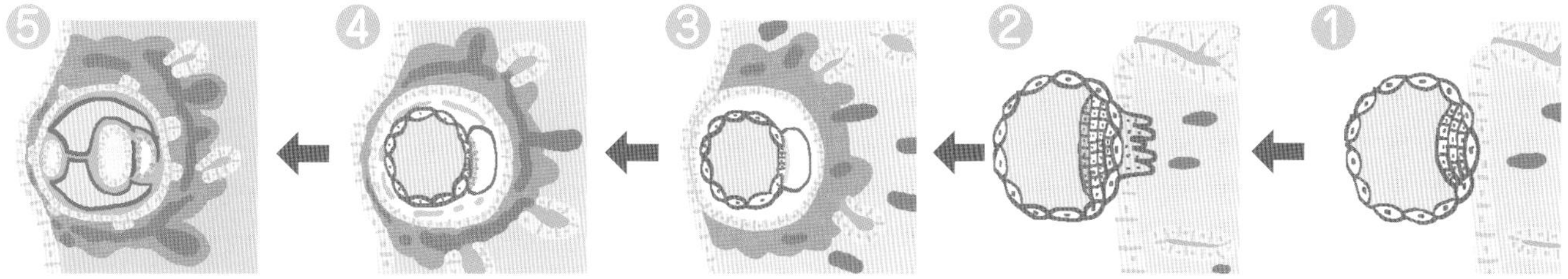


胚は、透明帯から脱出して将来赤ちゃんになる細胞（内部細胞塊）を子宮内膜にくっつけます。これが着床の始まりです。

胚は、絨毛という根のようなもので子宮内膜に潜り込むようにして着床を進めていきます。

子宮内膜に潜り込んでいく間にも、まわりの細胞を取り込み、自分のものにしながらさらに潜り込んでいきます。このとき、分泌されるのがhCG（ヒト絨毛性性腺刺激ホルモン）です。

胚は、勢いよくhCGを分泌し、このホルモンが血液または尿中から検出されることで妊娠反応が陽性になります。

胚は完全に潜り込むと、その痕を塞ぎ、修復します。胚が完全に子宮内膜に潜り込んだら着床は完了です。

## ART 妊娠率・生産率・流産率 2021

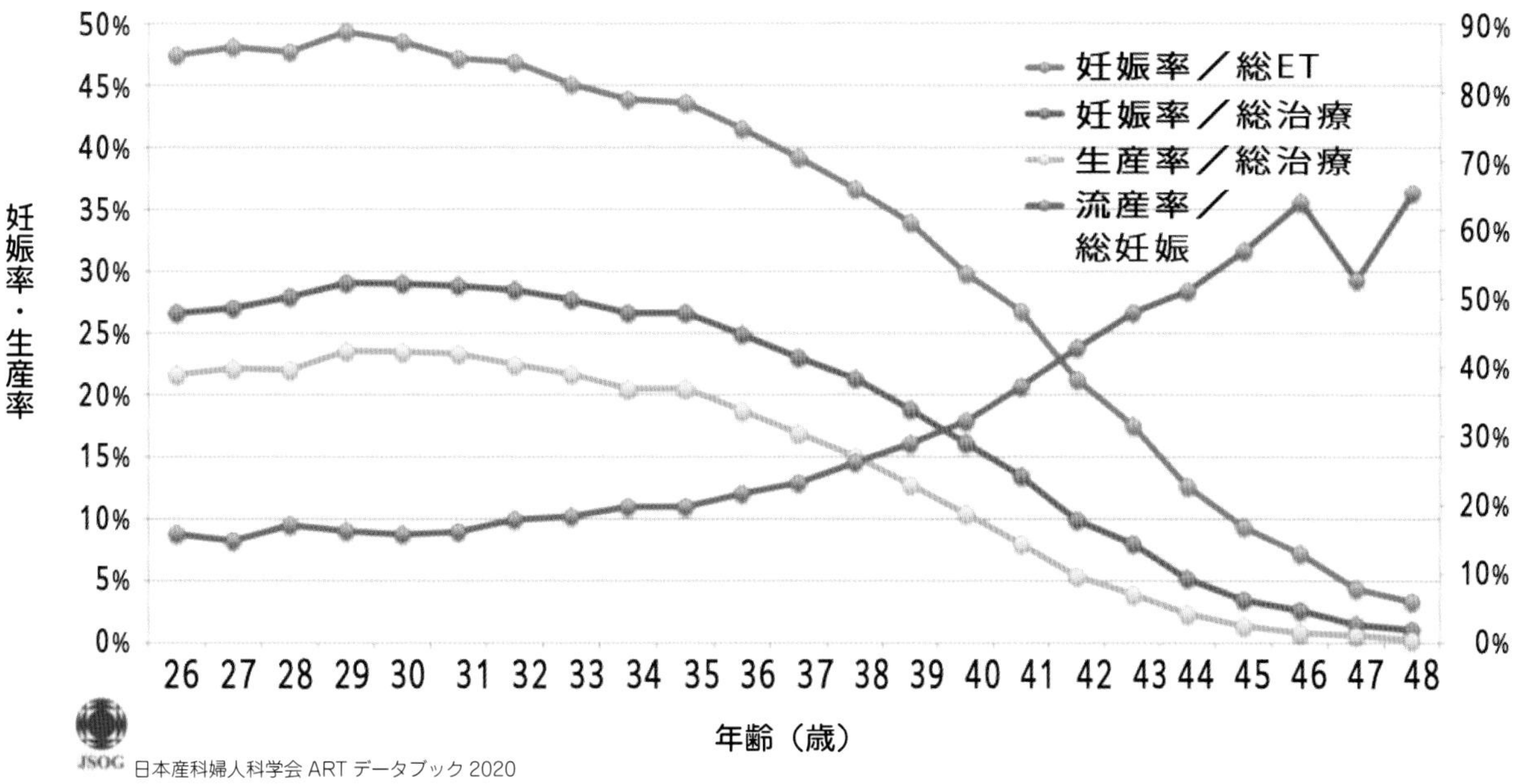


日本産科婦人科学会 ART データブック 2020

体外受精による妊娠率や産まれてきた赤ちゃんの率、そして流産の率を学会発表のデータで見て見ましょう。▶移植あたりの妊娠率は、26歳〜36歳までは40%を超えていますが、それ以降はグーンと下がり46歳では5%ほどになります。▶総治療数に対する妊娠率は、移植あたりに比べ、ほぼ半減するカーブを描き、総治療数に対する生産率はそれ以下の数値を示しています。▶一方の流産率は、35歳を超えるあたりから高くなり始め、妊娠率や生産率とは真逆のカーブとなります。いかに、生殖年齢の中でも適齢期が大事かがわかるグラフです。

## 分娩

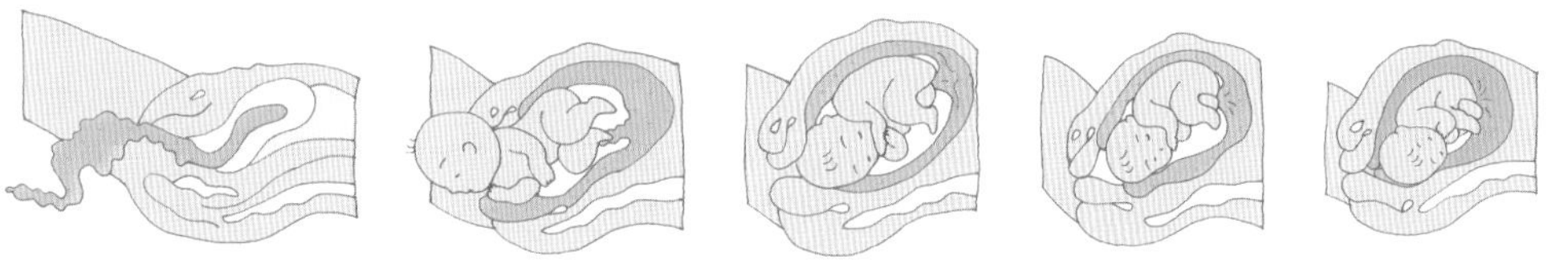

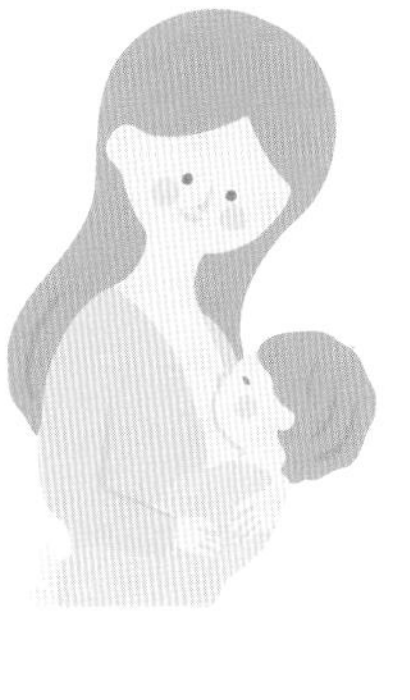

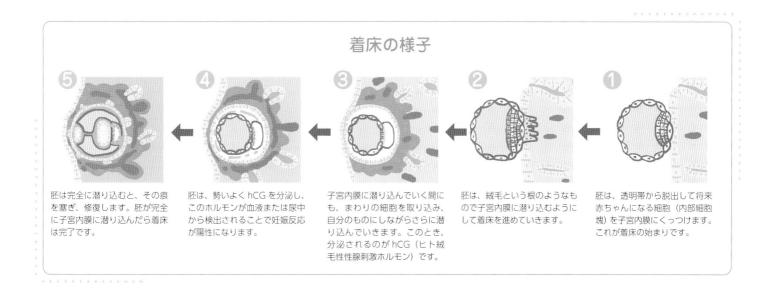

10カ月の間、大事に育った赤ちゃんともうすぐ会えるシグナルが、陣痛です。妊娠後期になると、母体は分娩の準備を始めます。陣痛が等間隔で繰り返すようになり、10分間隔、5分間隔と進んできます。病院への連絡で入院を指示されたら、荷物を用意して病院へ行き、手続きをしましょう。そして、診察を受け、子宮口の開き具合などを確認してもらい、出産のための処置を受けます。個人差がありますが、子宮口が全開大になってから出産に至るまでには10〜13時間かかると言われています。子宮の収縮が激しくなり、自然にいきみが出てきます。出産までは一般的に初産で1〜3時間かかります。赤ちゃんの頭が完全に出てしまえば、あとは体がスルッと出て新しい命の誕生です。待ちに待った抱っこの瞬間です。でも人それぞれに注意が必要なのがお産です。

topic 08

# どうして不妊？

## 不妊症はどうして起きるの？

不妊症は、生殖年齢にあって子どもを望んでいる夫婦の約2割に起こると言われています。そう考えれば8割は自然な妊娠をしているわけですから、妊娠は簡単なことのようにも思えます。

しかし、妊娠するための条件を見ると、驚くほど緻密な工程が1つも欠かさず進まないといけない、と知らされるばかりです。それを思うと、不妊症が起こるのは、ある意味、仕方ないことに思えます。

## 妊娠できないのはなぜ？を考えよう！

なぜ不妊症なのかを知るためには、妊娠する仕組みを理解するのがよいでしょう。そして、妊娠するために、どのようなことが体の中で起きているのかを知りましょう。その流れを次ページに示しました。

これらのことが、次々と順調に起きて妊娠が成立しているのです。その流れを確認していくことで、妊娠するための条件が見えてきます。乗り越えなければならないことも見えてくるでしょう。

## 妊娠の工程のどこに問題があるのだろう？

妊娠するためには、まず腟内に十分な精子が射精される必要があります。これは、夫婦で性交渉が可能であり、腟内に精液が射精されているかでわかりますが、精子の質に関しては検査（量や運動率、奇形率）で確認できます。

腟内に射出された精子は子宮頚管へと進みます。排卵5日ほど前から、頚管粘液の性状が精子を通す様になります。通過できているかは、排卵時期に性交後検査（フーナーテスト）をすることで確認できます。

頸管を通過した精子は、子宮から卵管を泳ぎ卵管膨大部までたどり着かなければなりません。そこで待つ卵子と出会い、受精するからです。

泳ぎ切ってたどり着く精子は数百個ともいわれています。次に卵子と受精して正常な受精卵になることができれば受精までは完了です。

一方、女性側は卵巣内で育った卵胞のうち、一番ホルモンに反応した1つから成熟した卵子として弾け、卵管采にキャッチされ、卵管膨大部で精子を待つことになります。

この時、卵胞が順調に育っているかは、ホルモン検査や超音波検査から判断できます。排卵が起きたかどうかもホルモン検査や超音波検査から判断できます。

卵管采が確実に卵子を取り込んでいるかどうかは検査ではわかりません。

その後、卵子と精子が出会い、精子が卵子と受精する能力を得て受精しているかどうか、正常な受精かどうかは子宮内のため検査で知ることができません。

子宮内膜の環境を整えるために、正常な黄体が形成されるかどうかはホルモン検査などから判断します。

受精したとして、卵（胚）が順調に分割成長し、子宮に運ばれ、胚盤胞となって孵化して子宮内膜に着床していけるか、着床するまでのことは検査ではわかりませんが、結果として着床したかどうかは血液検査で判断し、妊娠が成立したかどうかはホルモン検査や尿検査、エコー検査で判断します。

これらの経過を完了して妊娠は成立します。

また、この経過のどこか1つにでも問題が生じれば妊娠できません。

妊娠した後に流産することもあります。不育症のケースもありますが、妊娠経過は定期的にしっかり妊婦健診を受け、安全な出産に向かいましょう。

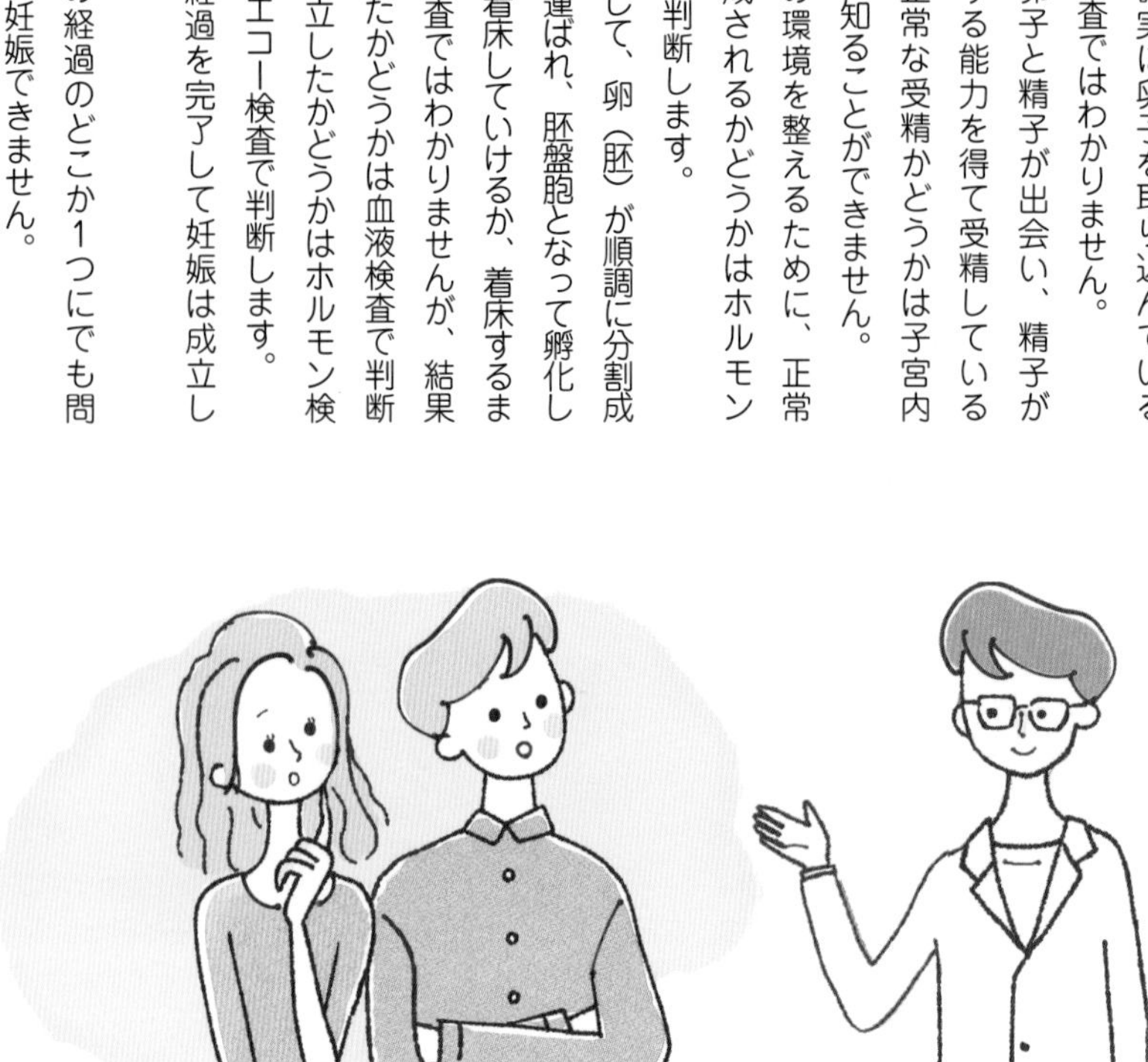

# 妊娠までに起こることと起きているかの判断方法

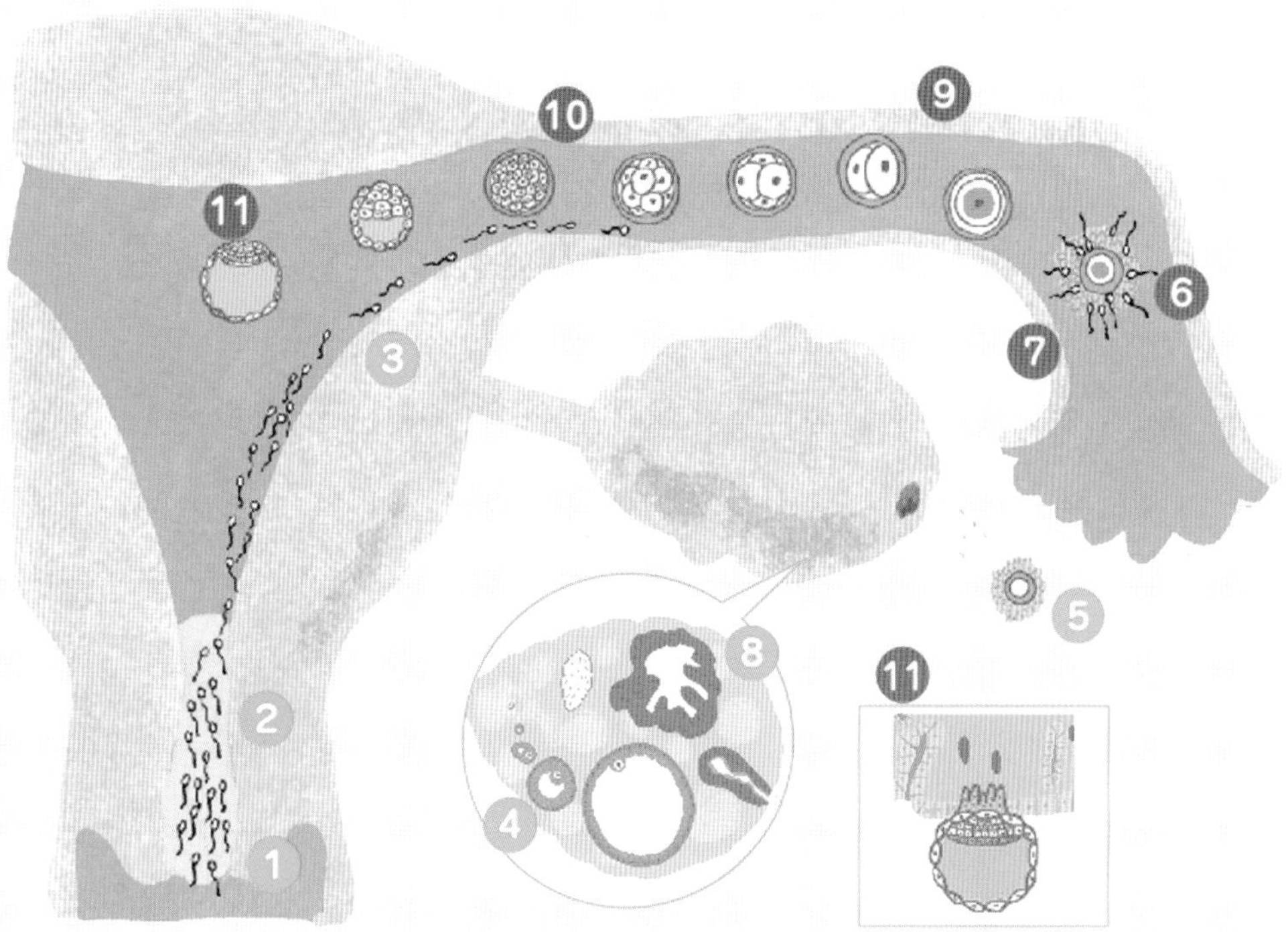


| | | |
|---|---|---|
| 1 | 腟内に十分な精子が射精される | ▶ 精液検査や性交障害がないことから判断 |
| 2 | 精子が子宮頚管へ進入できる | ▶ 精液検査（精子の量や運動率、奇形率）とフーナーテスト（性交後検査）から判断 |
| 3 | 精子が卵管を泳ぐことができる | ▶ 精液検査（特に運動率）から判断 |
| 4 | 卵胞が順調に育つ | ▶ ホルモン検査や超音波検査から判断 |
| 5 | 排卵が起こる | ▶ ホルモン検査や超音波検査から判断 |
| 6 | 卵子と精子が出会う | ▶ 卵管采が確実に卵子を取り込んでいるかは検査ではわからない |
| 7 | 卵子と精子が受精する | ▶ 精子が卵子へ受精する能力を得るのは卵管及び子宮内のため検査できない |
| 8 | 正常な黄体が形成される | ▶ ホルモン検査などから判断 |
| 9 | 受精卵（胚）が順調に分割する | ▶ 検査ではわからない |
| 10 | 胚が子宮に運ばれる | ▶ 卵管通過性の検査で狭窄や閉塞はわかるが、<br>実際に運ばれるかは検査ではわからない |
| 11 | 胚が着床する | ▶ 着床するまでのことは検査ではわからない<br>着床したかは血液検査で、妊娠が成立したかはホルモン検査や尿検査、エコー検査で判断 |

（薄い丸）検査でわかること

（濃い丸）検査ではわからないこと

注）加齢や過度のストレス、急激な体重変化や栄養不足、持病や人それぞれの体質などによっても妊娠に影響があると考えられています。

topic 09

# 不妊症の原因

## 生殖年齢内における不妊症の原因

不妊症の原因を語る場合、今まであげたことからもわかるように、赤ちゃんを欲しいと思っても実現できる期間が限られているという、前提を置かなければなりません。そのために女性はタイムリミットが近づくたびに酷な現実をむかえます。その意味では、年齢が大きな不妊の要因になりますので、できるだけ若いうちからの対策が肝心です。

生殖年齢にあるなか、不妊原因を見ていくと、夫婦間で性交ができない、卵胞が育たない、排卵が起きない、排卵した卵子を卵管采が卵管内に取り込めない、卵管通過性に問題がある、精子が子宮に届かない、届いても正常に受精しない、受精しても育たない、育っても着床しない、着床しても流産してしまうなどの原因があります。そして、その症状や原因には人それぞれ違いがあります。

**●夫婦間で性交できない**

性機能障害として捉えた場合、器質性の原因があるか、心因性の原因があるか、またはそれらが複雑に絡み合って原因となっていることが考えられます。

そのこと自体を修復することも大事ですが、それに時間的または精神的なリスクを伴う場合、マスターベーションで射出ができれば、射出精子で治療を進めることが優先される場合が多いようです。

**●卵胞（卵子）が育たない**

女性ホルモンのバランスの乱れ、多嚢胞性卵巣症候群（PCOS）、高プロラクチン血症、卵巣機能低下などが原因として考えられます。

**●排卵が起きない**

ホルモンをコントロールする視床下部の働きに障害が生じていると、排卵を起こすためのホルモン（卵胞を育てるFSH、排卵を促すLH）が充分でなかったり、分泌バランスが乱れることがあります。精神的な要因や体重変動、過度なストレスの影響などからもバランスは崩れることがありますから、生活面での注意も大切です。

**●卵子を卵管采が卵管に取り込めない**

卵管の癒着や卵管が動けない状態にあると、卵管采は卵巣から排卵される卵子を卵管に取り込むことができません。

**●卵管の通過性に問題がある**

卵管が詰まってしまう閉塞は、感染症（クラミジア）や子宮内膜症などが原因となり、起こります。症状が片側なら妊娠の可能性もありますが、両卵管に閉塞があれば（両卵管閉塞）自然での妊娠はできません。その場合は、開通手術をするか体外受精の適用となります。

また、閉塞した卵管に液がたまることを卵管水腫と言い、これは着床障害の原因になることもあります。片側であれば、切除することでもう一方の卵管での妊娠は期待できます。

**●精子が子宮に届かない**

精子が子宮に届かない理由にはいくつかあります。男性不妊症では、乏精子症や無精子症、逆行性射精の場合、女性では、子宮内膜症など子宮に障害がある場合。抗精子抗体がある場合などです。

**●正常に受精しない、受精しても育たない**

卵管膨大部で精子と卵子は出会っていると思われるが、受精する力がなかったり、受精しても卵管内で正常に育っていかないことも考えられます。

この受精確認は、体外受精の場合でなければ確認できませんが、卵子・精子それぞれの質に（染色体異常などの）問題があると育ちません。

**●育っても着床しない、流産する**

胚が育っても、着床しなければ妊娠できません。着床しない理由としては、胚(受精卵）の染色体異常や子宮に筋腫、子宮内膜ポリープ、先天性の形態異常などがある場合が考えられます。また、慢性子宮内膜炎や子宮内細菌叢の異常など、子宮内膜の状態が悪いと原因になることが知られています。

このように原因は人それぞれです。

本誌を扱う不妊治療情報センター調べでは、年代別（20代、30代、40代）に多い原因を調べた結果、20代では、排卵因子、卵管因子、精子の問題の順で多く、30代では、排卵因子、原因不明、精子の問題の順で多く、40代では、年齢因子、卵子の質、胚の問題の順で多いという結果も出ています。

# 不妊症の原因

女性の不妊原因をピックアップして紹介します。それぞれの原因の中には、細かく見ればまだまだ色々な原因があります。それらが複合して不妊症の患者さん一人ひとりの症状があります。もちろん男性側の原因もあります。ただ、男性側の妊娠に向けての役目が、元気な（良好）精子を射出できれば良いという見方があるため、軽視されがちでした。しかし、最近では不妊症の原因の半分は男性側にあるとの発表もあるように、元気な精子を射出するまで行き着くのにも問題が潜んでいるということを知っておきましょう。（詳しくは本誌バックナンバー「男性不妊特集号」をご覧ください）

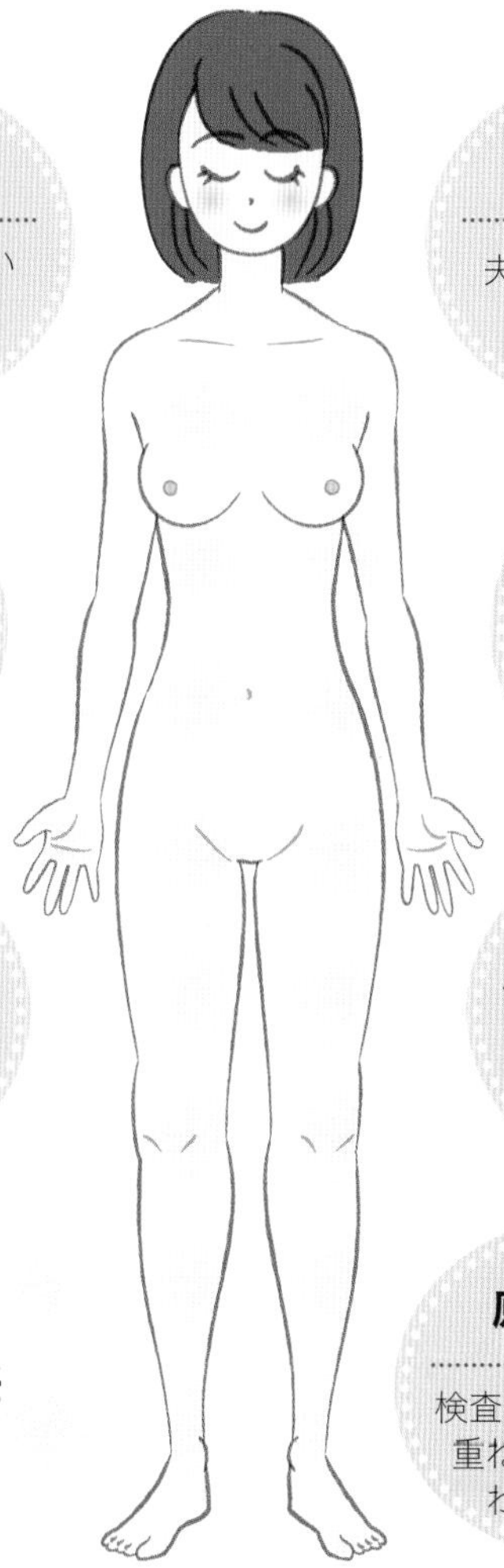

### 排卵の問題

卵胞が育たない
排卵が起こらないなど

排卵は、脳の視床下部にあるホルモンの中枢から、GnRH（性腺刺激ホルモンホルモン放出ホルモン）が分泌され、脳下垂体を刺激します。

それにより脳下垂体からFSH（卵胞刺激ホルモンとLHという黄体化ホルモン）が分泌され、これらの卵巣刺激ホルモンの刺激を受けて卵巣内で卵胞が育ち、卵子が排出されます。この過程に問題が生じると、排卵が起こらず妊娠につながりません。

### 子宮の問題

子宮の形
子宮の病気など

子宮の形態異常や子宮内膜症があったり、過去に骨盤腹膜炎などにかかったことがあると妊娠しにくくなります。

程度にもよりますが、手術をして妊娠を期待するか、不妊治療を先行するか検討されることもあります。

### 染色体異常

染色体に
問題がある

夫婦に染色体異常があると流産や不育症になります。避けるためには、遺伝子検査を受けるとよいでしょう。

体外受精の治療では、育った胚の染色体の数などを調べて問題のない胚を移植して、妊娠を期待する方法の普及に期待が寄せられています。

### 男性不妊

男性側の不妊原因では、無精子症や乏精子症など良好な精子を作ることができにくい造精機能障害、精子の通路が詰まったりする精路通過障害が多くをしめます。生活習慣が原因の場合もありますので、できることからの改善が大切です。

泌尿器科の生殖医療専門医や男性不妊を扱う不妊治療施設の医師に早めに相談するとよいでしょう。

### 性交障害

夫婦間で性交が
できない

妊娠するには、夫婦生活がその第一歩ですが、その性交渉ができないことがあります。理由は色々あり、不妊原因全体の2割近くを占めるとも言われています。精神的な要因も強いため、そのことを解決するよりも不妊治療で妊娠を目指す事ができれば、それを優先するのがよいようです。

### 卵管の問題

卵管の通過性に問題がある

手術をして卵管の通りを良くする治療方法が症状別にいくつかあります。卵管留水腫の場合、卵管開口術や卵管周囲の癒着を取る手術を行うことで症状の改善を試みます。

ただ、卵管の詰まりを改善する手術を行っても、卵管の機能が完全に回復するとは限らないこともあるようです。

### 抗精子抗体など

精子が子宮に
届かない

抗精子抗体とは、性交後に精子の頸管粘液の通過を阻止してしまったり、卵子に受精する際に精子の働きを妨げる抗体のことです。

フーナーテストの結果が不良になること、夫の選別した精子と妻の血清の中にある免疫グロブリンの結合を観察することで抗体の有無がわかります。

### 原因不明

検査からも治療を
重ねても原因が
わからない

一般不妊検査をすべて行い、異常がなく原因がわからず、タイミングを取って夫婦が頑張っても妊娠に至らないことをいいます。このような症状の時には年齢が30半ばを過ぎていれば、不妊治療をするのが賢明です。

また治療を重ねていても妊娠結果が出ない場合には、原因の究明が難しいこともあります。

## 検査と妊娠

不妊症の場合、検査が治療に結びつくこともあります。例えば検査には、卵管の詰まりを検査する子宮卵管造影や卵管通水検査、超音波子宮卵管撮影検査などがあり、疎通性の検査のため、検査自体が開通させる要素もあり、検査後に妊娠したということがよくあります。

早めの検査はブライダル検査、治療に先駆けた妊活ドックなどの検査があります。

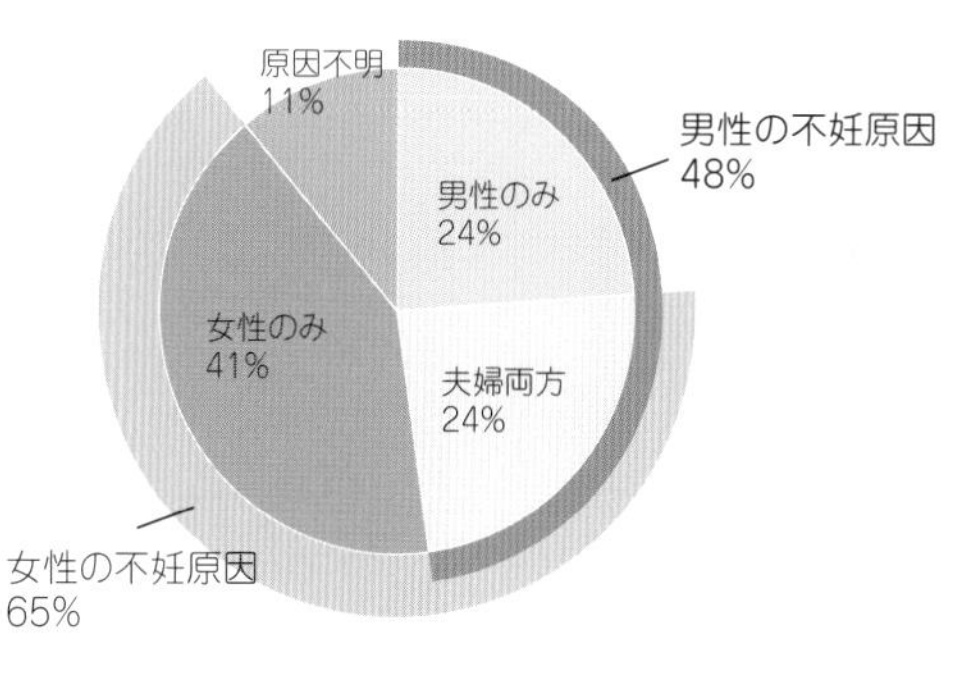

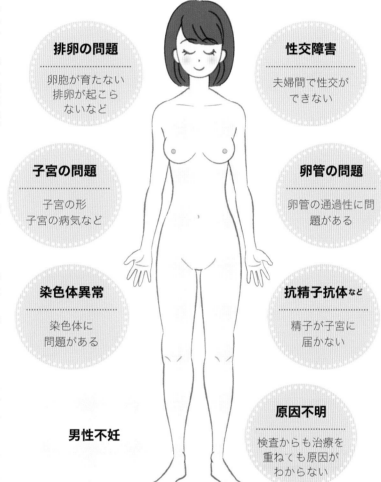

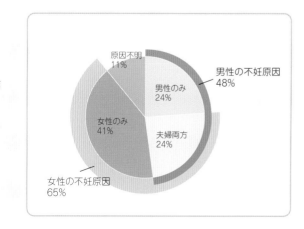

topic 10

# 家族計画と早めの検査・治療

## ブライダルチェック（早期発見のための診療）

今の時代、青年期に将来の家族像を描く機会が少なくなっているかもしれません。皆さんはいかがでしょう？　婚期が予想以上に遅くなってしまったという方、早く結婚したのに子どもができないという方、そろそろ治療を諦めないといけないという方。ブライダルチェックをしたら不妊治療が必要になったという方もいるかもしれません。

ブライダルチェックは、夫婦・カップルが子どもを欲しいと思った時に、お互いが問題なく子どもを作れるか、作るのにいつが良いのか、また治療の助けが欲しくなるかもしれない、などを判断するとても良い機会です。この判断が年齢と不妊治療に大きく関係し、家族計画にも大きな影響を持つことになります。

例えば、子どもに兄弟姉妹が欲しいと望む場合、スタートは、20代、30代、40代、いつが良いでしょう？　治療が必要になったとき、それぞれに対する方法にはどのような違いがあるのでしょう？　子どもを成人させるまでに自分はいくつになっているのでしょう？

兎にも角にも、不妊かなと思ったら早めの検査・治療が肝心です。次に検査と治療について知っておきましょう。左のチャートを参照ください。

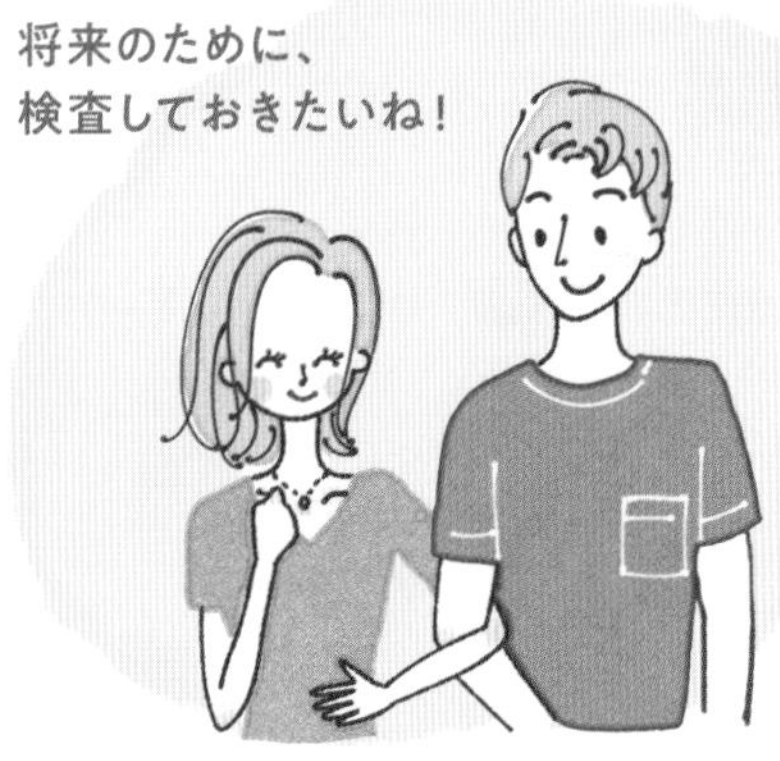


## タイミング療法（指導）

不妊治療は大きく2つに分けることができます。一般不妊治療と体外受精です。

一般不妊治療では、夫婦の性生活（性交）での受精同様、卵子と精子が体内で出会います。そのため、卵子を体外に出す手術などは必要ありません。この一般不妊治療の中に、排卵期に合わせて性交のタイミングを指導するタイミング療法と、精子を直接子宮内に注入する人工授精があります。

タイミング療法は、夫婦が自分たちで排卵時期を予測して性生活に臨むのと違い、医師の診療を受け、ホルモン検査や超音波検査で卵胞計測をして、血液検査や尿検査から排卵を予測し、医師がタイミングを指導します。

費用面や精神面での負担が軽い一方、治療が長期化するようであれば、早めに検査を強化して原因の究明をし、治療方法を再検討したり、一定期間または一定回数（周期）を過ぎたら早めに人工授精、体外受精に治療方法を変える選択肢があることも頭に入れておきましょう。

## 人工授精

女性側が妊娠できる状態にあり、精液検査（精子量、運動性、形態など）の結果、タイミングを合わせただけでは妊娠が難しいと判断されたり、乏精子症状などの軽度な男性不妊症がある場合に適用されます。そのほか、夫婦間で性交不能症状があるときに人工授精が適用されます。方法は、精子を洗浄して調整後、直接、専用器具で精子を子宮内に注入します。

1回あたりの妊娠率は5～10％と、決して高くありません。人工授精で妊娠する方の約90％が4～6回目までにされているため、それ以上行う場合には体外受精が勧められるでしょう。

## 体外受精

不妊治療を受ける全患者さんのうち、一般不妊治療を受けられている方の割合は7～8割ぐらいと思われますが、それで妊娠が難しい場合、または不妊症状（検査結果）次第では、最初から治療の最終技術となる、採卵や胚培養、胚の凍結保存を伴う体外受精が適応となります。

体外受精は、良質な卵子を確保するための採卵（周期）、良質な精子を準備するための採精・検査・精子調整から始まり、体外で受精させ、受精卵（胚）の発育をより負荷のかからない方法で観察培養をし、（胚を戻す母体の状態を含む）ベストなコンディションで胚移植に臨み、妊娠を期待する生殖医療技術です。

治療は、より複雑となるために次ページで流れを見ていきましょう。

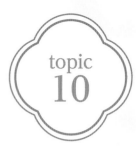

## 家族計画を持とう！

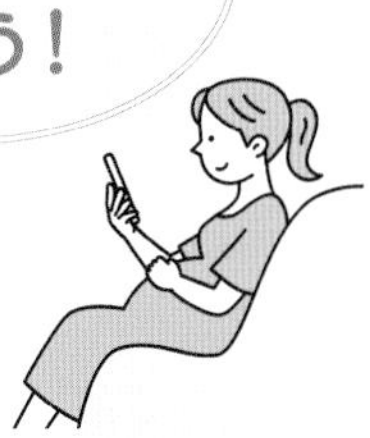

### リプロダクティブヘルス

リプロダクティブヘルス（リプロダクティブライツ）は、一般的には「性と生殖に関する健康」のことをいいます。また、世界的には、女性が子どもを産みたい時に産み、産みたくない時には産まない権利をいうようです。

日本でも女性の社会進出や少子化、不妊治療の将来展望からの課題として、最近、大きく注目されています。

リプロダクティブヘルスの中心課題には、いつ何人子どもを産むか産まないかを選ぶ自由、安全で満足のいく性生活、安全な妊娠・出産、子どもが健康に生まれ育つことなどが含まれています。これは、生殖医療とリンクする点もあり、東京都で助成金の対象となっている卵子凍結も、このリプロダクティブヘルスの一環です。

また、今まで以上に思春期や更年期における健康上の問題などが「性の課題」として捉えられ、生涯を通じて「性と生殖に関する課題」が幅広く議論されていくことでしょう。

### プレコンセプションケア

プレコンセプションケアは、すでに妊娠を考えている方や治療を受けている方だけではなく、将来の結婚や妊娠を考えている女性も対象となるケアです。内容は、妊娠するための健康な身体づくりや人によって必要となる治療についての知識や啓発などのことです。

厚生労働省では、女性やカップルを対象として、将来の妊娠のための健康管理を促す取組みと定義していて、体外受精の保険診療化以降、特にこの動きは強まっているようです。

妊娠前の生活習慣や行動は、将来生まれてくる子どもへ影響するだけではなく、自身の健康の問題にも影響する可能性があります。

何はともあれ、健康的な生活習慣づくりによって、生活の質の向上・心身の健康をはかることは社会にとって大切なことです。

## 不妊治療は、夫婦の願いがもとにあるもの…

赤ちゃんが欲しい！
でも、夫婦生活では妊娠、出産に結びつかなかった

▶不妊期間、治療歴、妊娠歴、出産歴、年齢など

▶ホルモン検査、エコー検査、精液検査
卵管通過検査（造影、通気、通水）
ヒューナーテスト

### タイミング指導

排卵を予測し、夫婦生活のタイミングを指導する

ホルモン検査
↓
エコー検査で卵胞計測
↓
血液検査＋尿検査
↓
排卵予測
↓
夫婦生活

### 人工授精

排卵を予測し、洗浄・濃縮した夫の精子を妻の子宮腔内に注入する

ホルモン検査
↓
エコー検査で卵胞計測
↓
血液検査＋尿検査
↓
排卵予測
↓
採精＋洗浄
↓
人工授精

### 体外受精

妻の卵子を採取し、体外で卵子と夫の精子を出会わせ受精した胚を一定期間培養し、妻の子宮腔内に移植する

ホルモン検査／エコー検査で卵胞計測
↓
卵巣刺激
↓
ホルモン検査／エコー検査で卵胞計測
↓
血液検査
↓
採卵、採精＋洗浄濃縮
↓
受精
↓
胚培養
↓
胚移植

→ 妊娠判定

### 不妊治療の保険診療と自由診療

保険診療でも自由診療でも体外受精の流れは変わりません。保険診療は経済的なメリットはあるものの、決められた治療方法となるため、年齢や患者それぞれの症状によっては保険診療以外の治療が必要になることも考えられます。その場合、先進医療として全額自己負担にはなりますが、保険診療にプラスして行うことのできる診療があります。その項目もチャートに入れました。自由診療では、自費になるため治療費は高額になりますが、患者それぞれに合わせたより細やかな診療ができるメリットがあります。

日本では現在、混合診療は認められていないため、保険診療で治療を進めている場合、保険診療外の診療や先進医療以外の診療を行うことはできません。そして、先進医療を保険診療にプラスして行なえるのは、日本生殖医学会認定生殖医療専門医に限られるという制限があります。

topic 11

# 体外受精とその流れ

## 生殖補助医療でできること

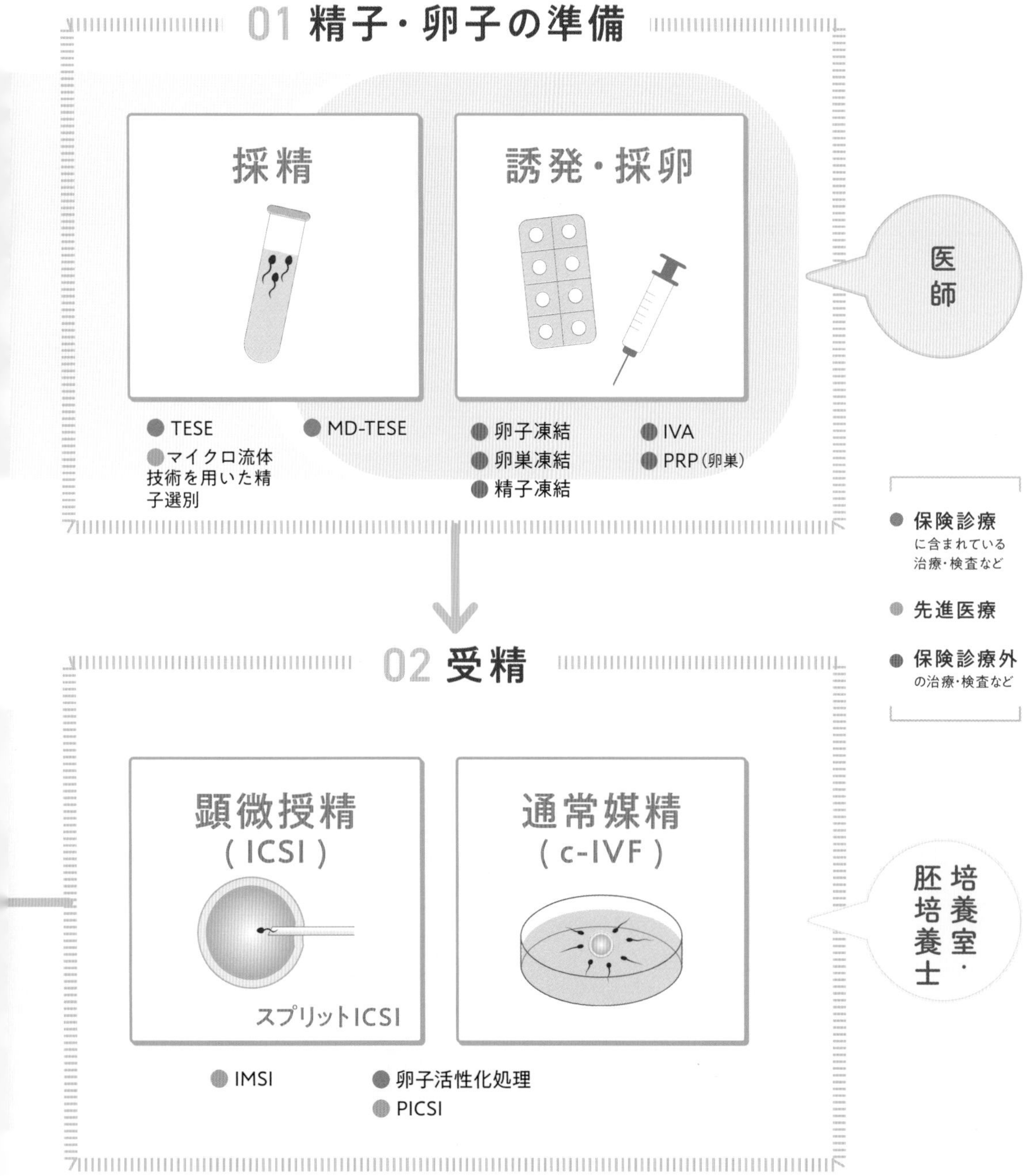


### 体外受精の流れ

体外受精の治療は、夫婦の良好な卵子と精子を得ることから始めます。その目的は、命の誕生に結びつく胚を培養し、体に戻して妊娠を目指すためです。

卵子を得るためには、多くの場合、卵巣に刺激を与え、複数個の卵胞を育て、育った卵胞から成熟卵子を採卵します。移植に向けては複数の胚が準備できるよう、複数個の卵子の採卵を目指します。

精子はあらかじめ受精に問題がないかの検査を済ませ、採卵のタイミングで自宅か院内で採精（マスターベーション）します。

受精方法は大きく2通りあり、ディッシュ（シャーレ）上の卵子に精子をふりかけて受精を待つ通常媒精か、1個の精子を直接卵子に注入する顕微授精があります。

受精した卵（胚）は、培養器（インキュベーター）の中で分割成長します。育った胚が確保できれば、次に移植の時を迎えます。

移植方法には、胚を凍結することなく採卵した周期に移植する新鮮胚移植と、凍結保存して違う周期に融解し移植する凍結融解胚移植という方法があります。

それぞれ、胚の分割成長時期により、初期胚移植と胚盤胞移植があります。胚は見た目

### ●用語説明

**●PRP（子宮内、卵巣）**●再生医療のひとつで、患者さん本人の血液から抽出した高濃度の血小板を子宮内や卵巣に注入する方法。

**●PFC-FD**●再生医療のひとつで、患者さん本人の血液から抽出した高濃度の血小板を凍結乾燥させたものを、子宮内や卵巣に注入する方法。

**●卵子凍結**●女性の卵巣から採取した卵子を凍結させ長期保存する妊孕性温存療法。

**●精子凍結**●　射出精液の精子調整を行い回収できた精子を凍結し、長期保存する方法。採卵当日に来院できない場合の体外受精に用いる。

**●卵巣凍結**●　がん治療などの前に、卵巣の一部もしくは全てを摘出し、凍結する妊孕性温存療法。治療終了後、体内に移植し卵巣の機能を回復させることを目的としている。

**●IVA（原始卵胞体外活性化法）**●片方の卵巣を摘出して卵巣皮質を細かく切片化し移植する方法。培養液内で発育させ、再度体内に戻すことで卵胞の発育を促す。早発卵巣不全の患者さんに用いられる。

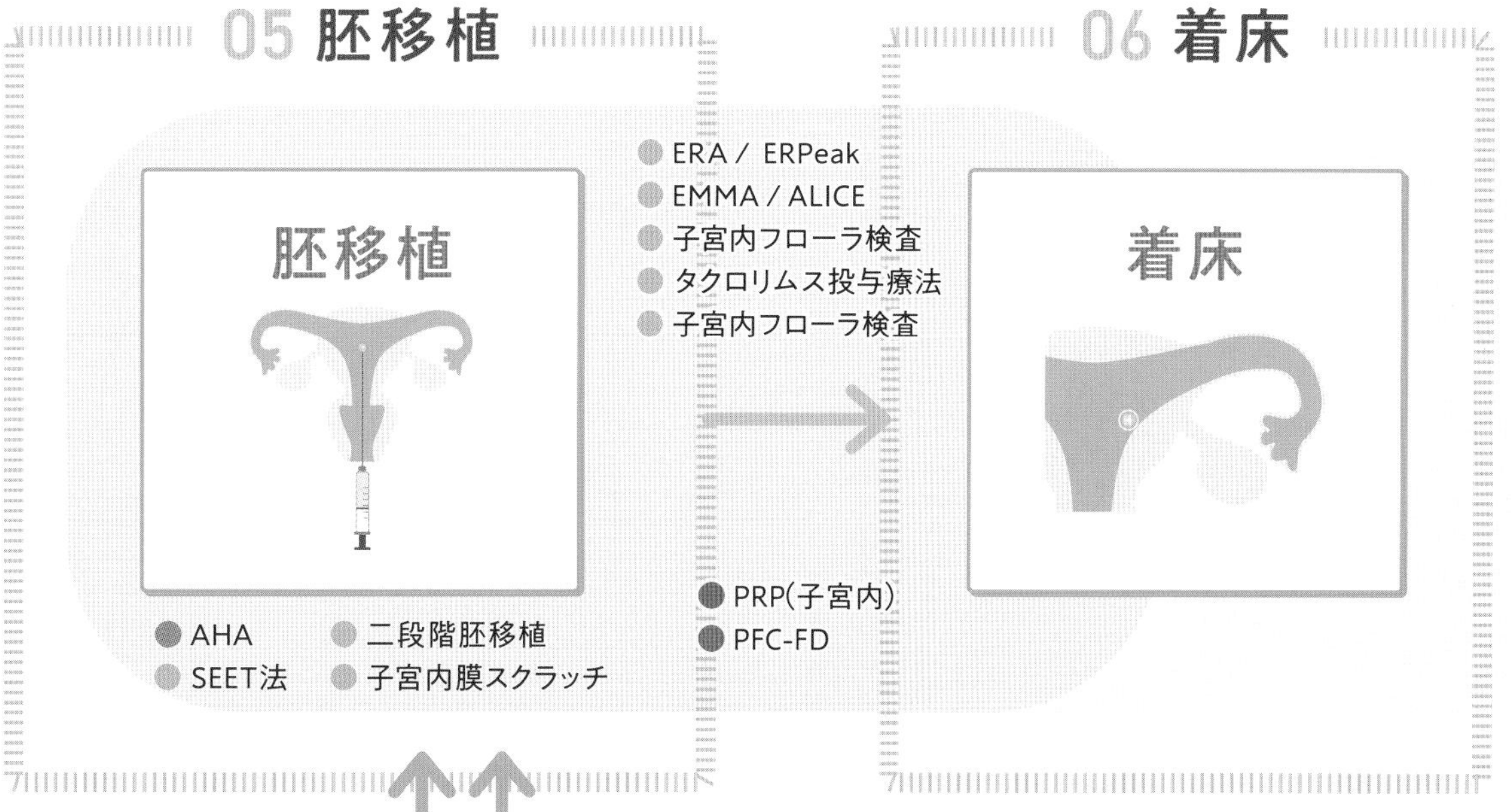


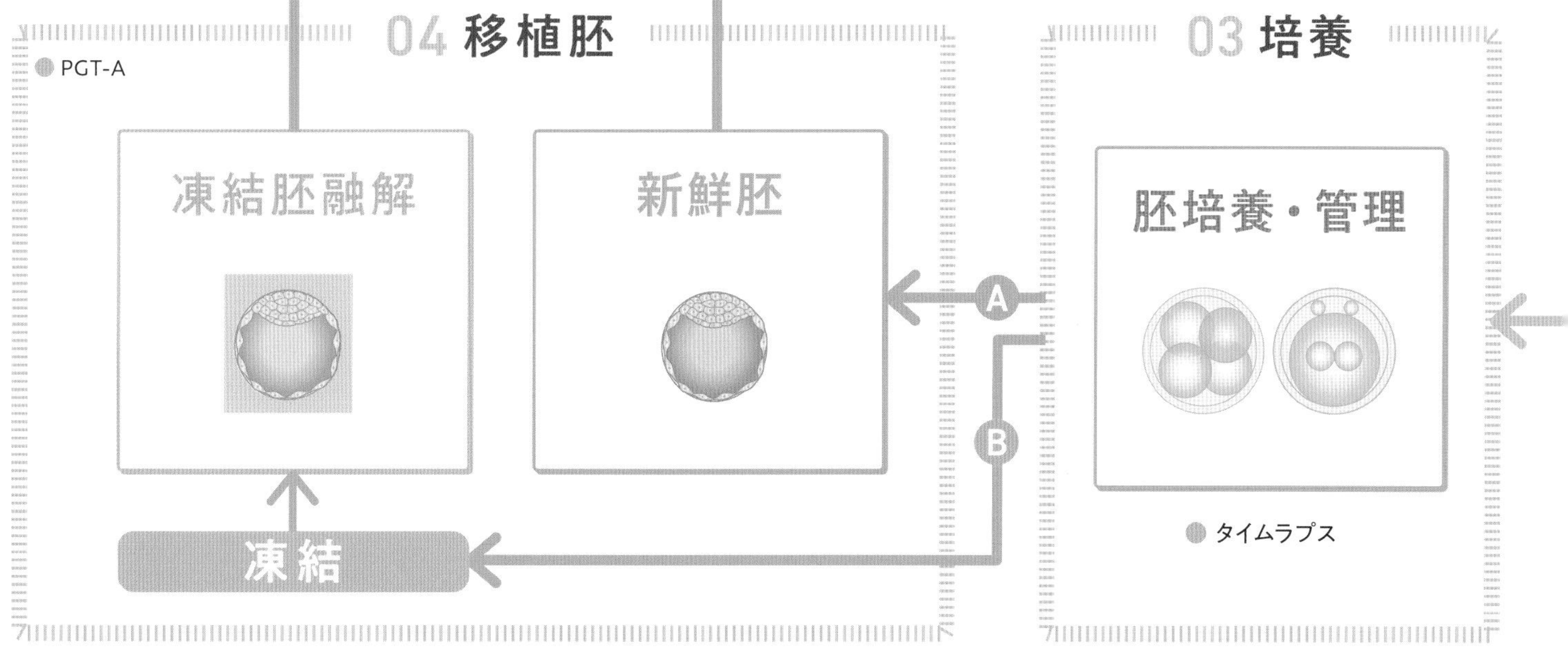


### ●先進医療項目 説明

**●PICSI（ヒアルロン酸を用いた生理学的精子選択術）**●これまで反復して着床又は妊娠に至っていない場合に、ヒアルロン酸と結合する成熟精子を選別してICSIに用いる方法。

**●IMSI（強拡大顕微鏡を用いた形態学的精子選択術）**●精液（精子）所見が不良で、強拡大顕微鏡を用いて成熟精子を選択しICSIに用いる方法。

**●マイクロ流体技術を用いた精子選別（膜構造を用いた生理学的精子選択術）**●反復して着床・妊娠に至らない場合に、特殊な膜構造を用いて成熟精子を選択しICSIに用いる方法。

**●タイムラプス（タイムラプス撮像法による受精卵・胚培養）**●培養器に内蔵されたカメラで培養中の胚を一定間隔で撮影し、培養器から取り出すことなく培養し、評価ができる方法。

**●ERA（子宮内膜受容能検査1）/ ERPeak（子宮内膜受容期検査2）**●反復して着床・妊娠に至らない場合に、子宮内膜が胚の着床に適した時期かを調べる方法。

**●EMMA ／ ALICE（子宮内細菌叢検査1）**●慢性子宮内膜炎の疑いのある場合に、子宮内の細菌叢が正常か、またその菌の種類の組成を判断する検査。

**●子宮内フローラ検査（子宮内細菌叢検査2）**●反復して着床・妊娠に至らない場合に、子宮内の細菌叢が正常か、またその菌の種類の組成を判断する検査。

**●子宮内膜スクラッチ（子宮内膜擦過術）**●反復して着床・妊娠に至らない場合に、子宮内膜にわずかな傷をつけ、内膜の修復を促し、着床に適した環境に整える方法。

**●SEET法（子宮内膜刺激術）**●胚移植数日前に胚培養液を子宮に注入し、着床環境を整える方法。

**●二段階胚移植法（二段階胚移植術）**●受精後2～3日目の胚（初期胚）と5～6日目の胚（胚盤胞）を、一回の移植周期に移植日をずらして移植する方法。

**●不妊症患者に対するタクロリムス（タクロリムス投与療法）**●反復して着床・妊娠に至らない場合に、タクロリムスという免疫抑制薬を利用し、免疫異常を原因とする不妊症に対して治療する方法。

**●PGT-A（着床前胚異数性検査）**●反復して着床・妊娠に至らない、もしくは流産もしくは死産の既往歴がある場合に、体外受精で得られた胚盤胞の染色体を網羅的に調べる検査。

でグレード評価され、グレードの高いものから移植されるのが一般的です。

　現在では、胚盤胞まで育ったものを凍結保存して子宮状態の整った周期に融解して移植する方法がもっとも多く、着床に向けても手厚い診療が準備されています。

　上のチャートでその流れを紹介していますが、保険診療の場合の先進医療（自由診療の場合はオプション診療）項目も合わせて示しました。

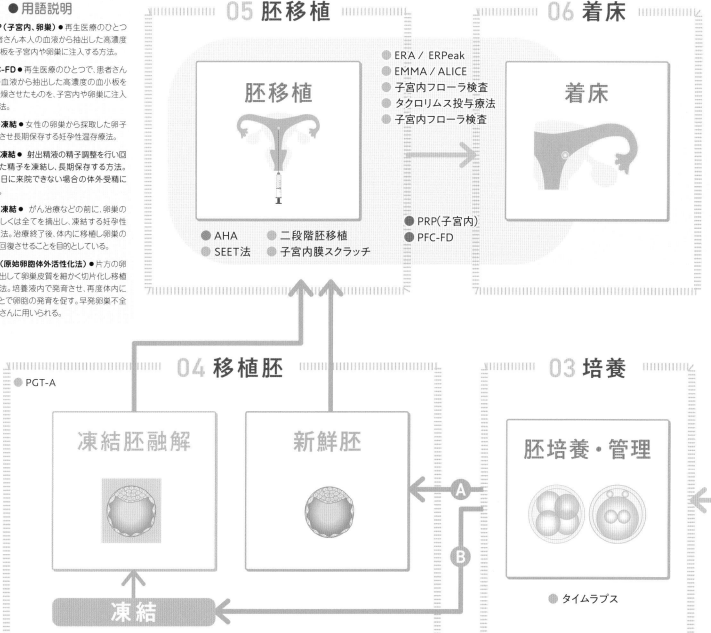

topic 12

# 年齢と治療法

## 卵子の質と凍結保存と成長因子

### 年齢と卵子の質 胚や卵子の確保と凍結保存

女性には、男性よりも厳しい生殖年齢のハードルがあります。それは、女性が命を宿し、出産するという大きな役割を持ち、その後も（母乳栄養を与え）育児をする性だからです。夫婦で分担しようにもし切れない、大事な役割です。

その役割を果たすために、命の伝承プログラムとして生殖年齢があり、それにしたがって人は生きている以上、年齢に逆らえません。そのため、不妊治療は年齢との勝負という面があります。それが顕著に現れるのが、数を含めた卵子の質です。

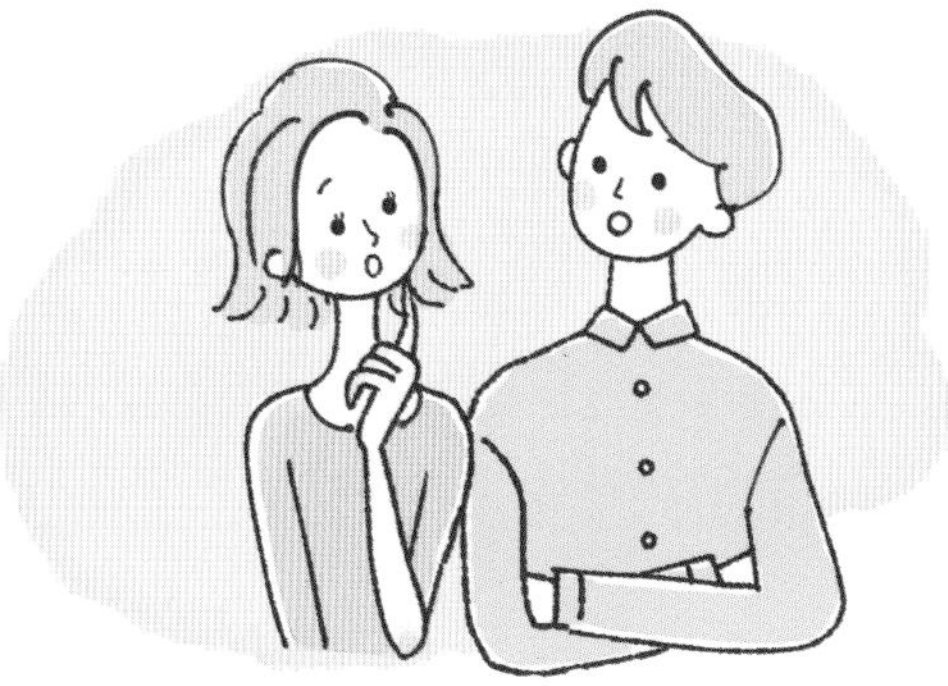

人の妊娠率は、35歳くらいから下がり始め、流産率も増え始めます。そこに卵子の質が関係していても、質を見た目で判断することはできませんし、質をよくすることはできません。現在可能性があるのは、質の低下を防ぎ、老化を遅らせ、活性化を試みることぐらいです。

治療では、年齢とともに卵子を確保するための排卵誘発方法や着床環境に気が配られる一方、凍結保存技術を生かした、将来に向けての（より若い年齢からの）卵子凍結保存や胚の凍結保存が期待され、最も有効とされてくる面もあるでしょう。

年齢とともに歳をとる卵子の保存技術が凍結であり、凍結保存と融解技術を若返り技術と考えれば、これからの治療法の流れも見えてくるでしょう。

### 凍結融解胚移植

現在の体外受精の治療方法は、採卵して体外受精をした後、胚盤胞まで育った胚をいったん、凍結保存し、母体のコンディション（子宮内膜の厚さなど）が整った周期に融解胚移植する方法が主流で、結果もよいようです。とはいえ凍結技術も人が扱う技術ですから、熟練した胚培養士の技術力や知識も大事です。

### 成長因子と卵巣PRP

近年、胚移植に先駆け、子宮内膜の環境を整える医療技術が進んできました。保険診療での先進医療項目にも、子宮内膜受容能検査、子宮内膜受容期検査、子宮内細菌叢検査、子宮内細菌叢検査、反復着床不全に対する投薬、子宮内膜擦過術、子宮内膜刺激法などの技術が名を連ねます。

卵子の質に注目し、採卵時に排卵誘発法を工夫し、良好胚を得て移植に臨んでも成功しない時、また不成功を繰り返す時、これらの技術で体を整え、さらに着床環境を見直すこともあるでしょう。

そこに、成長因子を用いて子宮や卵巣を活性化させるPRP（※1）（高濃度の血小板）療法も効果を見せているようです。PRP療法は再生医療として有名ですが、不妊治療では、患者自身の血液から得たPRPを卵巣に注入して卵巣機能の改善を期待します。同じく子宮腔内に注入するPRP子宮内注入法があります。これは子宮内膜の機能改善を期待するもので、内膜が厚くなる、着床に寄与する効果があると言われています。治療施設における症例数も多くあるものの、保険診療での先進医療としては認められていません。今後のさらなる進展に注目したいところです。

同じ効果を期待した、PRP（PFC）-FDという技法もあり、これは同じ患者の血液からPRPを作った後、フリーズドライ加工によってパウダー状に調製されて処方されます。

### 免疫学的問題

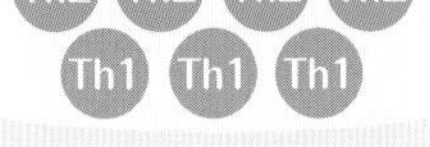

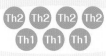

体外受精の治療において、胚移植をしても免疫学的な問題で反復着床不成功を起こす方がいます。検査をすることで、Th1細胞（※2）とTh2細胞（※3）のバランスが保たれていないであろうことがわかります。この免疫状態を正常化し、移植胚を受け入れやすくするための治療としてタクロリムス投与療法（先進医療B）があります。この治療法の進展にも期待が寄せられています。

（※1）PRP（Platelet-rich plasma）＝自身の血液中の血小板。血小板は、細胞の成長を促す物質や免疫に関する物質が含まれている。
（※2）Th1細胞＝細菌やウィルスなどの異物に対して反応し、B細胞やキラーT細胞やNK細胞、マクロファージなどの細胞を活性化させ、抗体をつくるよう指示する細胞。
（※3）Th2細胞＝アレルゲンに反応し、B細胞を活性化させて、抗原を撃退するため抗体をつくる細胞。

## 卵子の成熟度

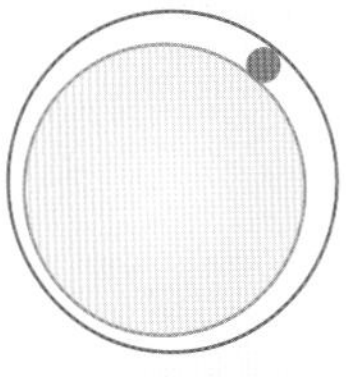

**MⅡ卵（成熟）受精可**

MⅠ卵まで通常の２倍あった遺伝子の半分を極体として放出し、細胞内の染色体数は通常の数です。極体の有無で成熟しているか判断します。

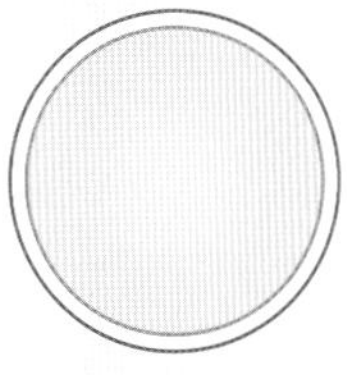

**MⅠ卵（未熟）受精不可**

GV卵から１段階成長した卵です。卵核胞は消えましたが、染色体の数は通常の２倍のままのため、精子を受け入れられません。

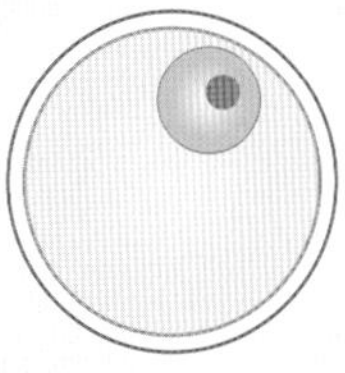

**GV卵（未熟）受精不可**

中央にある卵核胞と呼ばれる場所には染色体が通常の２倍含まれており、精子を受け入れる態勢はまだ整っていません。

## 凍結・融解のしくみ

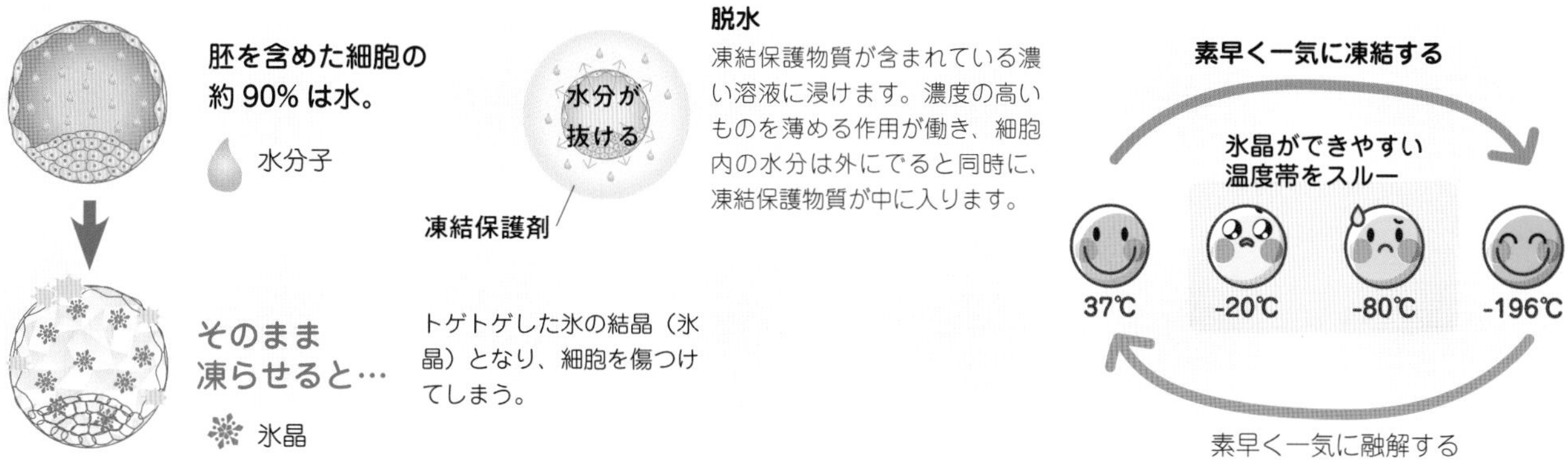

胚を含めた細胞の
約90%は水。

凍らせると…
素早く一気に融解する

トゲトゲした氷の結晶（氷晶）となり、細胞を傷つけてしまう。
凍結保護剤

脱水
凍結保護物質が含まれている濃い溶液に浸けます。濃度の高いものを薄める作用が働き、細胞内の水分は外にでると同時に、凍結保護物質が中に入ります。
素早く一気に凍結する
氷晶ができやすい
温度帯をスルー

## PRP治療の方法

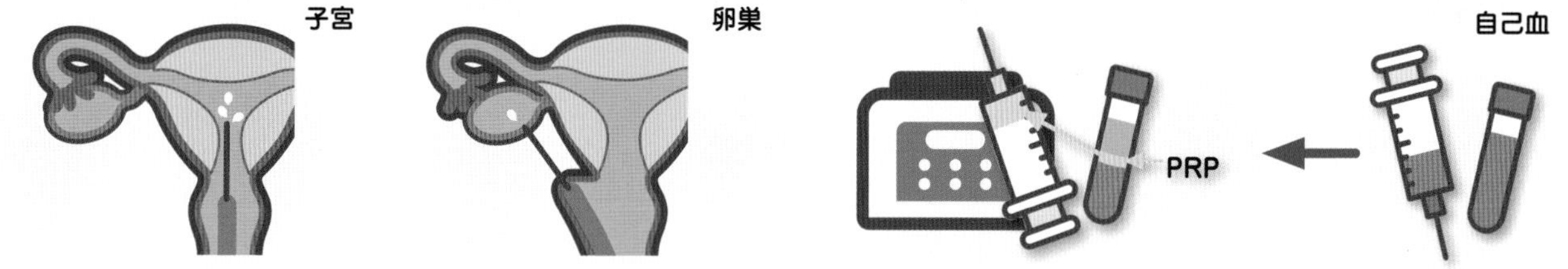


調製したPRP（約1ml）を患者さんの子宮内に注入

調製したPRP（約0.5～1ml）を患者さんの卵巣内（両方もしくは片方）に注入

遠心分離機で血漿部分を抽出しPRPを採取します。

前腕から静脈血を20ml採取します。

## 胚培養士の想いとは？

胚培養士とは、不妊治療実施施設において患者さんの大事な卵子や精子を預かり、受精や観察、凍結融解など、胚や配偶子の取り扱いを行う業務を担った人たちのことです。

胚培養士は、患者さんの大事な卵子や精子を毎日扱っていますから、ミスを起こさないように細心の注意を払って業務にのぞんでいます。施設によっては、医師の指導のもと、患者さんとの受精方法の確認や移植する胚の説明などを胚培養士が担うこともあり、患者さんの情報を把握し、より一人ひとりにあった受精方法を考える職業とも言えます。

体外受精が保険診療化となり、それと同時に「胚培養士」という職業を、国家資格にしようと国に働きかける動きも出ているようです。国家資格になったとしても、基本の業務は変わるわけではなく、今までと同様に患者さん一人ひとりの妊娠や出産を願って業務にのぞまれるでしょう。

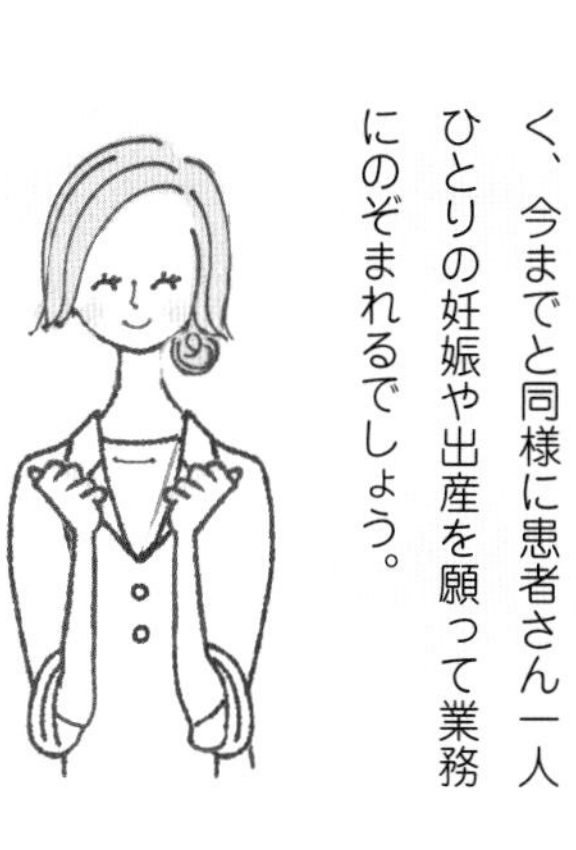

topic 13

# 年齢と治療法

## PGT-A、PGT-SR

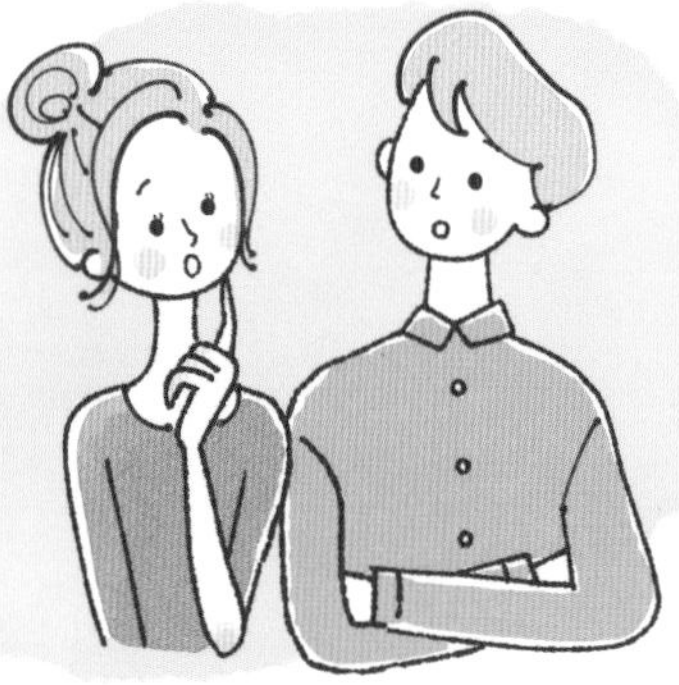

### 加齢に伴う染色体異常の増加と妊娠への影響

卵子も精子も受精した胚も生殖細胞です。子どもを作る時に、生殖細胞は父母の遺伝情報を伝える大事な役目を持っています。その役目を担う染色体に異常がある場合があります。もともと、卵子は生殖の時期を過ぎれば無くなってしまいますが、生殖期の中でも異常のあるものが排卵されることがあります。

異常があると、受精障害や受精後の胚の発育不良、着床後の流産の原因となり、異常の発生率は、加齢とともに高くなってきます。体外受精時の流産率は、治療平均年齢に近い37～38歳で25％ほどで、これ以降の年齢ではさらに増えます。そのため、反復して流産に至る場合などでは、染色体が正常かどうかを調べる着床前胚染色体検査（PGT）が進んできています。

例えば、人の染色体は23対ですが、この数の異数性（過不足）を調べる検査（PGT-A）、構造異常を調べる検査（PGT-SR）があります。胚盤胞が得られ、かつ反復流産や不育症である患者さんからの希望や期待度は高いと思われます。現在、実施には日本産科婦人科学会に所属していること、研究目的での実施などの条件が必要のようです。

将来的には先進医療、保険診療としての実施を希望する声も高まっていますが、それには、確かな医療としてのプロトコルも必要とされています。

### 着床前胚染色体異数性検査（PGT-A）

受精して胚盤胞まで育った卵（胚盤胞）には、胎盤になる栄養外胚葉（TE）と胎児になる内部細胞塊（ICM）があります。このうち、栄養外胚葉5～10個を取り出して遺伝子検査をして異数性を調べます。23対の染色体に過不足があれば、移植を避けることで流産を回避でき、正常数であれば移植して妊娠が期待できます。

一面、正常数の胚を得るのに複数回の検査をすることになれば、費用面や精神面でのダメージ、胚盤胞へ与えるダメージが懸念されること、誤診率が5～15％あることが心配視されています。

もともと年齢とともに増える流産率を下げるための治療ではなく、移植にあたって個々の胚を検査し、その移植において安心できる妊娠の確率を高めるものです。そこで良好な結果が続けば、今後の普及にも期待ができるでしょう。検査システムの進化も進むことでしょう。

### 着床前胚染色体構造異常検査（PGT-SR）

PGT-A同様に、検査して胚の染色体の構造異常を調べるものです。夫婦どちらかの染色体に転座などの構造異常があれば、胚の染色体数の過不足や部分的な過不足が起きやすく、流産や不育症に結びつく可能性が高まります。

### 遺伝子検査ゲノム解析の将来

人は自分の体の情報をどれだけ知っているのでしょうか。人の体はおよそ37兆個の細胞でできているといいます。

細胞核内には、父方、母方の精子と卵子から受け継いだ23対46本の染色体があります。染色体のDNAに含まれるすべての遺伝情報がゲノムです。

ヒトのゲノム遺伝情報は、それを読み取るための国際プロジェクト「ヒトゲノム計画」によって、2003年に解読を完了したことが知られています。そして今や1人分のゲノム解析が費用的には、10万円、時間的には1日でできる時代です。このような背景があって、着床前の胚の検査も進んできています。

今後さらにゲノム解析が進展し、新技術が医療に応用されることで、生殖医療への恩恵や不妊治療に悩まれる患者さんへの朗報があるのでしょうか？　あるのなら、その技術導入が待ち遠しいものです。

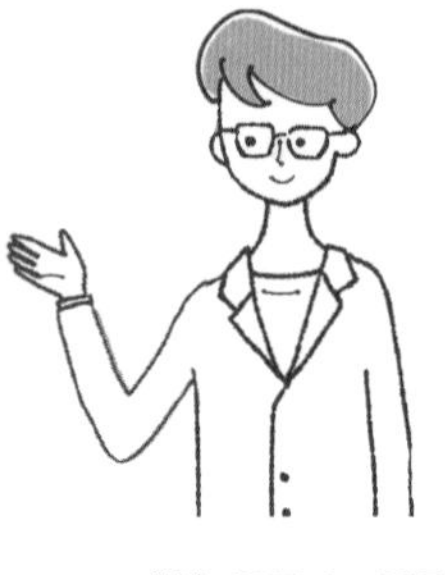

（注）PGT-A、PGT-SRほか、PGTに関する情報の詳しくは日本産科婦人科学会のホームページをご覧ください。

# 染色体の検査／PGT

PGT-A 検 査 方 法

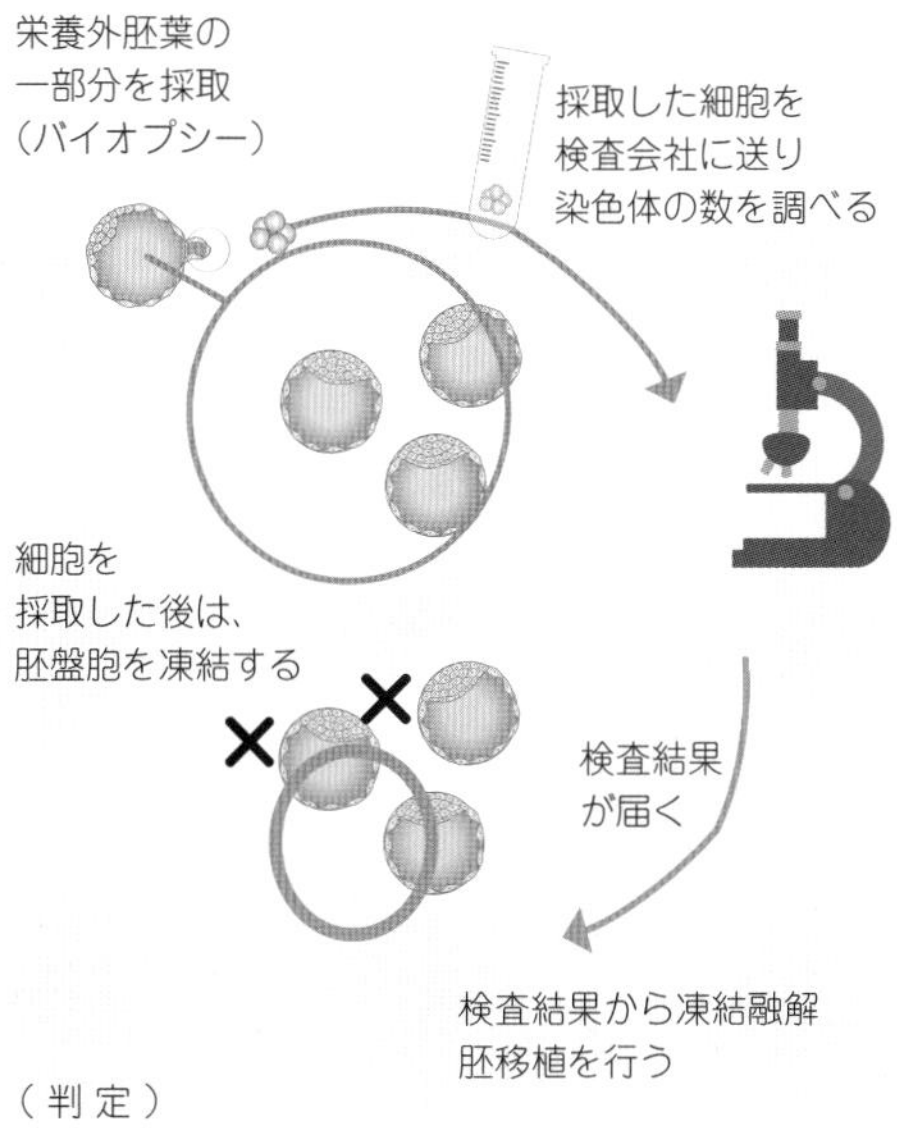
栄養外胚葉の
一部分を採取
（バイオプシー）
採取した細胞を
検査会社に送り
染色体の数を調べる
細胞を
採取した後は、
胚盤胞を凍結する
検査結果
が届く
検査結果から凍結融解
胚移植を行う

（ 判 定 ）

| | |
|---|---|
| A: 適（最適） | 移植に問題を認めない場合 |
| B: 適（準） | 移植することは可能であるが、解析結果の解釈に若干の困難を伴う場合 |
| C: 不適 | 移植には不適切と考えられる場合 |
| D: 判定不能 | 検体が不適切なため、判定を実施できない場合 |

### ● PGT-A（着床前胚染色体異数性検査）

胚の染色体の数の異常は、PGT-Aによって調べることができます。

体外受精を前提とした検査で、胚盤胞の将来胎盤になる部分（栄養外胚葉）の一部を採取して染色体数を調べます。

検査の結果、染色体数に問題のなかった胚を移植することで流産を避ける、もしくは予防することを目的としています。

他の検査として

### ● PGT-SR（着床前染色体構造異常検査）

ふたりのどちらかの染色体の形（染色体構造）に問題があることで、胚の染色体の形に異常が起こり、流産が繰り返されることがあります。

PGT-SRも、PGT-Aと同様の方法で染色体の検査をし、形に問題のない、流産の起こらない胚を移植することで流産を避ける、または予防することを目的としています。

どちらの検査も国内では2020年1月から臨床研究がスタートし、認可を受けた治療施設で、２回以上胚移植しても臨床的妊娠が成立していない人、２回以上臨床的流産（胎嚢確認後の流産）をした人を対象に検査を受けることができます。

新鮮胚盤胞が検査の対象となり、検査を行った胚盤胞は凍結されます。検査の結果から問題のなかった胚を融解して移植し、妊娠を目指すことができます。ただし、流産のすべての要因が染色体の問題とは限らないため、検査で適切と判断された胚を移植しても、必ず妊娠できるとは限りません。

# 新型出生前診断／NIPT

妊娠したら、次にお腹の中で育つ赤ちゃん（胎児）の状態が気になります。最近は、NIPT（新型出生前診断）といって、お母さんの腕から採血して染色体検査ができる出生前診断があります。赤ちゃんへのリスクもなく、また、流産のリスクもありません。

陽性または陰性、異数性検出の有無、遺伝子の部分欠失または部分重複、微小欠失症候群などがわかりますが、すべての染色体の疾患や先天性欠損症を検査するという基準があるのではなく、検査機関によって内容に違いがあります。

エコー検査に妊娠が確認できたら検査できることや、性別がわかる利点もあります。

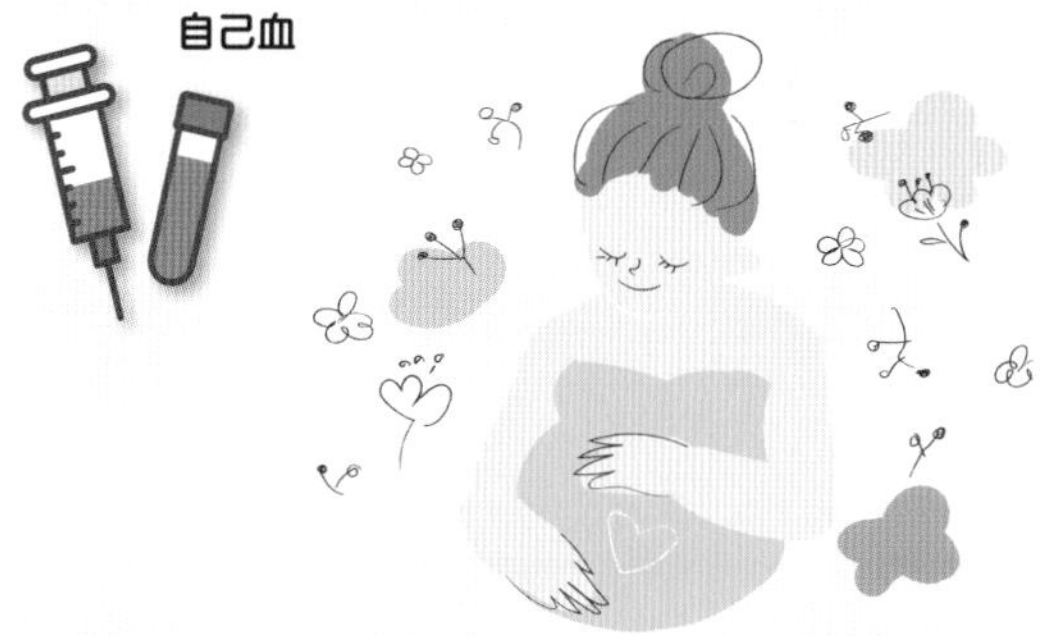
自己血

## 最善の選択

「赤ちゃんが欲しい」と夫婦・パートナー同士が思い立つも、２人の力では限界を感じた。そんな時に、子どものいる将来を優先的に考えて最善の選択をするのに、ある意味、分かりやすい時代なのかもしれません。少子化問題対策の良案も施工されなければならないですし、不妊治療の進歩もあるからです。

治療がうまくいかない時にも他の選択が開けるでしょう。年齢と不妊治療の関係には、絶えずその選択の壁があると思います。

その時に足りていないこととして、社会の子どもを受け入れる手厚い姿勢と、不妊治療施設での家族設計への案内があるかと思います。「これだけのことが今の不妊治療では可能だけど、それ以外に、例えば養子縁組があり、何処どこで相談に乗ってくれます」などの情報提供です。

早めの案内があれば、社会で「子どものいる家族が増え、子どもを抱きしめることのできるパパとママも増える」かと思います。

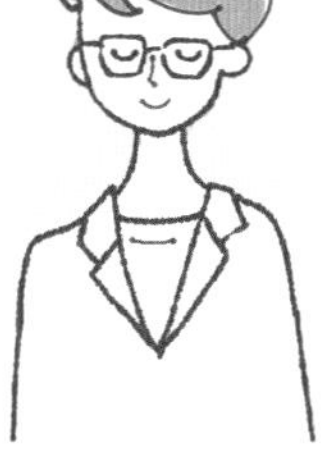

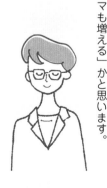

topic 14

# 大切な可能性

## 子どもを抱き育てることが目的、そこへの理解

### 子どもを抱き育てることが目的

不妊治療に臨む夫婦の目的は、子どもに恵まれ、育児しながら新しい家族設計をしていくことです。不妊治療の結果、子どもを抱き育てることが100%できるのであればよいのですが、不妊治療に高額な費用をかけても、不成功に終わることがあります。

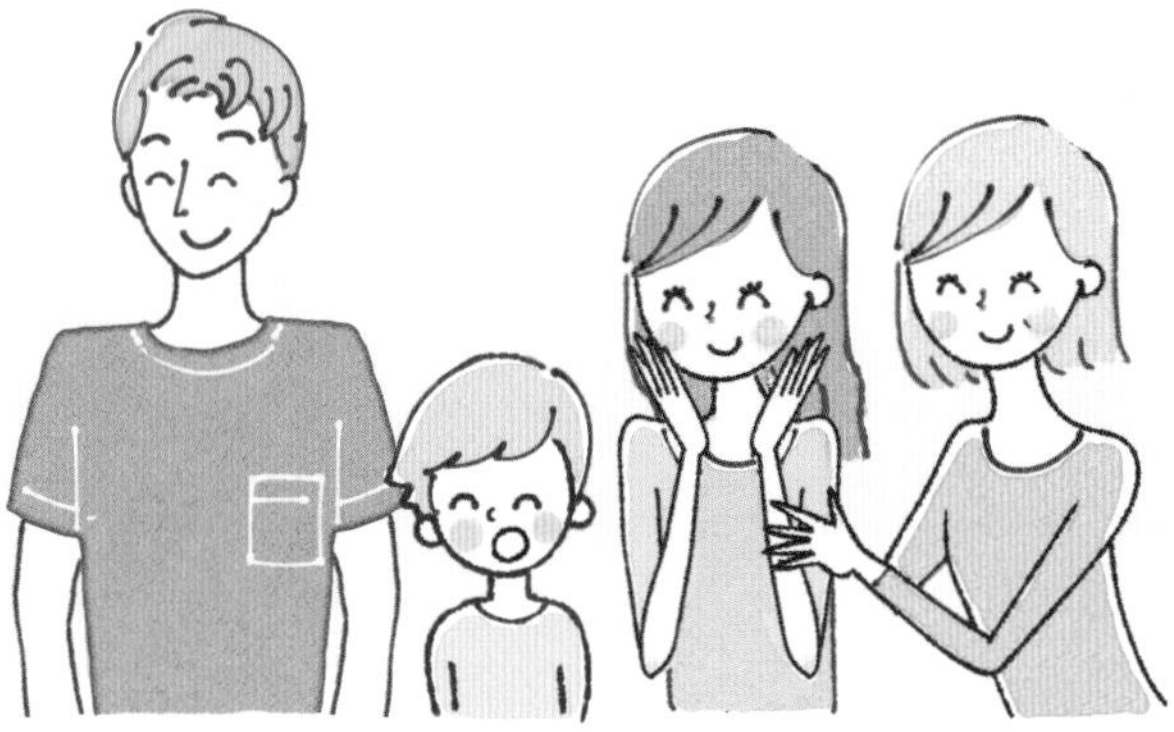

保険診療であれ自由診療であれ、目的に倫理的な問題がない限り、社会の人々は、不妊治療に臨む夫婦が「最終的に子どもを育てることができる結末」を歓迎していると思います。保険料を支払う立場にある国民にとっても同じ願いかと思います。生産性を考えてもそれを良しとするでしょう。

そうであれば、確実性の高い選択肢としてドナー精子やドナー卵子、代理母も含める社会的な判断があってもよいのかもしれません。養子縁組の選択は、それ以上に普及してもよいのかもしれません。それらがもっと身近に感じられる社会であってもよいのかもしれません。

### ドナー精子、ドナー卵子代理母や養子縁組

2003年、不妊治療に特別助成金支援事業が開始された時を思い出すと、当時すでに卵子提供や精子提供、代理母の話題はあったと記憶しています。保険診療を望む声もあり、当時、切実な思いから個人で頑張っていた女性を思い出します。20年が経ち、保険適用は実現しました。生殖医療も進み、不妊治療のことを多くの人が知り、夫婦やカップルにとって早めの治療意識、検査意識も高まってきているように思います。

しかし、現実的に年齢と不妊治療の壁は超えられていないと多くの人が感じていることでしょう。

なぜでしょう？ それほど年齢因子は不妊治療に大きくのしかかっています。逆をいえば、人の生殖プログラムは実に巧妙に体に存在し、人生の一期間を生殖年齢として示してくれているのです。

日本では、2002年12月に厚生科学審議会先端医療技術評価部会 生殖補助医療技術に関する専門委員会報告書の「精子・卵子・胚の提供等による生殖補助医療のあり方の報告書」について、厚生労働省雇用均等・児童家庭局母子保健課が次のように要約しています。

「各非配偶者間生殖補助医療について、この医療を受ける条件を、子を欲しながら不妊症のために子を持つことができない法律上の夫婦に限るとし、各非配偶者間生殖補助医療等の是非について、それを受けなければ妊娠できない夫婦に限って、提供された精子・卵子・胚による生殖補助医療（非配偶者間生殖補助医療）を受けることを容認する」

それが、「提供精子による人工授精、提供精子による体外受精、提供卵子による体外受精、提供胚の移植に当たり、代理懐胎（代理母・借り腹）については、人を専ら生殖の手段として扱い、また、第三者に多大なリスクを負わせるものであり、さらには、生まれてくる子の福祉の観点から望ましくないため禁止する」……。

これを受け、日本ではドナー精子による人工授精や非配偶者間の体外受精がガイドラインのもとで実施されています。独自の倫理感で行われているケースもあるそうです。海外での実施に頼る人も少なくないようです。

代理母出産に関しては、日本では実施できません。海外では商業的に認められている国もあれば、金銭の授受がないか妥当な出費のみであれば認めるとしている国もあります。日本人が海外で代理母を頼んで得た子どもに関しては、子どもを欲した夫婦の実子でなく、養子として認められ、育てることができます。

法律的な影響もあるのですが、なんとも切なく思うのは、私たちだけなのでしょうか。

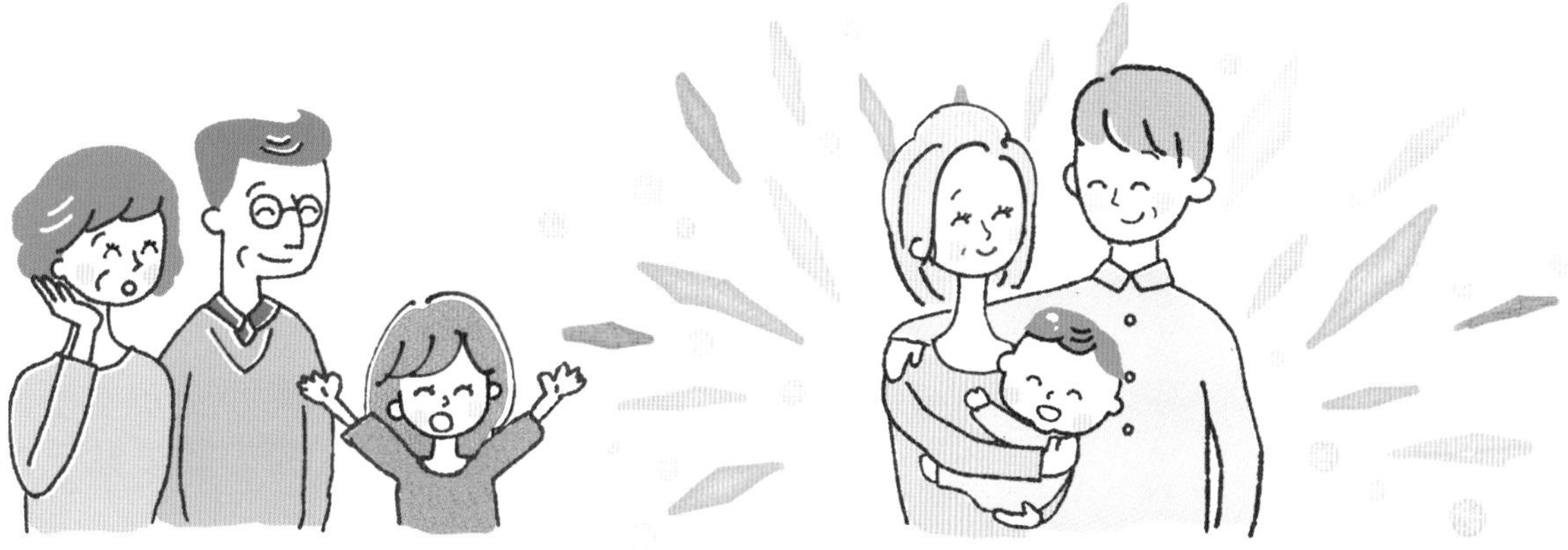

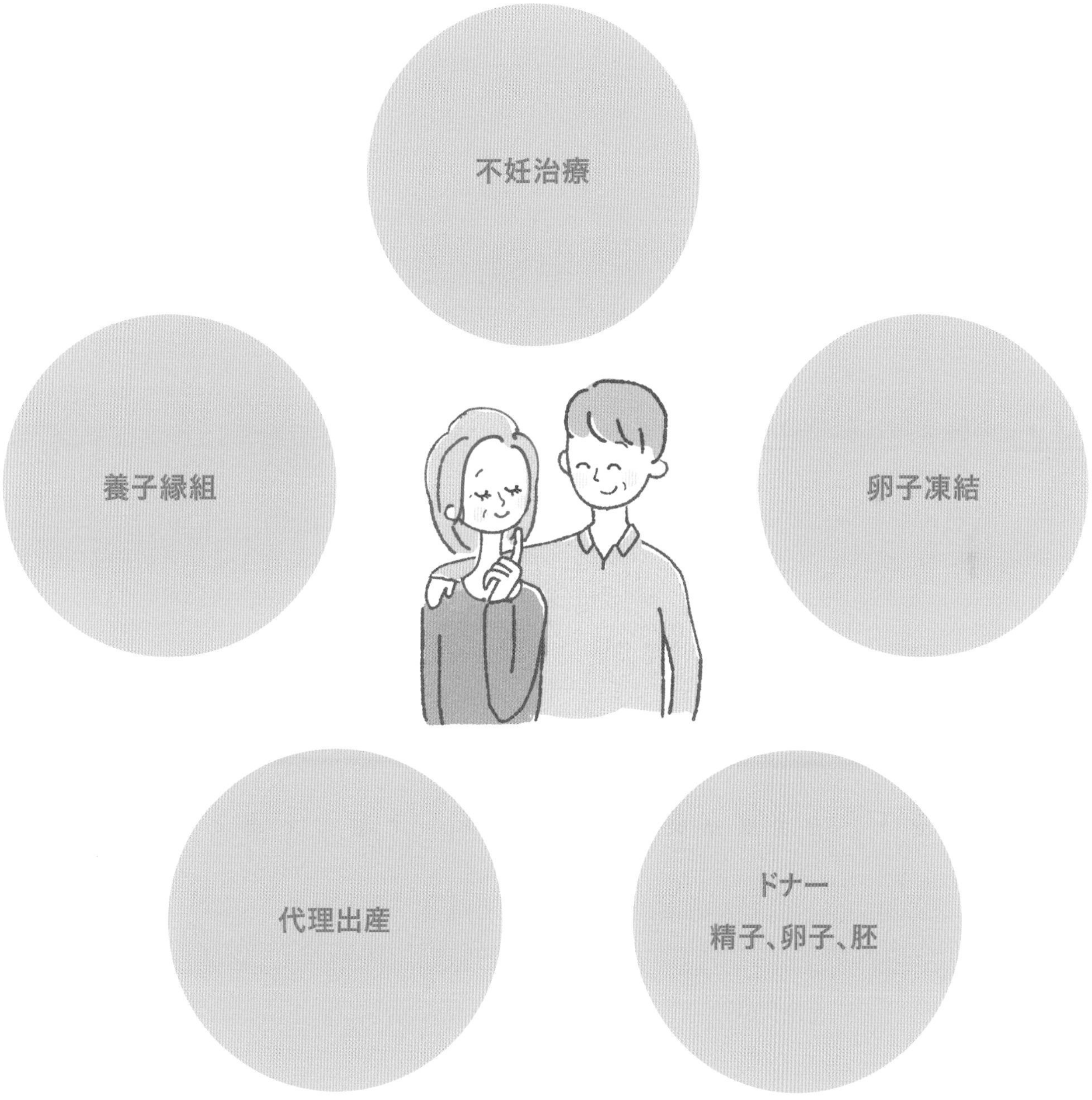


不妊治療の目的は、何でしょう？　最終的に子どもを抱くことですか？

それとも、…………

# よくある相談集 Q&A

## Q1 年齢が上がるとともに卵子の質の低下が起こるのはなぜ？

### A 加齢による卵子の染色体異常が原因の1つと考えられています。

加齢によって卵子の質が低下する原因やメカニズムは、まだ明らかになっていませんが、原因の大きな1つとして染色体の異常が考えられています。そのことを表すものとしては、年齢別の卵子の染色体異常率グラフがあります（グラフ1）。また、加齢によって生じる卵巣機能の低下や、老化の原因である酸化による影響も考えられます。

グラフでは、およそ30代後半から徐々に染色体異常率が上がり、40代では顕著となります。これに連動して、妊娠率の減少や流産率の増加が起きているのが現状です。

全てはヒトのゲノム（遺伝情報）によってプログラムされていることなのかもしれません。

ただ、生活習慣の乱れや過度なストレスなども身体の機能低下を起こすことから、卵子の質を低下させると考える人もいるようです。

現時点では、残念ながら卵子の質を改善する方法はありません。これ以上質を低下させないために、生活習慣の改善（適度な運動、栄養バランスの良い食事、十分な睡眠、喫煙や過度な飲酒など）やストレスを溜めないことを心がけることも大切でしょう。

何よりも、できるだけ早く家族計画を考え、検査などの不妊対策に取り組むことが肝心です。

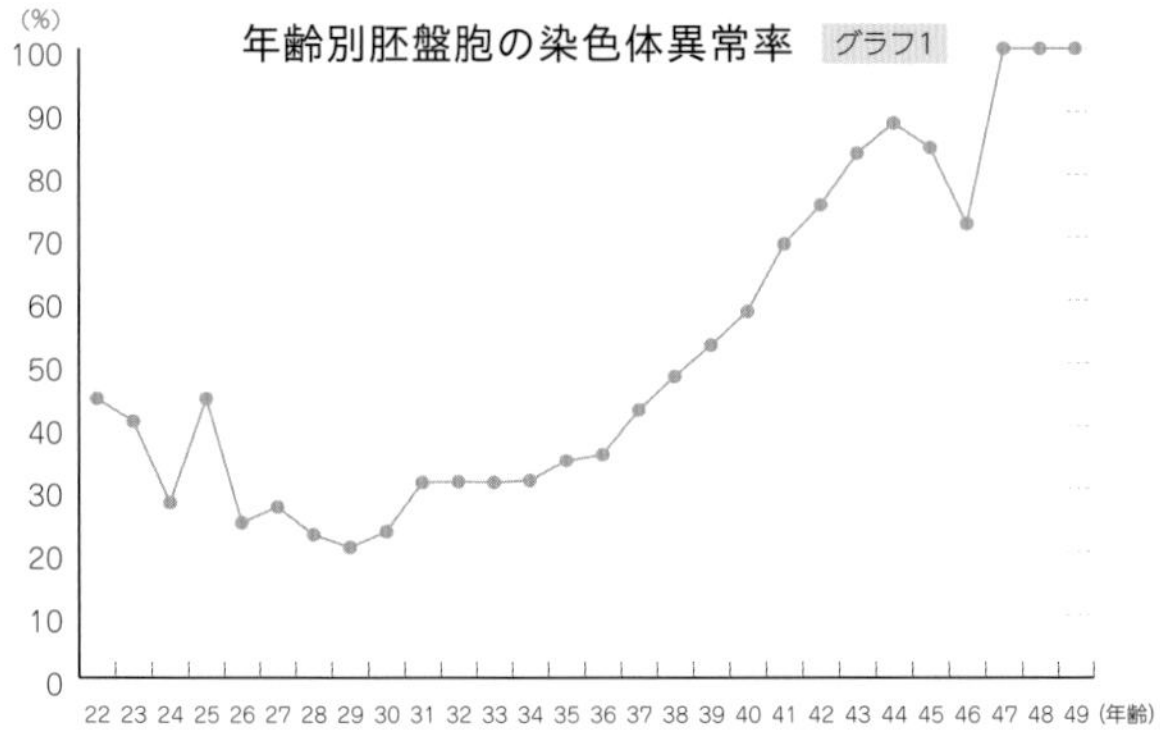


Franasiak JM, et al: Fertil Steril 101, 656-663, 2014

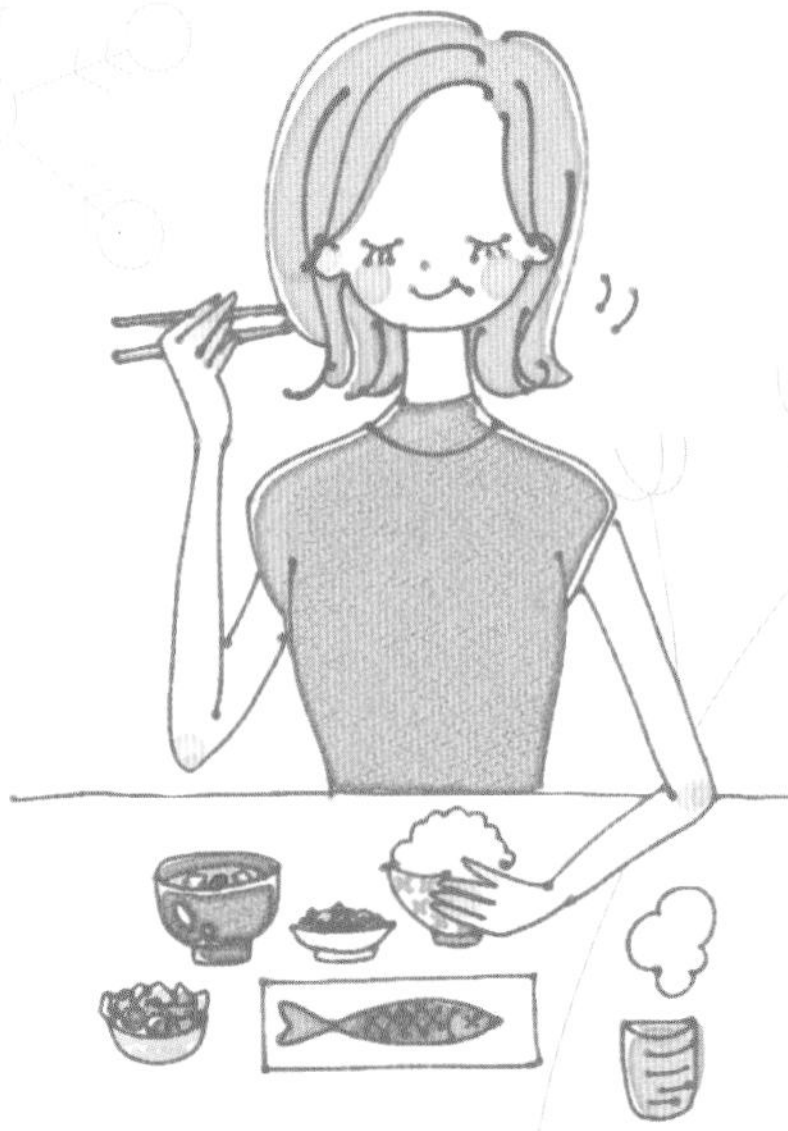

## Q2 卵胞が育たないのはなぜ？

### A 卵巣機能の低下などで、卵胞が成熟しない場合があります。

原因として、卵胞刺激ホルモンや黄体形成ホルモン、生殖器官、卵巣などを刺激することで、卵子（や性ホルモン、精子）の生成を促すはたらきをする性腺刺激ホルモンの分泌が上手くいっていないことが考えられます。結果的に、卵胞が育たなければ排卵が起こらず、妊娠することができません。

卵胞が育っているかどうかは基礎体温だけでは判断できず、検査が必要です。無排卵月経の場合もあるため、出血量が少ない、以前より月経周期が短く（または長く）なった、短期間で終わるなどの自覚症状がある人は、エコー検査や血液検査から卵胞の発育を調べ、排卵を伴う月経かどうかを確認しましょう。確認後、必要であればホルモン療法を行い、正常な周期で次の月経を起こすか、排卵誘発剤で卵胞の発育を促しましょう。

不妊治療中で卵胞が育たない方は、ホルモン値などで現状を再確認し、医師と相談して次回の排卵誘発法や、使用する薬剤の種類や量を見直してみましょう。

卵巣機能が低下して採卵できない、または1～2個程度しか採卵できない周期が数回あり、体外受精治療を前進させにくい場合は、再生医療（細胞治療）のPRP（多血小板血漿）療法やIVA（卵胞活性化療法）という選択肢もあります。

## Q3 良好胚を移植したのに妊娠しなかったのはなぜ？

### A 移植胚の問題、移植される側のタイミングの問題などが考えられます。

受精後は、胚の発育状態について評価を行います。一般的には形がよく、適切なスピードで育った胚の評価が高く、妊娠率も高いとされます。また、初期胚と胚盤胞では評価方法が異なったり、施設独自の評価方法が加わったり、方法は様々です。ただ、それらの評価は見た目の評価です。そのため、良好な胚でも染色体異常があるケースや、母体側の着床できるタイミング（着床の窓）とのズレが考えられます。他に、子宮に疾患があり、それが影響することもあります。

着床前診断（PGT-A ／着床前胚染色体異数性検査、PGT-SR ／着床前胚染色体構造異常検査）や、子宮内膜着床能検査（ERA）などの対応が考えられます。

## Q4 排卵がある限り妊娠する可能性はある？

### A あるとはいいきれません。

年齢が高くなると、染色体異常のない正常な卵子は 4 個に 1 個ほどの割合まで減少します。妊娠しない要因として、子宮内膜の問題を考える人もいますが、不妊治療ではホルモン補充で内膜の状態を整えて移植するため、妊娠しない原因としては、内膜の問題よりも胚の問題（卵子の質の低下）が考えられます。したがって排卵の有無ではなく、排卵される卵子の質が問題であれば、妊娠はできません。

第三者からの卵子提供や自身の準備した凍結卵子を使って出産するケースはあります。

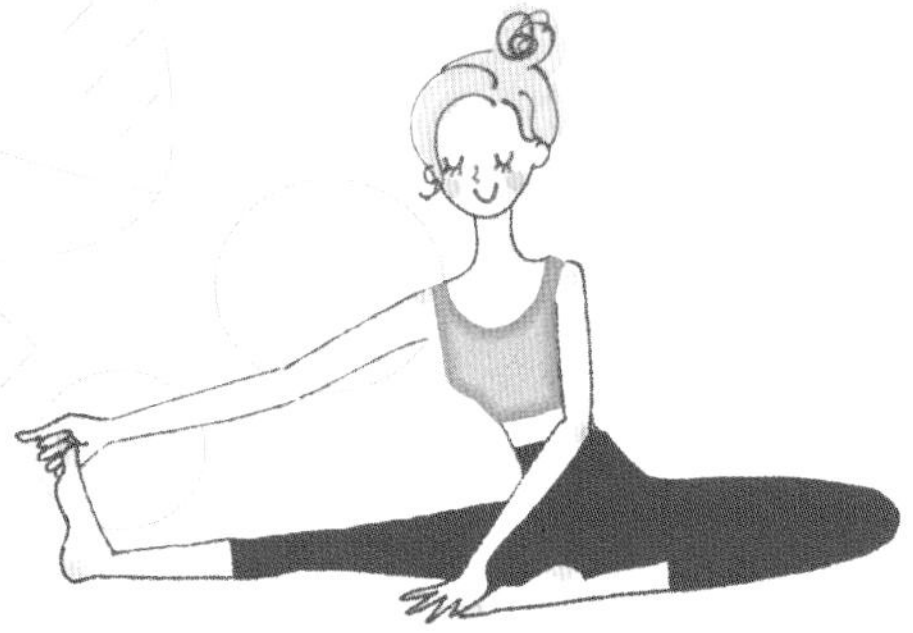

## Q5 妊娠しやすくするために、自分でできることは？

### A 生活のなかで工夫できることは、いくつかあります。

自分でも心がけられる行動がいくつかあります。無理のない範囲でやってみましょう。

① 規則正しい生活を送る。
② 栄養バランスのよい食生活を送る。足りない栄養はサプリメントなどで補う。
③ 摂取カロリーに注意し、適正体重を保つ。
④ 腸を健康にする。
⑤ 適度な運動を心がける。
⑥ ストレスとうまく付き合う。
⑦ からだを冷やさない（夏場は火照りすぎないよう冷ます）。
⑧ 活性酸素を減らして、からだの酸化や老化を抑える
⑨ からだに悪いものは摂らない（禁煙、休肝日を設けるなど）。
⑩ カップルでじっくり話し合う。
⑪ 早めに治療を受ける。

妊活も不妊治療も 2 人の問題です。ただ、妊娠するのは女性なので、治療の負担も通院の頻度も女性に偏りがち。悩んでいる時は、言い出しにくくても 2 人で向き合い、話し合いましょう。

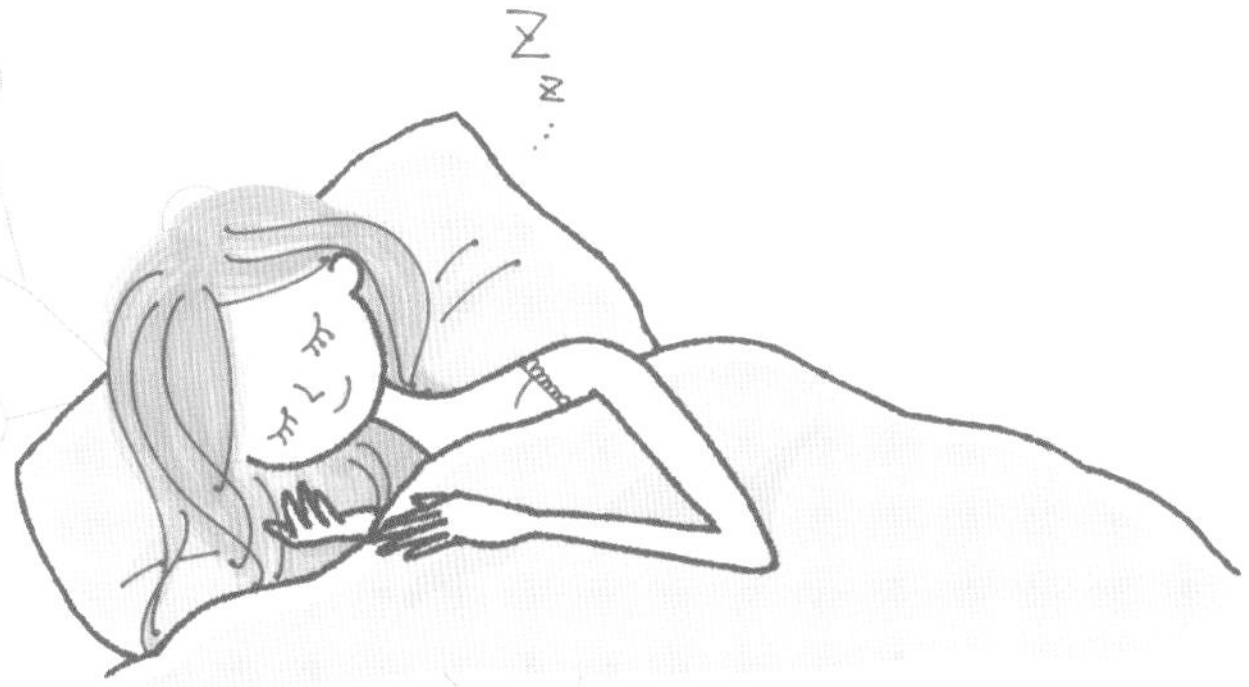

# Q6 年齢別に良くある不妊原因は？

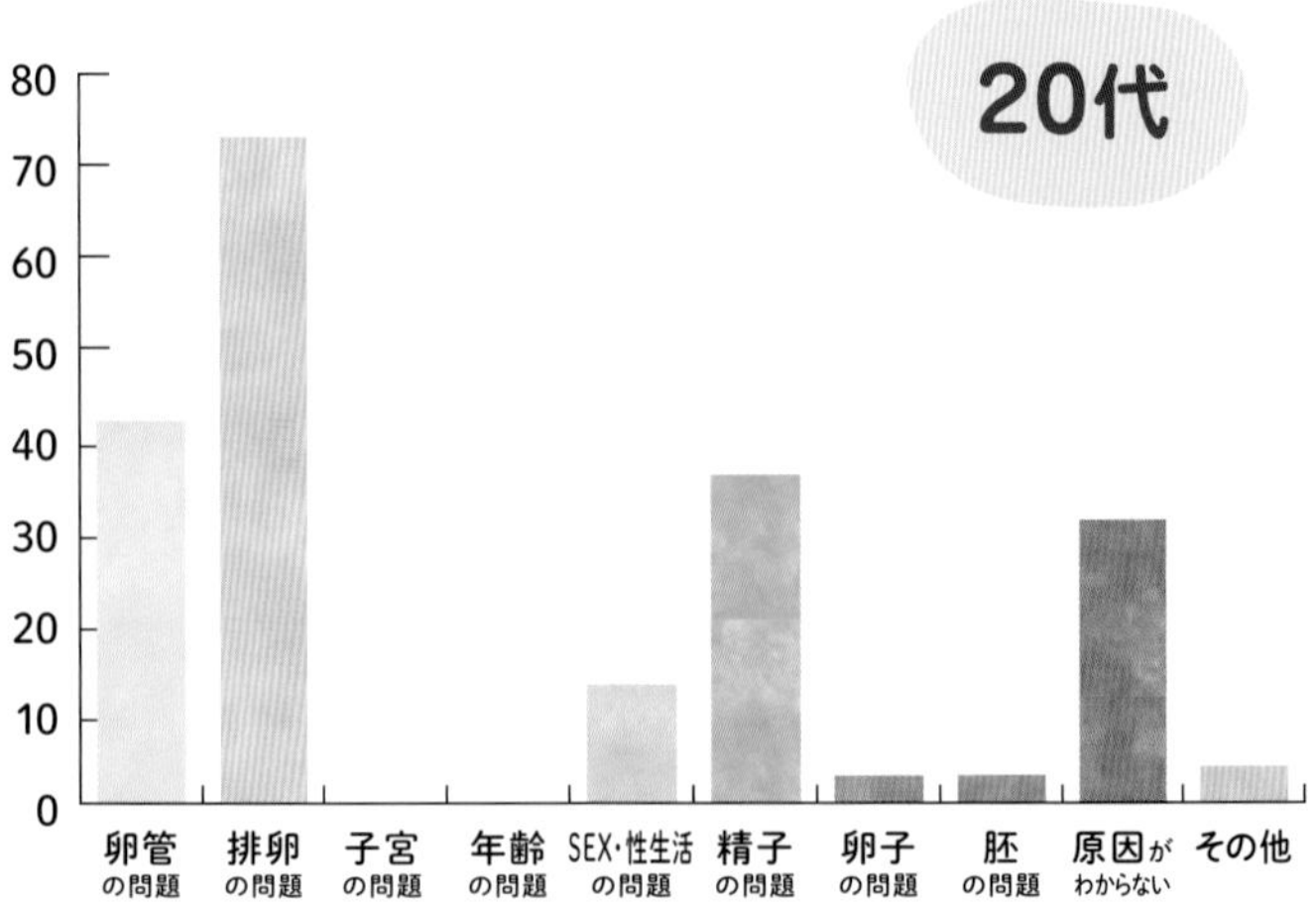


## 1 排卵の問題

卵巣機能自体や、脳の視床下部や下垂体に問題があると、妊娠するために必要なホルモンがうまく分泌されず、卵胞が育たない、排卵がうまく起こらない場合があります。それは、無排卵月経（※1）、多嚢胞性卵巣症候群、高プロラクチン血症（※2）などです。何らかの疾患がある場合、その治療を優先することもあれば、不妊治療と並行することもあります。また、急激なダイエットや過度なストレスが影響していることもあるようです。

## 2 卵管の問題

卵管狭窄（卵管に狭くなっている箇所がある）や卵管閉塞（卵管が詰まって塞がっている箇所がある）があると、卵子と精子が受精できなかったり、受精しても胚が子宮へ運ばれなくなる可能性があります。卵管狭窄や卵管閉塞の原因は、性感染症（クラミジア感染症など）や開腹手術後の癒着、子宮内膜症などがあげられます。また、ピックアップ障害（卵管の先端で卵子をピックアップする卵管采が閉じていたり、形が悪い）があると、妊娠が難しくなります。卵管狭窄、卵管閉塞は検査でわかりますが、ピックアップ障害を確定診断するには、腹腔鏡検査をする必要があります。

## 3 精子の問題

精液検査では、精子の数や運動している精子の数、形に問題のある（奇形）精子の数などを診ます。これらの結果の値は変動が大きく、一般的には良い時も悪い時もありますが、なかには毎回同じように結果が良くない人もいます。その場合、泌尿器科や男性不妊専門医の受診を勧められる人もいるでしょう。

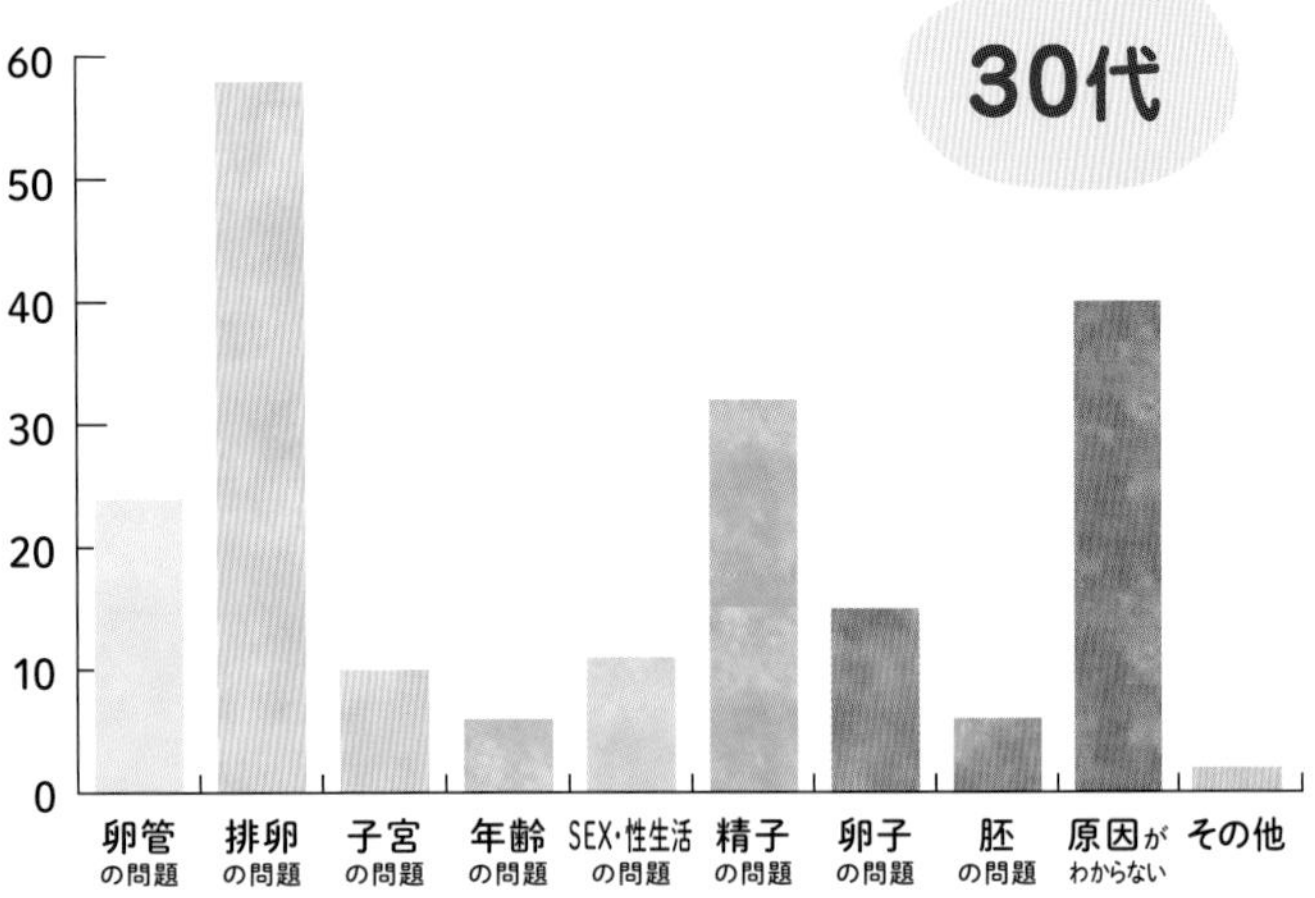


## 1 排卵の問題

30代の不妊原因で最も多いものも、排卵の問題です。大きな違いは「卵子の質」「卵子の数」への懸念です。卵子の質は加齢とともに低下するため、排卵は起きても自然妊娠できない、できても時間がかかる可能性があります。また、抗ミュラー管ホルモン（AMH）値が低い人は、残された卵子の数が減ってきているということです。30代後半にかけて妊娠がさらに難しくなるため、検査や不妊治療を始めるタイミングは、なるべく早めに考えましょう。

排卵の問題には、次のようなものがあります。

- 無排卵月経
- 多嚢胞性卵巣症候群（PCOS）、高プロラクチン血症
- 甲状腺ホルモン異常（※3）

卵管に関わる問題には、卵管狭窄、卵管閉塞などがあります。

## 2 原因不明

不妊の検査は、女性では卵管の疎通性の検査やエコー検査、月経周期に合わせて行うホルモン検査などがあります。男性では、主に精液検査です。こうした検査を一通り行っても明らかな問題がない場合、原因不明（検査でわからない原因がある）となります。その場合は、タイミング療法や人工授精などの一般不妊治療ではなく、体外受精が適応になることもあるでしょう。検査結果やこれまでの治療内容、妊活歴などを十分検討して、次の月経周期をどのような方法で妊娠に臨むか考えましょう。

## 3 精子の問題

30代の精子の問題は、20代のところで説明した内容と基本的に変わりません。精子の問題には、次のようなものがあります。

- 造精機能障害（※4）
- 性機能障害（※5）
- 精路通過障害（※6）

また、男性でも35歳以上になると精子の質が低下する場合があり、精子のDNA損傷は、検査で調べられます。

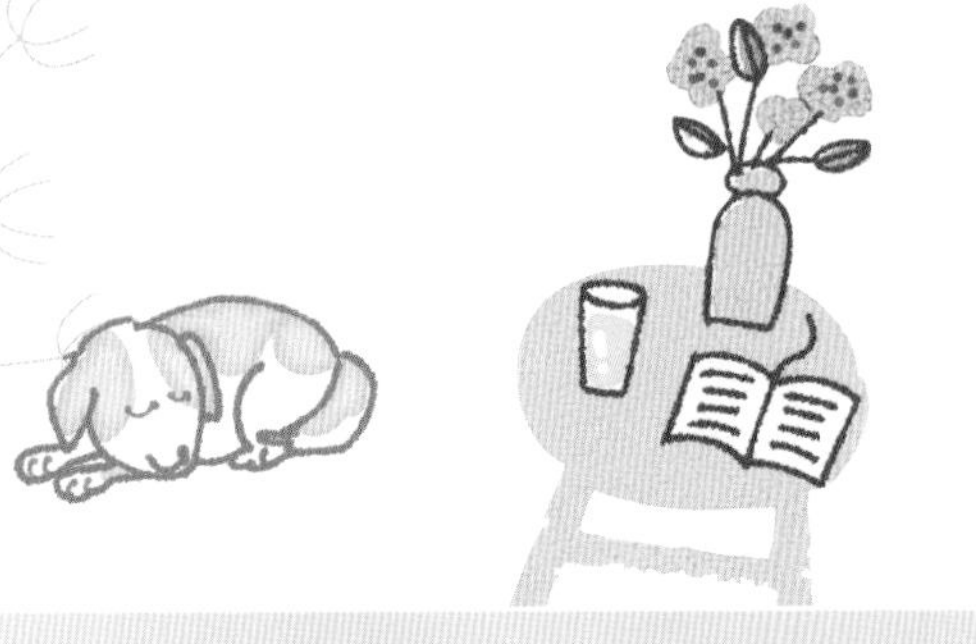

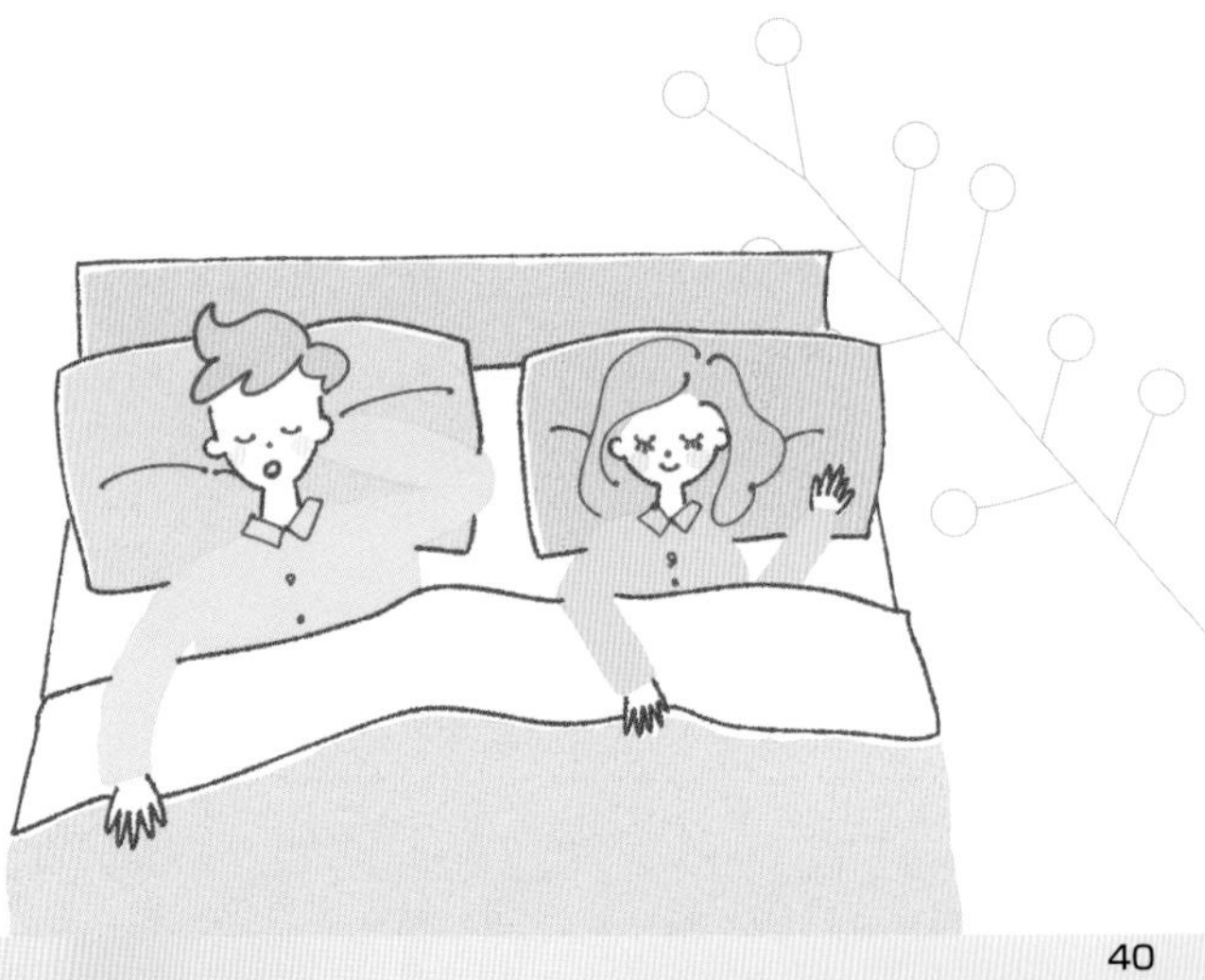

## 早めに妊活を始めるべき理由

### POINT 01 不妊治療には、年齢と回数に制限が!!

#### 保険診療による体外受精の場合

| | 年齢制限 | 回数制限 |
|---|---|---|
| 一般不妊治療（・タイミング療法 ・人工授精） | なし | なし |
| 生殖補助医療（体外受精） | 40歳未満 | 通算6回 |
| | 40歳以上 43歳未満 | 通算3回 |

※ 通算回数は1子ごと
※ 回数は胚移植でカウントする
※ 治療開始時の女性の年齢が43歳未満であること

### POINT 02 卵子の数には限りがある!!

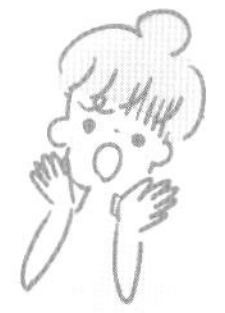

#### AMH 検査

年齢が上がると、卵巣内に残された卵子の数も減っていきます。これは AMH 検査でわかります。AMH 値は卵胞数が多ければ高く、少なければ低くなります。AMH値に正常値はなく、年齢ごとの平均値などから卵巣年齢を判断します。

AMH 値が低く、赤ちゃんを希望する場合は、早めに妊娠にチャレンジすることが大切です。ただ、AMH値では卵子の質まではわかりません。

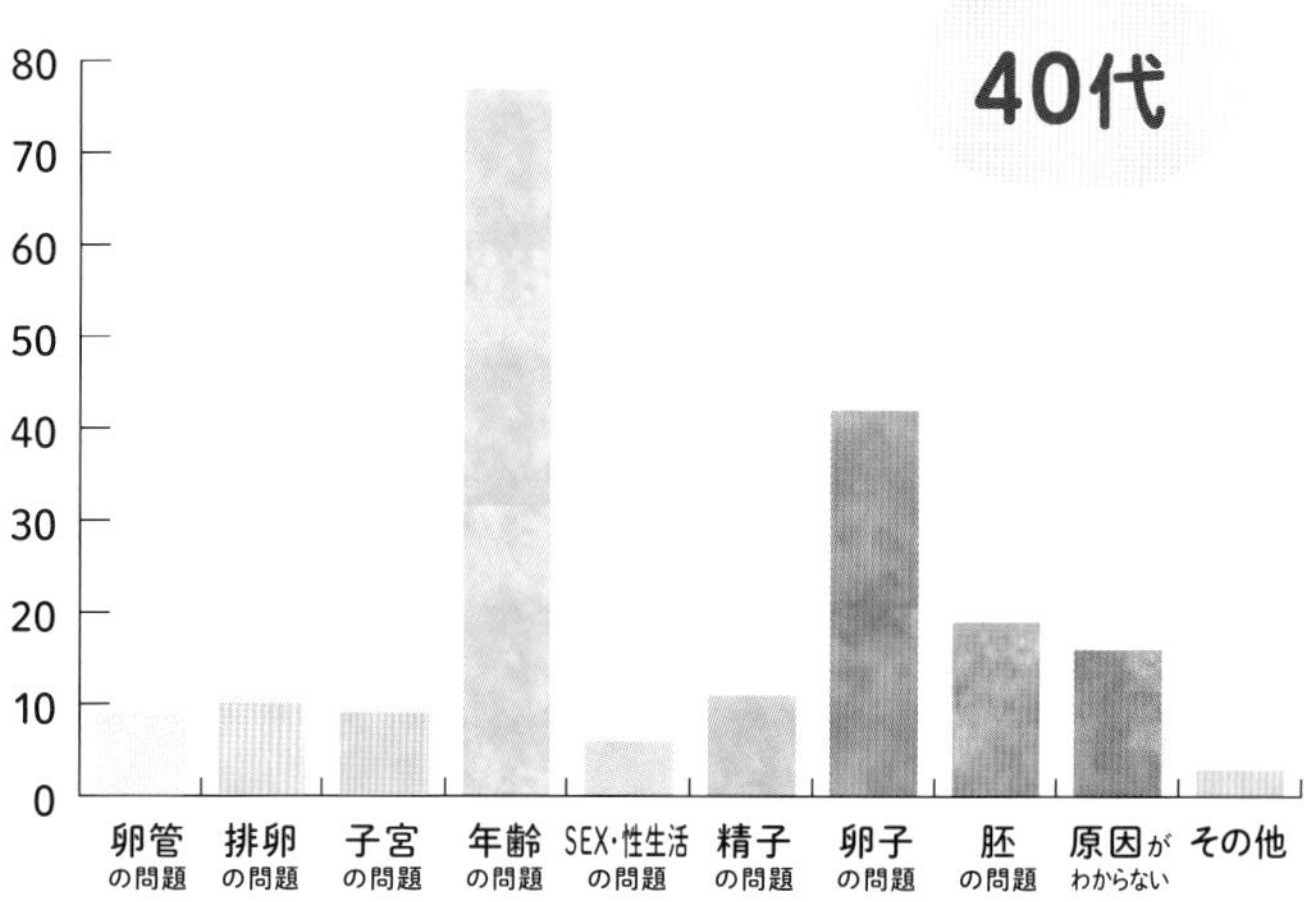


### 1 年齢の問題

40 代では、妊娠へのチャレンジは時間との勝負です。加齢とともに卵子の質の低下、卵胞数の減少、卵巣機能の低下のほか、無排卵月経や排卵した卵子の質に問題がある周期も増えてきます。ただ、良質の卵子が育つ周期はゼロではないため,各周期を大切に治療に取り組みましょう。

### 2 卵子の問題

卵子は、出生時には原始卵胞として卵巣内にあり、あなたとあなたの卵子は同い年です。人間が老化するように、卵子も老化（質の低下）します。そもそも卵子は、年齢を問わず減数分裂の失敗も多く、染色体異常のある卵子が排卵される場合があります。この染色体異常率が 38 歳頃から徐々に上がることから、妊娠率が低くなり、流産率が高くなります。

### 3 胚の問題

受精して胚が成長するには、卵子に染色体異常がなく、卵子自体が健康であることが重要です。ただ、卵子に異常がなくても胚の成長過程で染色体異常が起こる可能性があります。これには、卵子のミトコンドリア（細胞の活動に必要なエネルギーを作り供給する）が加齢とともに減少し、機能が低下することが影響しているようです。

### ※ 用語解説

**※1 無排卵月経**：視床下部や下垂体などの中枢系の働きが弱い場合と、卵巣機能の低下による場合がある。後者には早発閉経（POI）もある。他に、ロタンスキー症候群（胎児期のミュラー管の発育障害）で排卵はあるが月経がない、ターナー症候群（性染色体の１本が欠失）で第二次性徴が起こらないなどが原因になる。

**※2 多嚢胞性卵巣症候群（PCOS）、高プロラクチン血症**：下垂体から分泌されるホルモンのバランスの乱れや糖代謝異常などから、卵胞の成長や排卵に問題が起こる。

**※3 甲状腺ホルモン異常**：甲状腺機能亢進症（甲状腺機能が活発になりホルモン分泌が増える）と甲状腺ホルモン機能低下症（甲状腺機能が低下してホルモン分泌が減る）があり、いずれも月経不順や無排卵月経、または流産の要因にもなる。卵管に関わる問題には、卵管狭窄、卵管閉塞などがあります。

**※4 造精機能障害**：精子をつくる機能が低下している、または障害があって射出精液中に精子が少ない（乏精子症）、または見つからない（無精子症）状態。原因不明の特発性造精機能障害や精索静脈瘤などがある。

**※5 性機能障害**:勃起しない（または持続しない）などの勃起障害、射精感はあるが膀胱へ精液が逆流して精液量が少ない（またはない）などの逆行性射精、自慰では射精できるのに女性の腟内で射精ができない腟内射精障害などの射精障害がある。

**※ 6 精路通過障害**:精管（精子の通り道）などに狭窄や閉塞があり、精子はつくられているが射出精液中に精子が少ない（乏精子症）、またはない（無精子症）状態。また、男性でも 35 歳以上になると精子の質が低下する場合があり、精子の DNA 損傷は、検査で調べられます。

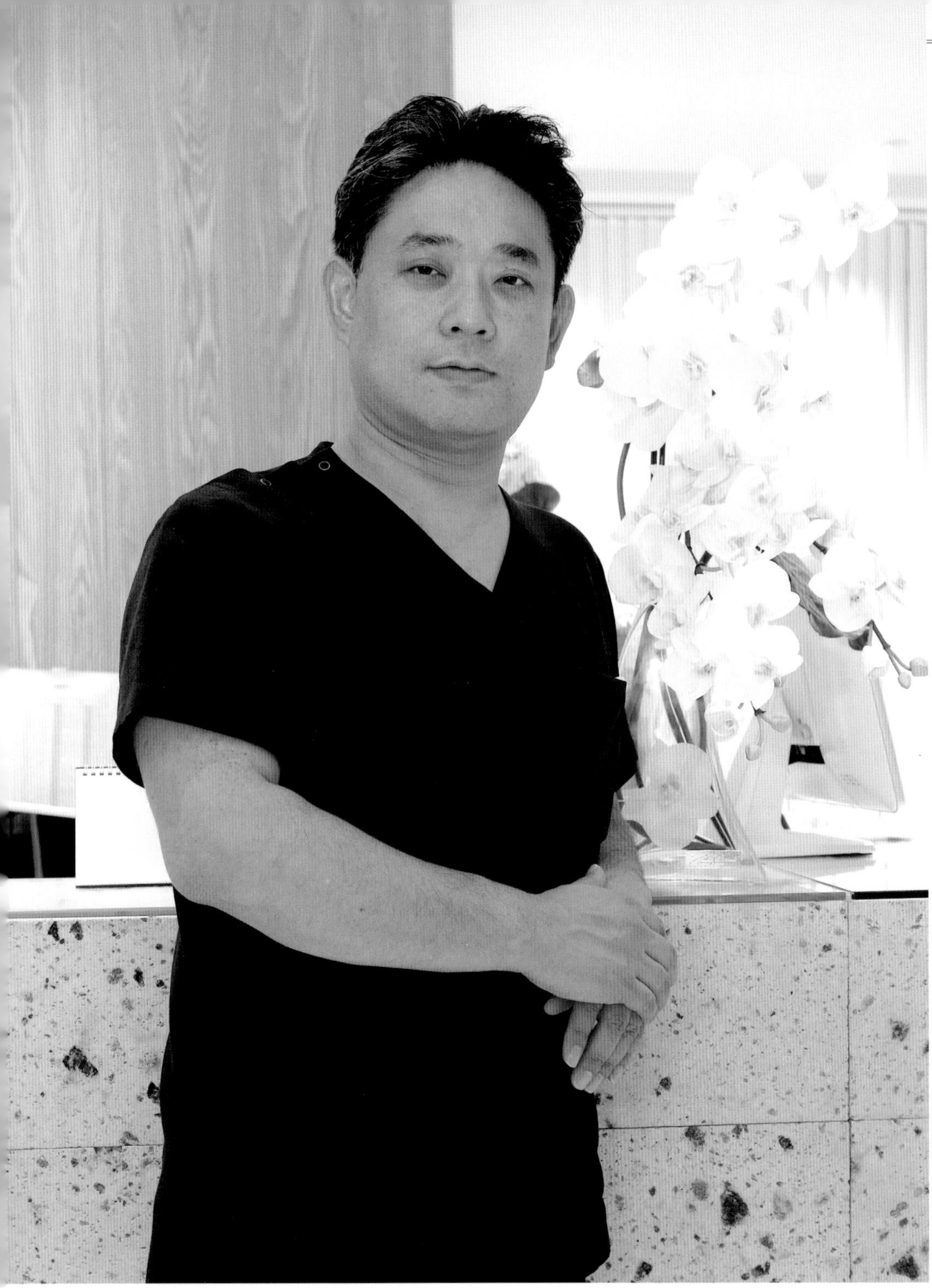

都心から離れた場所にお住まいの方にも安心して受けてもらいたい

# 保険診療でも技術差はあります。最善な方法で治療をおこないます！

おおのたウィメンズクリニック埼玉大宮
**大野田 晋** 先生
Onota Shin

## 2022年5月 不妊治療元年に誕生した医院

保険適応で不妊治療が受けられるようになった令和4年（2022年）4月。金銭的な問題で、これまで不妊治療をあきらめてしまっていた患者さんの多くが、治療を受けられるようになり、不妊治療のあり方が大きく変わった年でもありました。同年5月に開院したおおのたウィメンズクリニックは、そんな変化に合わせた保険診療をメインとする不妊治療の医院です。

東京ではなく、あえて大宮に開院したのも、都心から離れた方が1人でも多く地元で治療が受けられるようになることを願ってのことでした。

柔らかい口調で丁寧に話される院長の大野田晋先生。開院わずか1年半で多くの患者さんから信頼を集め、好調に治療成績を伸ばしている理由を早速うかがってみましょう。

## 開院した経緯は、埼玉で質の高い診療をしたいという思い

私は、東京の学校を卒業して長年都内で働いたのち、埼玉の大学病院に派遣されて6年間勤務していました。その病院には、当初はまだ一般の産婦人科しかなく、患者さんが不妊治療を受けるためには東京に通院するのが当たり前でした。心身ともに負担が大きい患者さんが、わざわざ東京に通院しているのを長い間見てきたため、埼玉で東京の高いクオリティーを維持した医院を開きたいと考えたのが、開院に至った理由です。

最近では、インターネットで病院を探す人も多いですが、「不妊治療 病院」と検索してみると、東京の病院ばかりが表示されます。東京には高い技術とクオリティー、そして素晴らしい設備が整った不妊治療専門施設が数多くあるため、患者さんも「都内なら安心」と感じるのかもしれません。

でも、実際の不妊治療は長期的になることも多く、患者さんにとって費用や時間、労力などのストレスが継続してかかることになってしまいます。だからこそ、保険診療をメインにした通いやすい医院をつくり、〝都内なら〟ではなく、〝ここなら〟安心できると思っていただける医院を目指しました。

また、地域に特化した医院にすることで、妊娠が成立した際に患者さんが望む産婦人科や地域の先生をご紹介したり、連携を取りやすくなったりするため、より安心していただけるのではないかと思っています。

## 診療方針は、患者さんの負担を軽減した治療で、最後に赤ちゃんを抱っこしてもらうこと

当院では、患者さんの負担を軽減しながら1人でも多くの患者さんに、治療の最後には赤ちゃんを抱っこしていただきたいという思いが、何よりも大きな診療方針の軸になっています。

そこで私が考えた最善策は、開院の理由でもお話したように、保険診療内でできる治療を高いクオリティーで行うことでした。

保険診療の治療とは、一般不妊治療のタイミング療法や人工授精、そして体外受精を含む、いわゆる不妊治療の基本となるものを指します。

それに対し、現在も研究段階にある、新しい治療法として、PICSI法やERPeak法などの先進医療があります。

これまで不妊治療といえば、保険が適応されていなかったため、患者さんは費用面でも大きなリスクを負っていました。でも、2022年の4月以降、一部の検査や先進医療を除いた体外受精までが保険適用になったことで、経済的負担が軽減されたのです。

実際、ドクターや病院によって、診療方針が大きく異なるのが不妊治療だと思います。それぞれの方針がある中、当院では保険が適用される治療に特化し、一定に決められた保険診療の中で個々の患者さんを丁寧に診ることで、治療のクオリティーを高めることを追求しています。

もちろん、医学の進歩や最新の研究もとても重要だと考えています。ただ、収入などと関係なく保険適用で治療が受けられるようになったことで、多くの患者さんが不妊治療に挑戦できるようになりました。そんな今だからこそ、原点回帰して「基本的な治療のクオリティーを高める」ことこそが、患者さんの負担やリスクを軽減し、最短で妊娠へ繋げられる方法だと考えています。

## 妊娠率が好調のようですが何か特別な取り組みを?

開院して1年半ほど経ちましたが、幸運なことに多くの患者さんが赤ちゃんを抱くことができて、スタッフ一同、本当にうれしく思っています。もちろん患者さんが頑張られたことが、妊娠につながる一番大きな要因だと思っています。

それ以外の理由があるとすれば、やはり保険適用の治療に専念し、そこに高いクオリティーを求めたからではないでしょうか。

CHECK!

### 不妊治療の種類

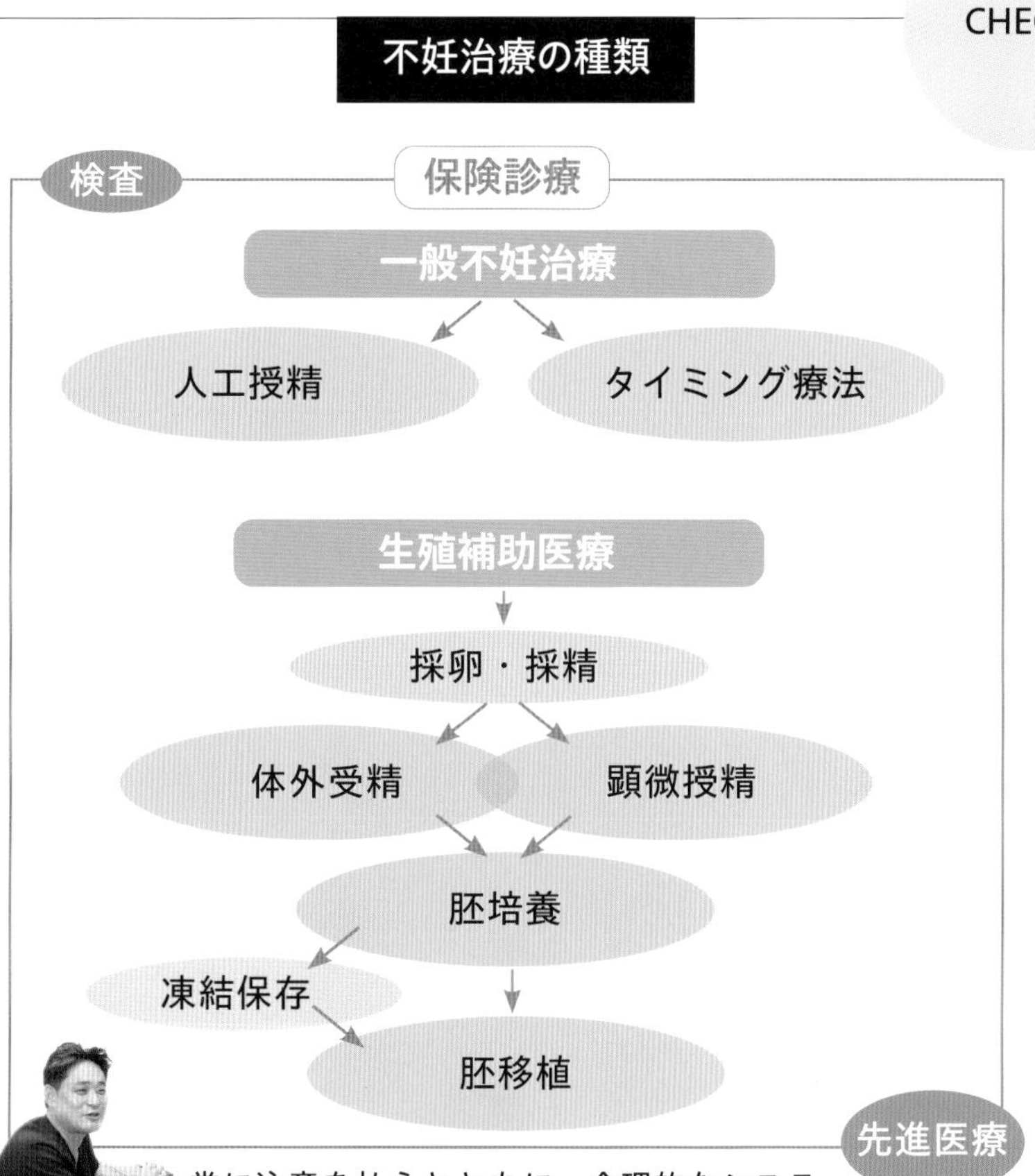


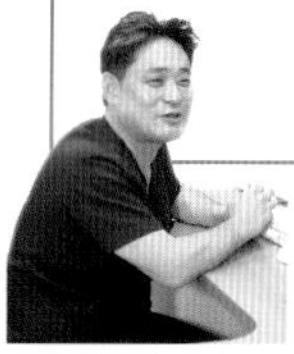

常に注意を払うとともに、合理的なシステムで取り違えを未然に防止しています。

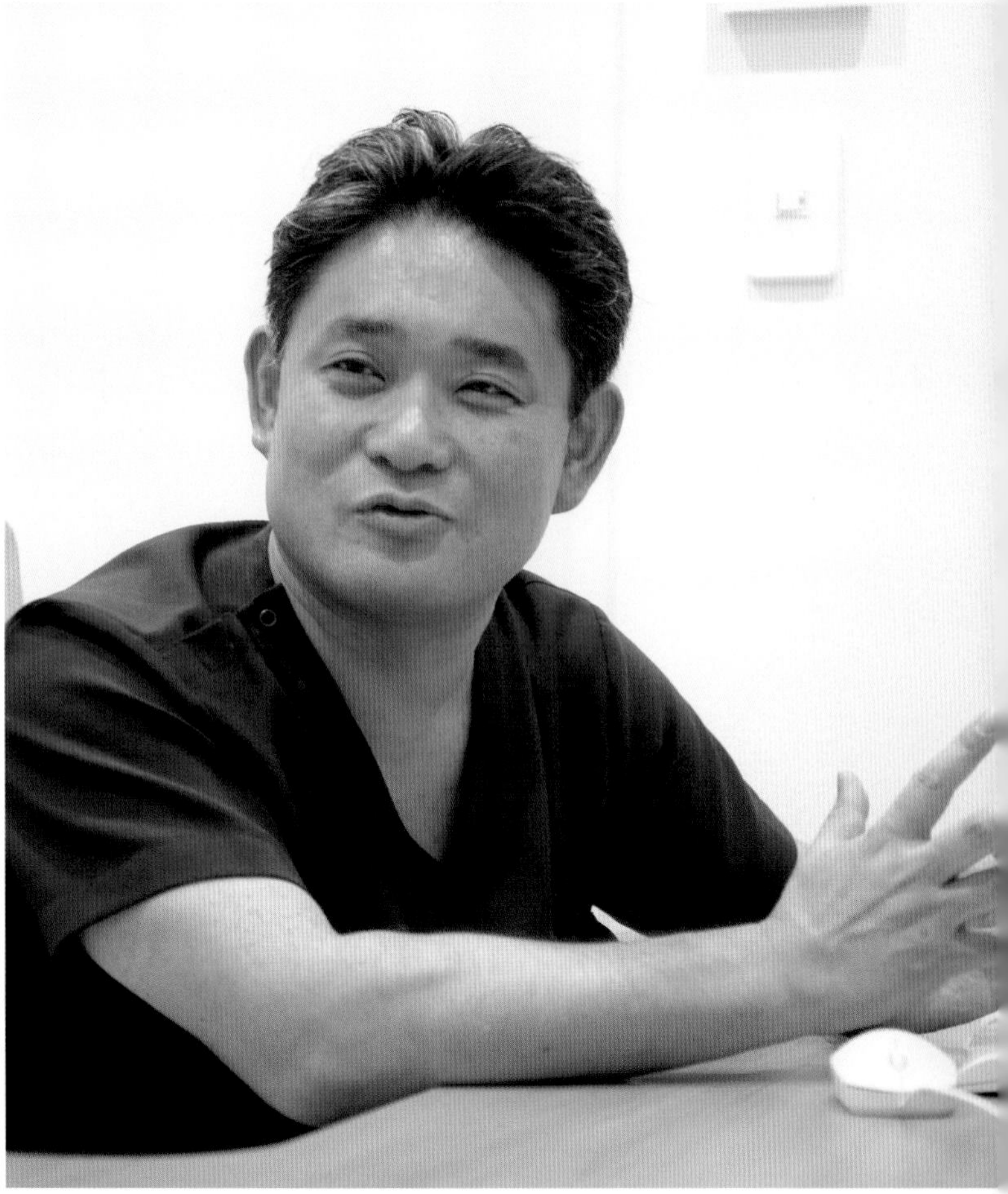

保険適用で同じ治療をおこなえば「どこの医院でも同じ結果が得られるのでしょう?」とお考えの患者さんが多いのですが、残念ながらそれは違います。

例えば、歯科医次第で歯の治りが早かったり、治療中の痛みが異なったりしますよね。また、外科医次第で傷口がキレイだったり、治療の過程が異なったりすることも多々あります。同じ保険適用の治療科目でも、医師の考えやスキルによって異なる結果が生じるのです。

不妊治療も医師や培養士、看護師やその他多くのスタッフのスキルが結果を左右するといっても過言ではありません。保険内で結果を出そうとするには、やはりスキルが重要だと考えています。特に当院は大きな大学病院とは異なりスタッフの人数にも限りがあるため、積極的に新しい先進医療を取り入れることは懸命な選択肢とは考えていません。そのかわり、当院の方針とスタッフ個人の認識を一致させ、保険診療内で最善の結果を出すことにフォーカスしたのです。

このような経緯もあり、開院時には私が最も信頼できる培養士や看護師に声をかけ、今のチームスタッフを集められたことも、患者さんに良い結果をお届けできている理由だと思います。

## 保険診療と自由診療の頻度 診療で工夫されていることは?

基本的に患者さんのコンディションなどの影響で、一般治療での妊娠が難しいと判断した場合以外、保険適用外の治療はおこなっていません。検査も、まずは基本的なものを用いて診断しており、初診の患者さんは100%保険のみで治療をスタートしています。

そうは言っても不妊治療は複雑で種類も多いため、患者さんには説明用の資料などもご用意しています。まずはそうした資料などを読んでいただき、ご質問にお答えしながら、患者さんのライフスタイルなどに合わせた不妊治療を進めていくようにしています。

アクセスが便利で標準的な治療のクオリティーを高めたマルチな医院が当院の目標でもありますので、そのため、一般的には行われていない不妊治療に関わる婦人科の治療なども積極的におこなっています。

## 培養室で心掛けていることはありますか?

培養室は、環境的な面でいえば、これまでもこれからも、いつも最善の環境を作れるよう取り組んでいます。また、培養士が培養業務だけをおこなうのでなく、患者さんへの説明などもおこなっています

実際に患者さんの大事な卵子や精子、胚などを扱っているのは培養士ですから信頼も強まります。もちろん医師として私からも説明はさせていただいていますが、培養士からの話も直接お聞きになることで、より患者さんにも安心していただけるのではないかと思っています。

## 患者さんの大事な卵子や精子、胚を扱う上で特に気をつけていることはありますか?

不妊治療の根本を見つめなおすという意味でも、とにかく何度も「確認」をおこなうようにしています。

卵子や精子などの取り違えはなかなか起こるものではないと思われがちですが、事故が起こらないようにするためには、本当に細心の注意を払わなければいけません。患者さんを受付で対応してから、診察し、卵子や精子をお預かりしてから培養し、胚を移植するに至るまで、一般的に病院のバックヤードではとても多くのスタッフが関わっています。だからこそ、何度も何度もお名前やIDを確認し、常に注意しなければいけません。万が一でも間違いが起こってはいけない現場ですから…。

私が開院する前に先輩の開業医が、「万が一、卵子や精子、胚の取り違いが起こってしまったときには、病院を畳んで赤ちゃんを育てるよ」とおっしゃっていたのを、今でも思い出します。実際、病院内でそのようなことが起こっても、なかなかすぐにはわかりません。だからこそ、私もそれだけの覚悟を持って命をお預かりしなければならないと思っています。

当院は特に少数精鋭のため、常に注意を払うだけではなく、合理的なシステムとして、取り違えを未然に防止してくれるRI-WitneSSを採用しています。また、一般的に胚を育てるラボでしか使われていないようなシステムを人工授精の場面

でも用いて、何重もの確認をおこなっています。スタッフが扱いやすいシステムや機材は積極的に用いて、間違いが起こらない現場づくりを意識しています。

## 患者さんへのアドバイス お伝えしたいこと

　実際にこうして毎日患者さんとお会いしていると、中には「もしかしたら妊娠は難しいかもしれない…」という方もいます。その方たちにとって、赤ちゃんを抱きたいという思いが強いことがわかるからこそ、私たちもそれを叶えられない場合や、負担が大きくなる治療はとても心苦しくなります。

　不妊治療では年齢が大きく関係していて、年齢を重ねるごとに、生物学的に妊娠しづらくなってしまいます。だからこそ、「もしかしたら…」と不安を感じたら、少しでも早く病院で診察を受けられることをお勧めします。

　それと同時に、その時に受けられる不妊治療や検査が、どこの病院でも同じというわけではないことも知っておきましょう。例えば、先進医療をどんどん取り入れているところ、できるだけ自然な形で妊娠できるよう取り組んでいるところ。当院のように保険診療をメインとしているところなどのように、医師によって考え方もさまざまです。

　ですから患者さんにはまず、不妊治療にはどんなものがあるのか、保険適応や適用外の治療の違いは何なのか、どのようなリスクがあるのか、などをしっかり把握していただきたいと考えています。病院それぞれの特色や治療の特徴を理解することが、自分自身にあった最善の不妊治療につながるのです。

　当院では、不妊治療が保険適用となったからこそ、保険内でできる治療の技術力を可能な限り高め、私をはじめ胚培養士、看護師と一緒に、患者さんが安心して受けられる治療をおこなっています。

CHECK!

### 不妊治療のポイント

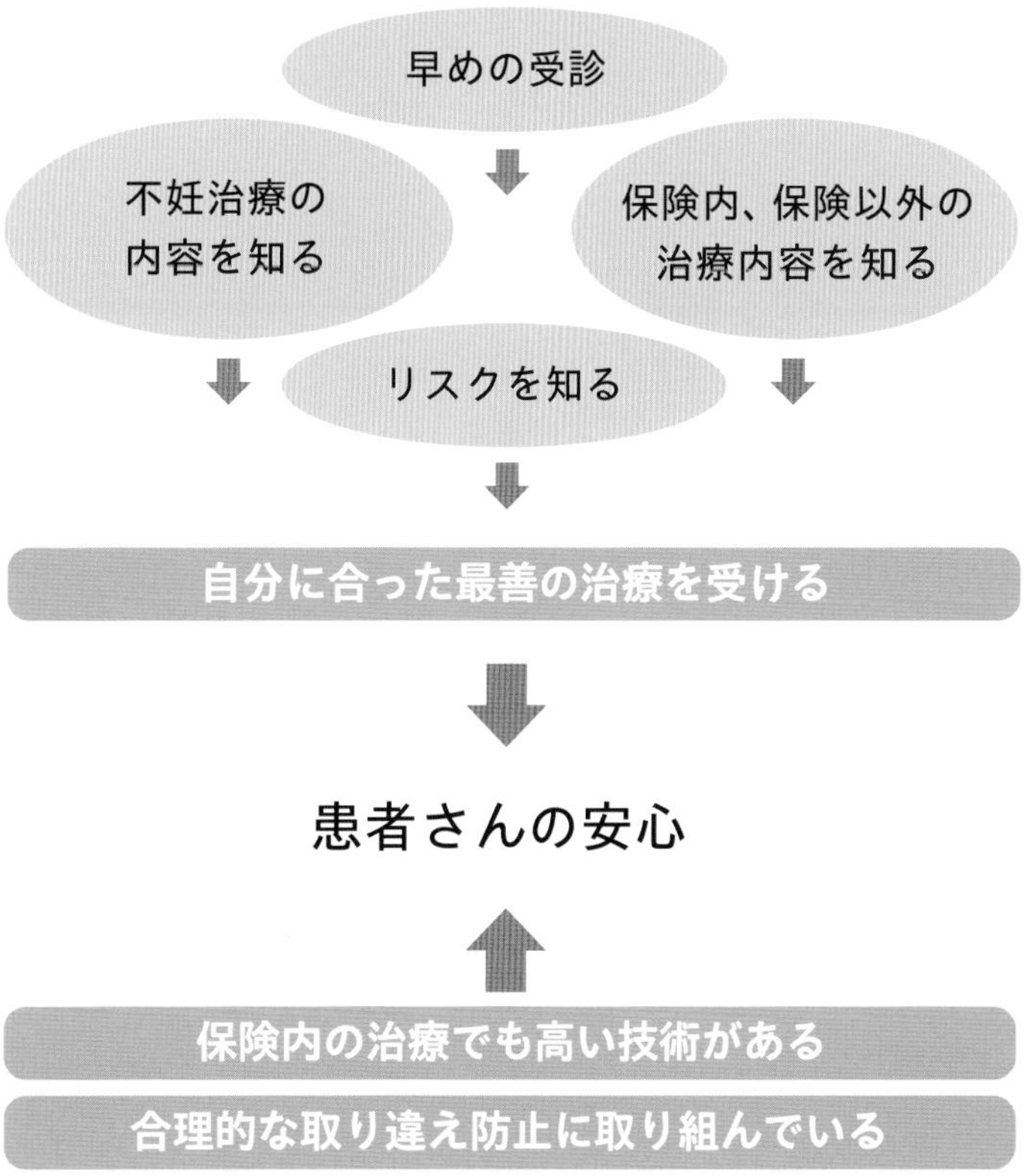

早めの受診
不妊治療の内容を知る
保険内、保険以外の治療内容を知る
リスクを知る
自分に合った最善の治療を受ける
患者さんの安心
保険内の治療でも高い技術がある
合理的な取り違え防止に取り組んでいる

---

### おおのたウィメンズクリニック埼玉大宮

埼玉県さいたま市大宮区大門町　大宮門街 WEST 3 階
TEL : 048-783-2218
https://www.ont-womens.com/

特別な検査やシステム

- タイムラプス
- ヒアルロン酸を用いた生理学的精子選択術 (PICSI)
- SEET 法
- 子宮内膜受容能検査 (ERPeak, ERA)
- 子宮内フローラ検査
- 不育症スクリーニング検査
- 取違え防止システム (RI Witness™)

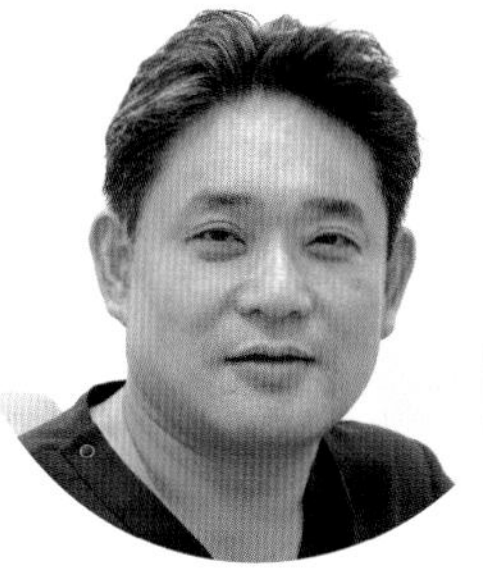

**大野田 晋 先生**

資格　日本専門医機構 認定産婦人科専門医
日本生殖医学会 認定生殖医療専門医

東京慈恵会医科大学 医学部医学科 卒業
東京慈恵会医科大学附属 柏病院
東京慈恵会医科大学附属病院
国立成育医療研究センター 周産期･母性診療センター
茅ケ崎市立病院 産婦人科
東京慈恵会医科大学付属 第三病院
獨協医科大学埼玉医療センター
リプロダクションセンター、産婦人科、遺伝カウンセリングセンター
みなとみらい夢クリニック
おおのたウィメンズクリニック 開院 院長

---

CooperSurgical®
Fertility Solutions

オリジオ・ジャパン株式会社
神奈川県横浜市中区日本大通 11
横浜情報文化センター 4F
TEL : 045-319-6826
https://coopersurgicalfertility-jp.com/

婦人科系・不妊治療製品、遺伝子検査サービスを提供するグローバルリーディングカンパニーです。充実したポートフォリオで不妊に悩むカップルのニーズに応え、一人でも多くの赤ちゃんが元気に誕生し、多くの女性が健康に過ごせる世界を実現するためサポートを行っています。
CooperSurgical は ART の黎明期より不妊治療関連製品の提供をしており、歴史のあるブランドを数多く有しています。

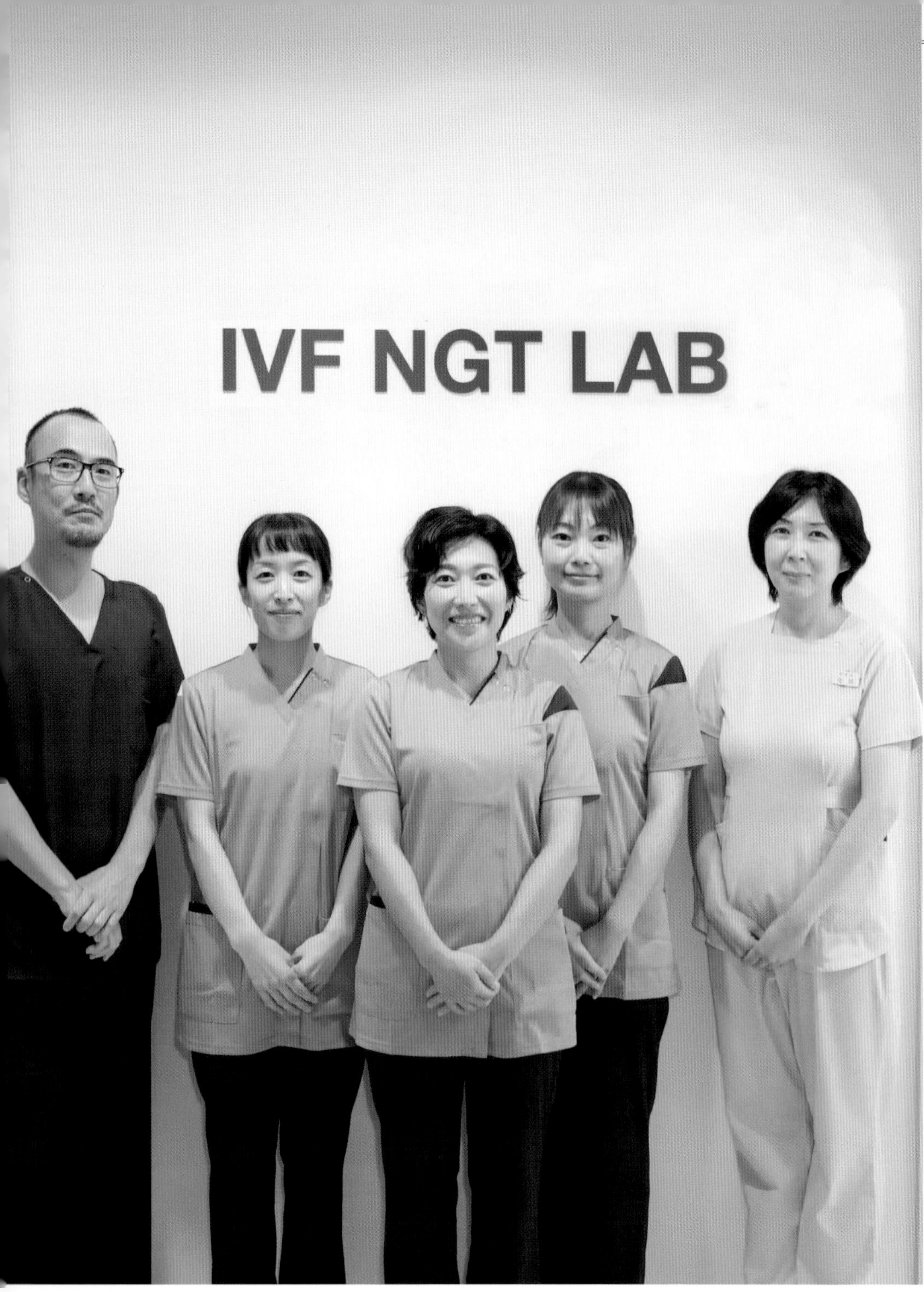


何度胚移植しても着床しない、そのときに

# PRP治療で赤ちゃんを授かる道へ

アイブイエフ詠田クリニック
**詠田 真由** 先生
Nagata Mayu

## 赤ちゃんを授かるどうして、その道が遠いの？

「なかなか妊娠しないね」とふたりで悩んではじめた不妊治療。体外受精なら！この治療周期で！と期待を持っても、赤ちゃんへとたどりつかないと、途方に暮れて、もうダメなのかもしれないと思うこともあるでしょう。

その気持ちを立て直して次の治療周期に臨む場合、治療周期を見直してみること、または胚の染色体数を調べるPGT-A、着床の窓の検査や不育症の検査などを行うことで原因や要因が見つかり、妊娠して、赤ちゃんが授かるケースもあります。しかし、それでも赤ちゃんが授からないカップルもいます。

そこで、今回は「いろいろな検査も治療もしたけど、赤ちゃんが授からない！どうしたらいいの？」という疑問を持って、福岡市中央区にあるアイブイエフ詠田クリニックの詠田真由先生を訪ねました。

## これだけやっても妊娠しない でも、まだ方法はある

私たちのクリニックでは、赤ちゃんを待ち望んで体外受精に臨むカップルの多くに赤ちゃんが授かっています。ただ、初回の体外受精では叶わず、数回の胚移植をして授かるカップルもいます。

2022年4月からは、体外受精にも保険が適用されるようになり、40歳未満は胚移植6回、43歳未満は胚移植3回まで保険が適用されます。年齢が高くなれば卵子の質の低下などにより妊娠が難しかったり、流産になったりするケースもありますが、保険が適用される回数以内に妊娠が成立するカップルが多くいます。しかし、なかにはなかなか妊娠が難しいカップルもいて、これまでの道のりと治療への期待から心にも、体にも、経済的にも大きな負担がかかってくることと思います。

私たちは、それぞれのカップルに最適な治療を提供していますが、その治療で赤ちゃんが授かるカップルもいれば、妊娠が成立しないカップルもいます。妊娠しなかった場合には、治療周期を見直し、次の治療周期はどのようにしたらいいのかを検討してご提案し、患者さんと相談して次の治療周期をはじめます。不妊治療は、最適と考えられる治療でも必ず妊娠するという治療ではないことが、カップルにとって、また私たちにとっても難しいところです。しかし、赤ちゃんを授かりたいとカップルが望み、私たちの助けを必要としている以上、何とかして赤ちゃんを授かるようにと日々の治療に努めています。

だから、どうか諦めないでください。まだ方法はあります。

## 何度も胚移植しているのに妊娠しない理由は?

何度も胚移植をしているのに妊娠しないのには、いくつかの理由が考えられます。それは、胚に染色体の数の問題があるケース、子宮に問題のあるケース、母体の免疫に問題があるケースなどです。

胚の染色体の数については、PGT-A(着床前胚染色体異数性検査)を行い、染色体の数に問題のない胚を移植することで妊娠を目指します。

子宮の問題については、子宮内膜がなかなか厚くならない人もいますが、そればかりが問題ではないので、子宮鏡検査や慢性子宮内膜炎、また着床の窓の検査(ERA検査)、などの検査を行います。そこで何らかの問題が見つかれば治療し、着床の窓を合わせるなどして胚移植を行い妊娠を目指します。

母体の免疫の問題については、不育症検査を行い、必要な治療をして胚移植に臨み、妊娠を目指します。

このような検査や治療を行って、胚移植をした結果、赤ちゃんが授かるカップルも多くいます。また、残念ながら流産になってしまうカップルもいますが、母体に胚を受け入れる環境が整っていることがわかります。

流産の原因の1つとして、胚の染色体の数の問題があげられます。PGT-Aも100%ではなく、検査の結果が正常胚であっても、検査した細胞以外の栄養外胚葉(TE:将来赤ちゃんの胎盤になる細胞)か検査ができでない内部細胞塊(ICM:将来赤ちゃんになる細胞)に染色体の数の問題があったのではないかと考えられます。

しかし、これらの検査や治療を行っても着床すら叶わないカップルもいます。

## PRP治療を患者さんへ

何度も胚移植をしているのに着床すらしない場合、胚の問題ばかりではなく、胚を受け入れる子宮に何らかの問題があるのではないかと考えられます。そのなかには、子宮内膜がなかなか厚くならない人もいますが、内膜が厚く、PGT-Aで問題のなかった胚を移植しても着床しない人もいます。

それでも、諦めるわけにはいきません。

私たちがPRP治療をはじめたのは、何度も胚移植をしているのに着床しない、

CHECK!

### PRP に含まれる成長因子と役割

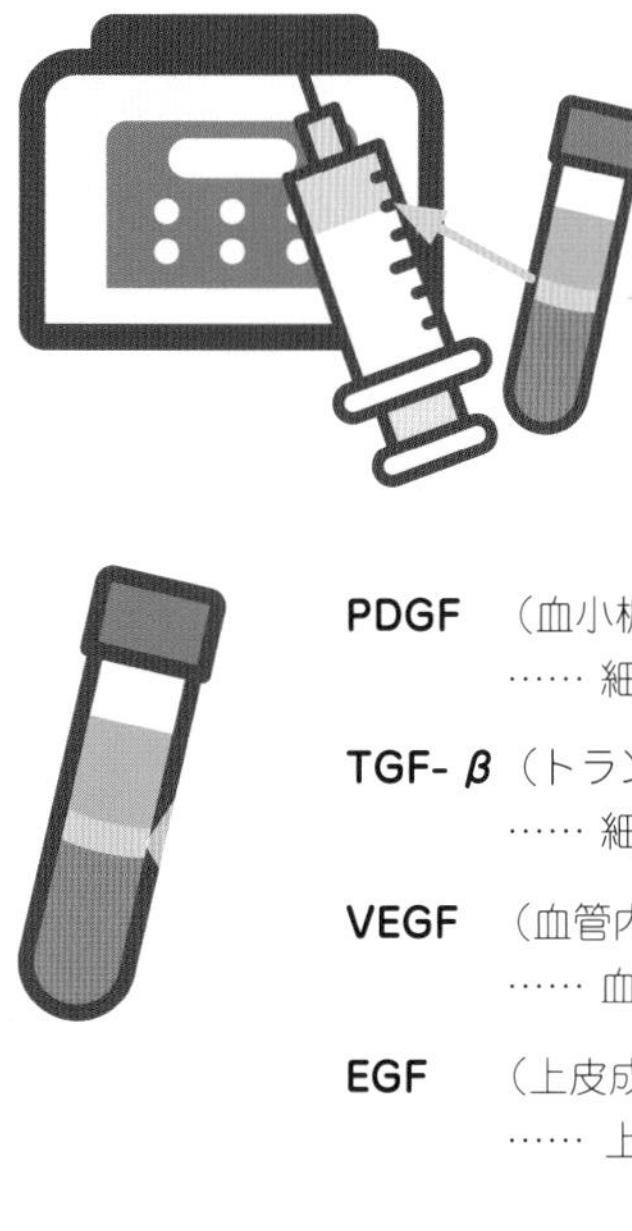

遠心分離機で血漿部分を抽出し
PRP を採取します。

**PRP** (Platelet-rich plasma)
血小板由来成長因子

**PDGF** (血小板由来成長因子)
…… 細胞増殖、細胞修復

**TGF-β** (トランスフォーミング増殖因子)
…… 細胞増殖、コラーゲン分泌促進

**VEGF** (血管内皮細胞増殖因子)
…… 血管新生

**EGF** (上皮成長因子)
…… 上皮細胞の増殖、血管新生　など

- 子宮内膜が厚くなる
- 着床環境が整えられる
- 流産率が低く、継続しやすい傾向

いわゆるかすりもしないカップルに対して「なんとかして！」という思いからでした。

ＰＲＰには、多くの成長因子が含まれていることがわかっていて、疾患のある部位にＰＲＰを投与することで、その人自身が持つ修復力で病気やケガの改善が期待される再生医療として、産婦人科だけでなく整形外科や歯科などにも注目されています。

生殖医療でも、子宮内膜が厚くならない人の内膜が厚くなり妊娠した例、子宮内膜の厚さには特に問題はないけれど、何度胚移植をしても着床しなかった人の妊娠例など、さまざまな論文や発表、また他のクリニックでの治療実績があり、信用性の高い、有効な治療だと考え、私たちのクリニックでは２０２０年４月に「再生医療等提供計画」の届出が受理され、ＰＲＰ治療を実施してきました。

## ＰＲＰ治療という選択

ＰＲＰ治療は、着床が難しいカップルが選択する治療で、２回、３回と胚移植をしても着床しない場合、ＰＧＴ－Ａや子宮環境や不育症の検査と一緒に、ＰＲＰ治療の案内もします。どれも高額な検査になりますが、高額だからと医師が遠慮して案内しないのでは、患者さんたちの選択肢が狭くなってしまうので、今、できることのあらゆる方法をお話ししています。

なかには、ＰＧＴ－Ａを受け、胚の染色体数に問題がない胚を選択肢、ＰＲＰ治療も受けて胚移植するカップルもいます。

保険診療による体外受精では、胚移植回数も限られ、自由診療の時よりも焦りを感じる人もいます。また、いろいろな治療をやり尽くして転院されてくるカップルもいて、保険が適用される胚移植は最後の１回というケースもあります。患者さんは何とか妊娠したいと必死になっていますし、私たちもそれに何とかして応えたいと必死です。とくに高年齢の患者さんは、すべての検査と、ＰＲＰ治療もして胚移植へ臨むケースは少なくありません。

ですが、ＰＲＰ治療は現在（２０２３年11月）先進医療ではなく、保険診療と組み合わせて行うことができません。ＰＲＰ治療は自由診療となりますが、何度も胚移植をして着床しないカップルにとっては、期待の持てる治療法だと考えています。

何度か胚移植しても着床しない場合は、早めにＰＲＰ治療を検討できるように、私たちも案内をしています。

## ＰＲＰ治療を実際に受けるカップルとは

ＰＲＰ治療を受けるカップルは、これまでの胚移植で着床しなかったカップルです。妊娠率でいえばこれまで０％だったわけで、その後の胚移植でも同じように０％になる可能性が高いカップルだと考えられます。患者数としては多くありませんが、何度も胚移植しているのに着床しないのは、精神的に相当追い込まれていると思います。

ＰＲＰ治療は、自分の血液から抽出するものですから、体内に入れても拒否反応は

CHECK!

### PRP 治療の方法

PRP 治療は、自分の血液から抽出される PRP（Platelet Rich Plasma: 多血小板血漿）という血小板を多く含んだ血漿です。自分の血液中の血小板に含まれる成長因子が持つ修復能力を利用し、人間に本来備わっている「治る力」を高めることでケガや病気の治癒を促す、いわゆる再生医療です。血小板が放出する成長因子には、細胞増殖や血管の形成などに役立つものが数種類あります。それらが子宮内膜の損傷部位に直接働きかけて細胞増殖を促進し、修復機能を高め、自然治癒力によって傷を治療するのです。採血して患者さん自身の血小板を分離し、培養することなくそのまま子宮内に多血小板血漿を注入するため、安全性の高い再生治療と言われています。

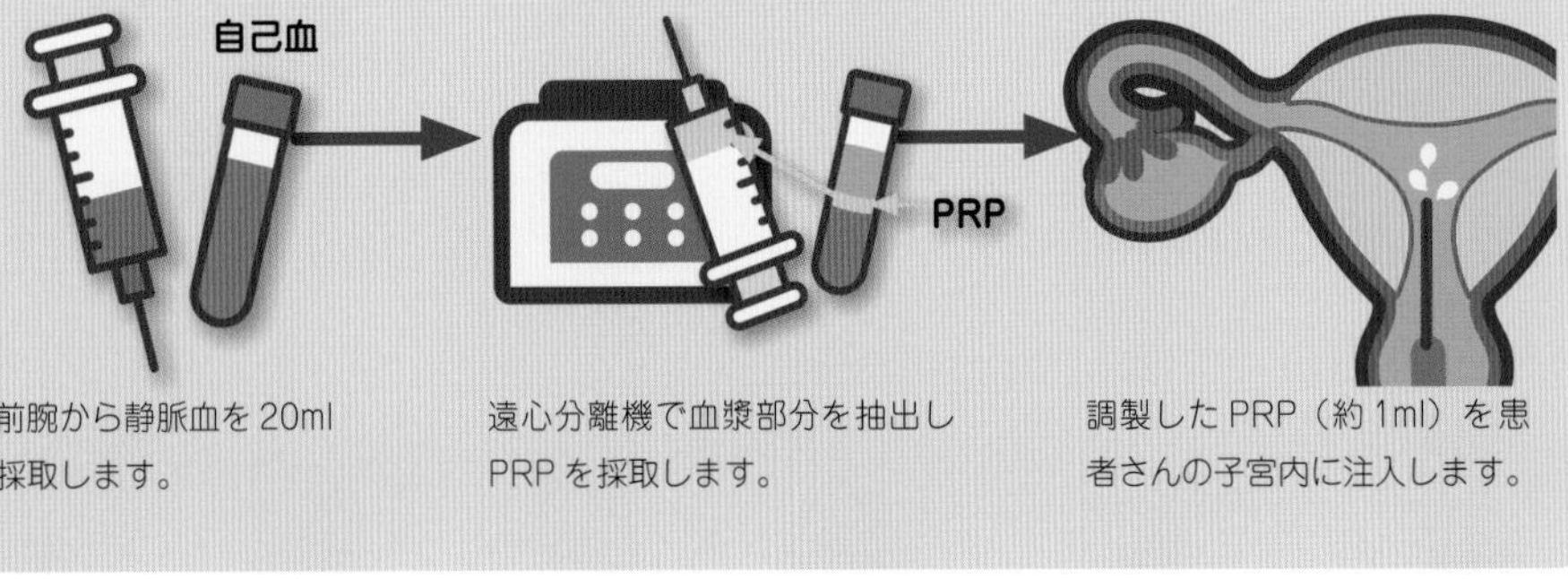


前腕から静脈血を 20ml 採取します。

遠心分離機で血漿部分を抽出し PRP を採取します。

調製した PRP（約 1ml）を患者さんの子宮内に注入します。

月経周期１日目 凍結融解胚移植周期スタート

月経周期 10日目頃 ＰＲＰ１回目子宮へ注入

月経周期 12日目頃 ＰＲＰ２回目子宮へ注入

月経周期 14日目頃 内膜測定

月経周期 17日目頃 胚移植

月経周期 20日目頃 妊娠判定

自分の血液から抽出する多血小板血漿が PRP です。
採血してから PRP を抽出するまでに 60 分ほどかかります。
PRP 療法は、採血から PRP 抽出、子宮への注入までを同日に行います。

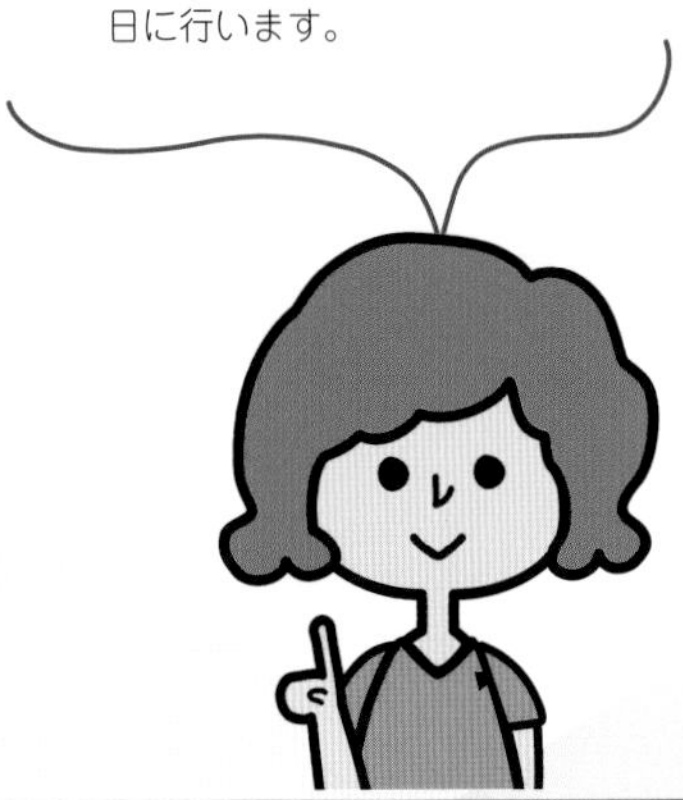

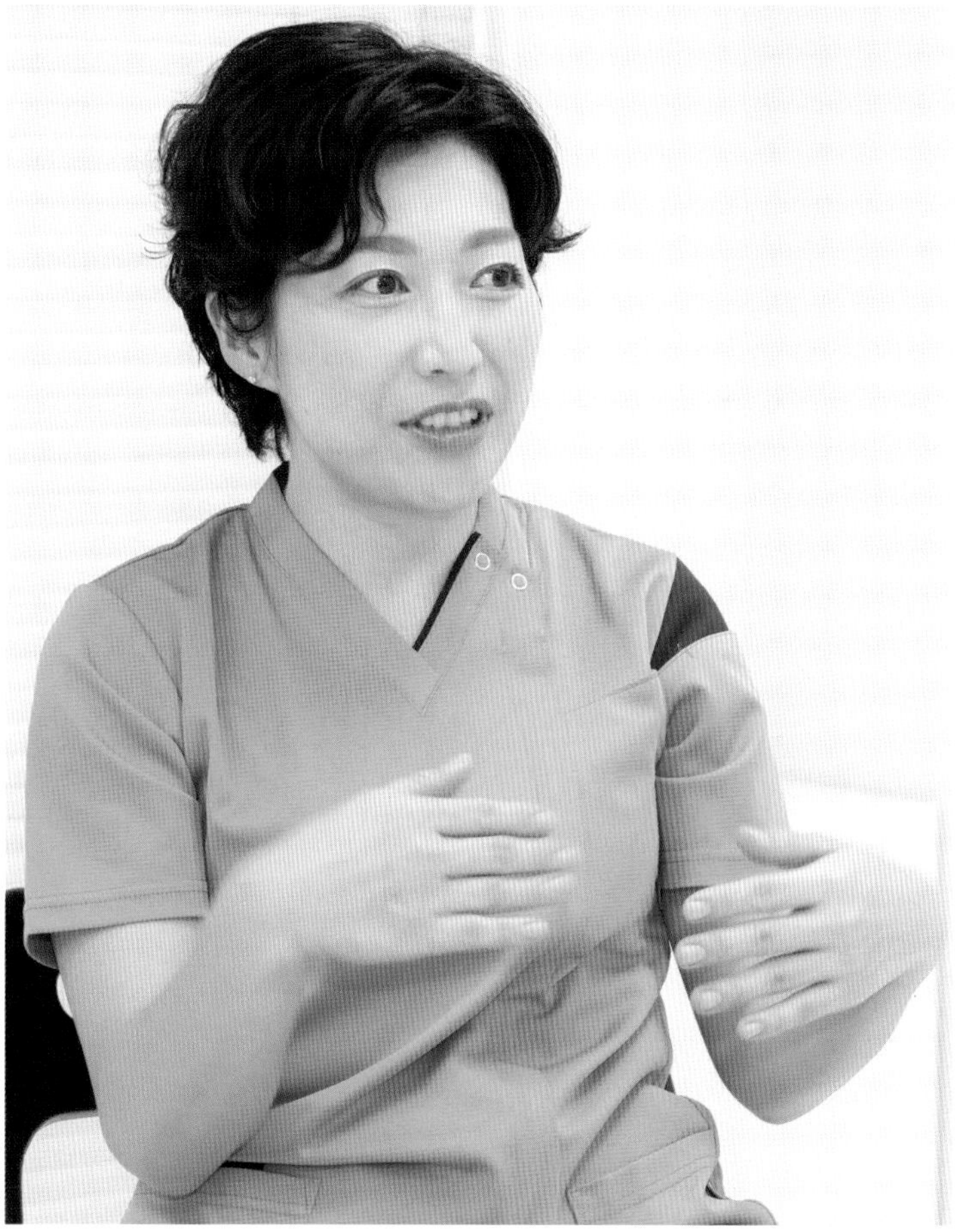

ありません。胚移植をする周期の10日目と12日目に血液を採取して、PRPを抽出し、その日のうちに子宮へ注入します。ご自分の血液から抽出PRPには、さまざまな成長因子が含まれていて、その成長因子が子宮に作用し、子宮内膜が厚くなったり、子宮環境を整えたりすることで胚が着床しやすくなるようです。

　実際には、何がどのようにいいのかは、まだわかっていないこともありますが、私たちのクリニックでは、これまで100例以上のカップルへ実施し、約1割に赤ちゃんが授かっています。

## PRP治療に期待すること

　PRP治療は大変有効な治療だと考えていますが、今後、費用が安くなることと、PRPの抽出の時間がもう少し短くなること、そして先進医療として認められて患者さんがPRP治療を受けやすい環境になることを期待しています。

　費用がもう少し抑えられれば、これまで医療費の面からためらっていたカップルも受けやすくなるでしょう。

　また、PRPの抽出時間がもう少し短くなれば、患者さんにお待ちいただく時間が短くなりますし、1日にPRP治療を受けていただける患者さんの人数制限を緩和することもでき、患者さんにとっても、私たちにとっても治療しやすくなると考えています。

　そして、先進医療として認められれば、費用的にも時間的にも治療環境も良くなることでしょう。そのためには、患者さん自身の声を届けていくことも大切だと考えています。

　体外受精であっても、赤ちゃんが授かるまでの道のりは、順調なカップルもいれば、困難を極めるカップルもいます。

　ただ、今は、さまざまな検査や治療法があり、困難を極めるカップルも、赤ちゃんを授かる道へつなげていくことができる方法はいくつかあります。

　あきらめずに主治医に相談をしながら、より良い環境で治療を受けていただきたいと思います。


アイブイエフ詠田クリニック

**アイブイエフ詠田クリニック**

福岡市中央区天神１丁目 12-1
日之出福岡ビル 6F
TEL : 092-735-6610（診療予約）
https://www.ivf-nagata.com/


特別な検査や治療

- 再生医療 PRP 不妊治療
- PGT-A（着床前検査）
- TESE 顕微授精

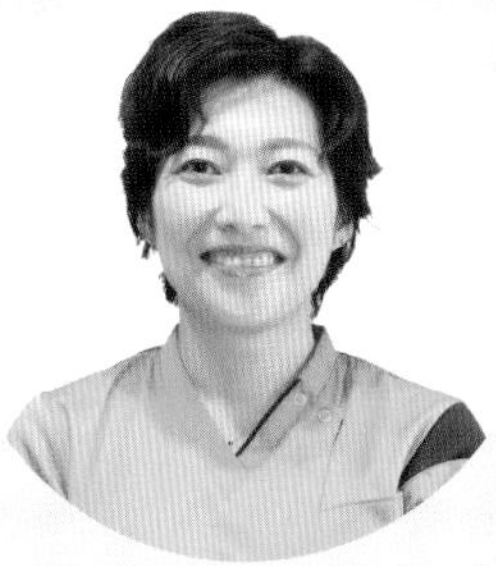


**詠田 真由 先生**


資格

日本産科婦人科学会 認定産婦人科専門医
日本抗加齢学会認定専門医

2006年3月 九州産業大学工学部機械工学科卒業
2012年3月 藤田保健衛生大学医学部医学科卒業
2012年4月 藤田保健衛生大学第2教育病院
2015年4月 九州大学産科婦人科
2018年4月 浜の町病院産婦人科
2020年1月 東医療センター産婦人科
2021年4月 アイブイエフ詠田クリニック

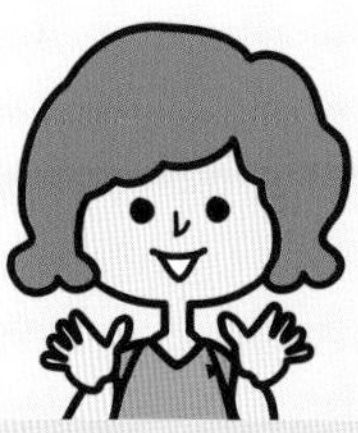

　私は、若い頃から多嚢胞卵巣、子宮腺筋症、子宮内膜症、両側卵巣腫瘍などがあるという婦人科疾患の宝庫で、そのうえ子宮後屈という子宮が後ろに折れ曲がっているタイプでした。生理痛はひどいし、出血量もひどい、おまけに周期もよくわからなかったので、大人になってからも寝ている間や座っている間、知らない間に生理が始まってしまって大惨事になることもありました。なので、かわいい下着はおろか、普通の下着を身につけることも叶いませんでした。また、いつ出血しても大丈夫なように目立たないよう色の洋服ばかり着て、色の薄いワンピースや白いパンツなどに憧れたものです。そんな日々でしたので、将来、赤ちゃんを授かるのは難しいと思い、不安を感じていたことを覚えています。

　でも、今は２人の子どもを自然妊娠で授かることができました。内膜症の治療を根気よく続けた甲斐がありました。きっと、私と同じような症状を持つ人がたくさんいらっしゃると思います。医師という立場からだけではなく、経験者だからこそ共有できる気持ちと、治療の大切さや重要性もお伝えすることができると思っています。不安があればなんでも話してください！

妊娠しやすいからだづくりのその前に

# 妊娠と不妊治療・年齢と妊娠 そして、年齢と子育て

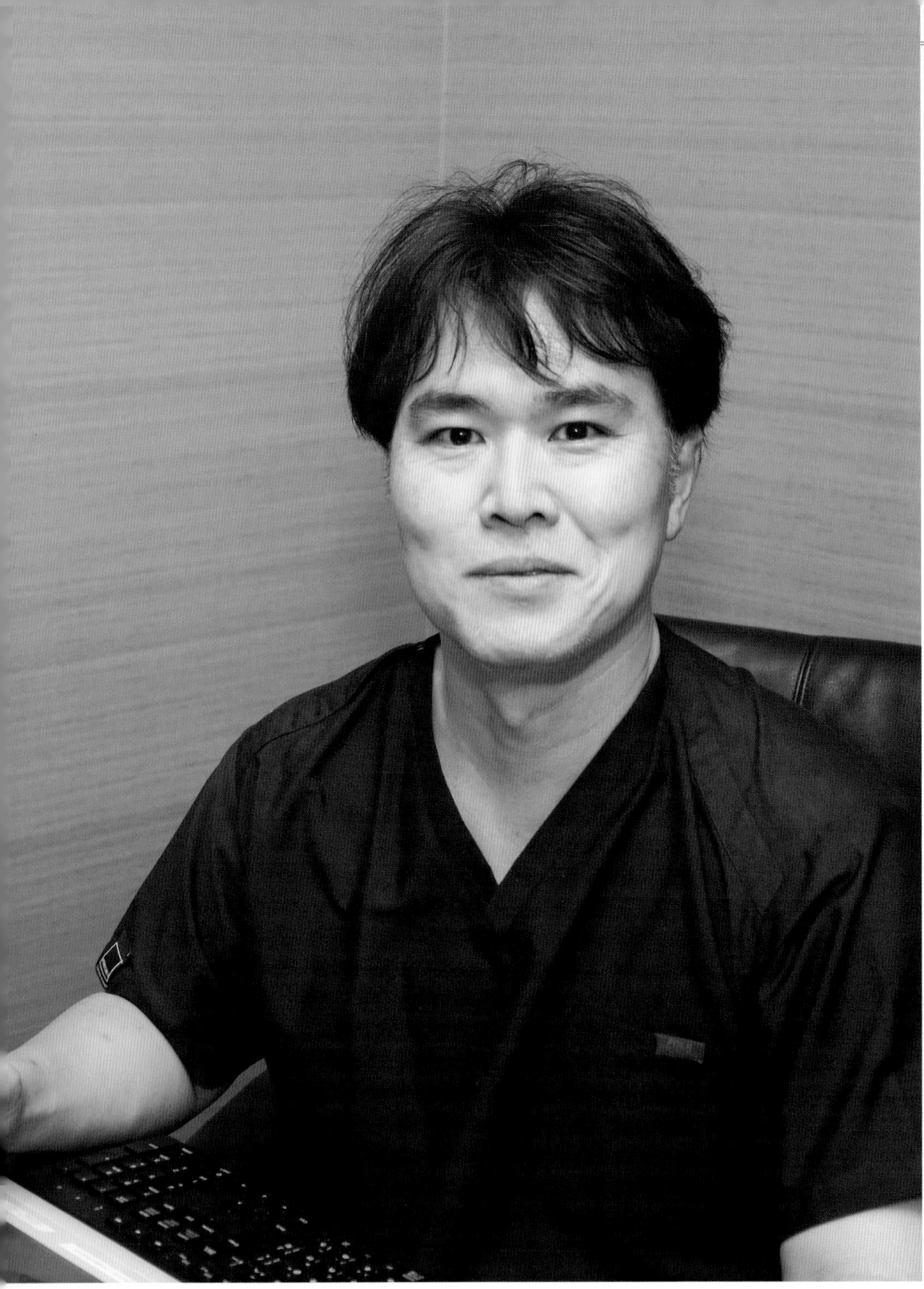

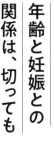

佐久平エンゼルクリニック
**政井 哲兵** 先生
Masai Teppei

## 年齢と妊娠との関係は、切っても切り離せない

今号のテーマは、「年齢と不妊治療」です。

長野県佐久市にある佐久平エンゼルクリニックの政井哲兵先生は、初診に訪れるカップルが治療に進む時に、最初にお話しすることがあります。

お話は「何歳までに何人の子どもを授かりたいと考えていますか」という質問から始まります。ただ、どの年代についても同じように質問されるわけではなく、年代ごとに少しずつ質問の内容を変えているといいます。

変えている内容が、まさに女性の年齢と大きく関係し、年齢ごとの治療スケジュールから妊娠した後にある育児までを見据えたもので、それぞれの家族計画や治療で予測される身体や生活の変化などの準備にもつながることだといいます。

赤ちゃんを授かりたいと考えるすべてのカップルに大切なことですので、早速ご紹介しましょう。

## 病院に来るきっかけは カップルごとにさまざま

不妊治療に保険が適用される以前は「妊娠したい。なのに、なかなか妊娠しない。病院に行ってみようかな」と悩みに悩んで、いろいろ自分たちで調べて勉強してから訪れるカップルが多くいました。

しかし、不妊治療が保険適用になってからは治療へのハードルが下がり、「とりあえず検査してもらおう」と気軽に訪れるカップルも増えています。不妊症とは「避妊しない性生活を持っても1年以上妊娠しないこと」と定義されていますが、避妊期間や年齢などに囚われず、「病院に行ってみようかな」「検査を受けてみようかな」と思った時が、それぞれのカップルのタイミングだと思います。そのため「とりあえず」という気軽さも、意外に大切だと考えています。

この検査がきっかけになって治療へ進んだほうがいいと診断されたり、避妊しない性生活を持った期間や年齢などについての説明を受けることで、それぞれのカップルがより具体的に妊娠に取り組めるようになるでしょう。

逆に「1年経っていない」とか「年齢は高いけど」と、いろいろ考えている時は、まだ検査を受けるタイミングではないのかもしれません。ただ、年齢も時間も取り戻せません。35歳以上のカップルは、避妊期間に関係なく、早めに受診して検査を受けていただきたいというのが本音です。

## 赤ちゃんがほしい そう願った時に 考えるべきこと

実際に治療をはじめるカップルには、家族計画に関して、どのように考えているのかをお聞きします。

たとえば、年齢が35歳くらいまでのカップルには「何歳までに何人のお子さんを授かりたいか」と希望を尋ねます。

何歳までに何人の子どもを授かりたいかは、ただ単に希望を尋ねているだけでなく、私たち医療者にとっては治療をどのように計画していくかにつながり、カップルには子どもを授かるために治療するというその意思決定とそれに基づいた行動へとつながっていきます。

30代後半から40歳くらいのカップルには、とにかく1人の子どもを授かるために、どのように治療を考えているかをカップルへ確認することが大切です。

たとえば、検査の結果、とくに妊娠を難しくさせている原因や要因が見つからなかった場合、妊娠という結果を大事にするのか、それとも妊娠という結果に結びつくまでのプロセスを大事にするのかによって、治療計画はだいぶ変わってきます。

治療の内容や結果によっては2人以上のお子さんを望める可能性もありますが、これには個人差もあります。

## 授かりたいと思う気持ちが 治療のスピード感へ

いつまでに何人の子どもを授かりたいか？や、とにかく1人を授かるためにと希望を聞かれても、なかなかピンとこない人もいるでしょう。

そのため、どれくらい子どもを授かりたいと思っているか、その願いの度合いも一緒にお聞きします。

なぜなら、それがそれぞれのカップルの治療のスピードにつながっていくと考えているからです。ただ、年齢によって治療のスピード感が変わることはありません。若いからといって、ゆっくり治療していいわけではなく、年齢が高いからといってやみくもに進めていいわけでもありません。

それぞれのカップルの状態や希望、思いに合わせて、ある程度のスピード感を持って治療に臨んで欲しいと思います。

また治療途中に、希望や気持ちが変化することもあります。1回の治療周期が終わった時に、ふたりで確認することも大切です。主治医と良くコミュニケーションをとって相談し、また論文で発表されているデータも参考にしてみると良いでしょう。

**CHECK!**

### 赤ちゃんがほしい！ そう思った時に、ふたりで確認すること

**35歳以下のカップルの場合**

- 何歳までに何人の子どもを授かりたいか
- 授かりたい気持ちは、MAXを10とした場合、どれくらいか

**30代後半から40代のカップルの場合**

- とにかく1人を授かるために、どのように治療を考えているか
- 授かりたい気持ちは、MAXを10とした場合、どれくらいか

**妊活を開始すべきギリギリの年齢**

| 欲しい気持ち | | 子ども3人希望 | 2人希望 | 1人希望 |
|---|---|---|---|---|
| 50% | 自然妊娠 | 35歳 | 38歳 | 41歳 |
| | 体外受精 | 36歳 | 39歳 | 42歳 |
| 75% | 自然妊娠 | 31歳 | 34歳 | 37歳 |
| | 体外受精 | 33歳 | 35歳 | 39歳 |
| 90% | 自然妊娠 | 23歳 | 27歳 | 32歳 |
| | 体外受精 | 28歳 | 31歳 | 35歳 |
| | | 妊活スタート!! | 妊活スタート!! | 妊活スタート!! |

子ども1人をどうしてもほしい！（欲しい気持ち90％以上）と思ったら、遅くても32歳までには妊活を開始しましょう。体外受精の場合は35歳までに開始しましょう、という発表があります。この表と自分の年齢を照らし合わせながら、治療の開始時期、スピード感を考えてみましょう。

## 治療は教科書通りにはいかない

一般的な治療のステップアップとして、タイミング療法を6周期行っても妊娠しない場合は人工授精へ、人工授精を3～5周期行っても妊娠しなければ体外受精へなどと示されることもあり、これが治療のスピード感につながってしまうこともあります。しかし、これは一般的な目安であって、それぞれのカップルに合わせて考えられたものではありません。

検査の結果、原因が明らかになれば、それに適応した治療から始めますし、年齢や妊活期間によってはもっと早く進めたり、タイミング療法から体外受精へステップアップすることもあれば、初めから体外受精へ挑戦するカップルもいます。

本に書かれている内容やネットに出ている情報と違うと不安や心配になることがあるかもしれませんが、一般的な情報が個々のカップルに当てはまるとは限りません。それぞれのカップルの体の状態は、それぞれの主治医が知っています。主治医の説明をよく聞き、自分たちの状態を知り、自分たちに合った治療を受けましょう。

## 不妊治療のその先を考えることも必要

カップルが不妊治療に臨む目的は、子どもを授かることです。不妊治療は妊娠をするための手段で、妊娠することは子どもを授かることへの通過目標で、その先には子育てが待っています。

「何歳までに何人のお子さんを授かりたいか」「とにかく1人授かるためには、どのように治療を受けたらいいのか」を考えた時、実年齢と子どもを授かった時の年齢、その時に起こりそうな生活の変化、家族の状況を考えることも大切になってきます。

たとえば、体外受精を受けている30代前半のカップルでも第3子まで望んだ場合、第3子目を産む頃には40歳近くになっているか、40歳を超えているかもしれません。

40歳で体外受精をはじめたカップルが順調に妊娠がかなった場合、第1子を産む頃には42歳、43歳になっているでしょう。年齢が高くなれば妊娠は難しくなりますが、妊娠後のリスクは、母体年齢が高くなればなるほど高くなります。

35歳以上になると、流産、妊娠高血圧症候群や妊娠糖尿病などの増加、分娩時に起こる合併症も増加傾向にあります。

そのため、どこで出産するかは治療中から考えておきましょう。高年齢の場合はNICU（新生児集中治療室：早産児や低出生体重児、または何らかの疾患のある新生児を集中的に管理・治療する集中治療室）やMFICU（母体胎児集中治療室：早産リスクの高い母体や妊娠高血圧症候群などの合併症を持つ母体と胎児に対して集中的に管理・治療する集中治療室）を視野に入れることが必要なケースもあります。

### 治療の種類と治療周期の目安

**顕微授精／ICSI**　**体外受精：通常媒精／ふりかけ法**

3～4周期が目安

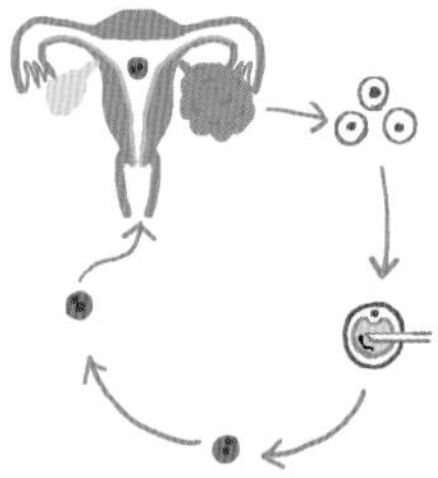

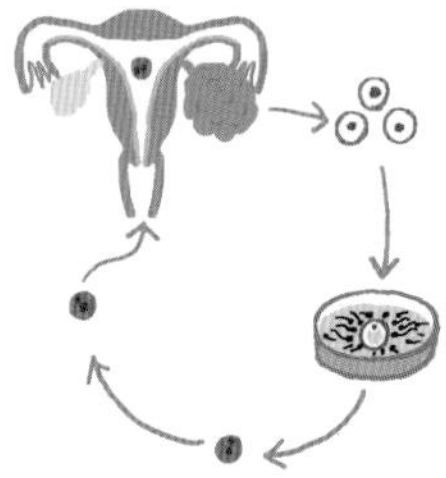

調整した精子を顕微鏡で確認し、速くまっすぐ泳ぐ形の良い精子を1個選んで極細の針に吸い上げ、卵子の細胞質内に注入して受精をさせます。その後は体外受精と同様に胚を子宮内腔へ移植します。精子数や運動精子が極端に少ない場合、また前回の体外受精において通常媒精で受精が完了しなかった場合などが適応です。

卵巣から卵子を採取し、卵子に調整した精子を振りかけるようにして受精させ、胚になったものを培養して子宮内腔へ移植し、妊娠を目指します。

精子数や運動精子数がかなり少ない場合、卵管の通過性に問題がある場合などが適応です。

**人工授精**

3～5周期が目安

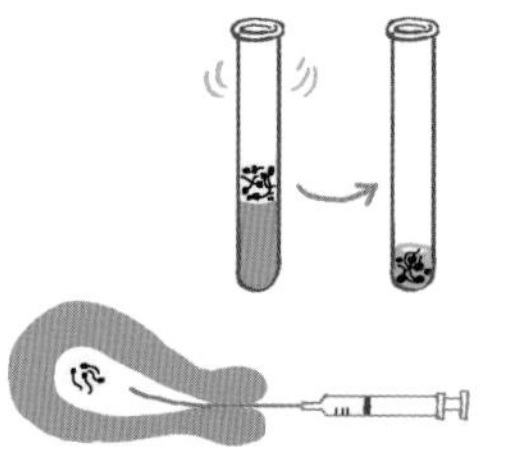

射精精液中から運動性のある精子を抽出し、排卵に合わせて子宮内に直接注入して妊娠を目指します。女性に不妊原因がなく精子数や運動精子が若干少ない、腟内射精障害の場合などが適応です。

**タイミング療法**

6周期が目安

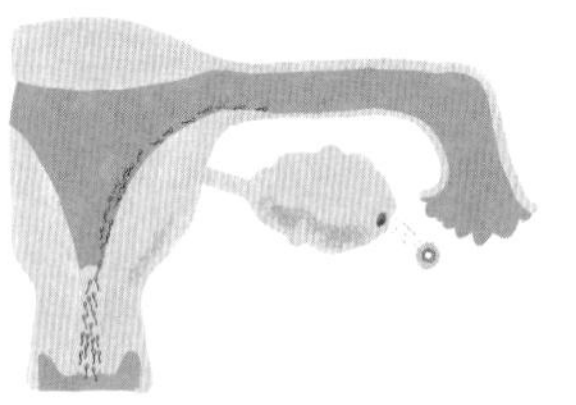

排卵と性生活のタイミングを合わせ、妊娠を目指します。エコー検査やホルモン検査などでより正確に排卵時期を推測し、場合によっては排卵誘発剤を用いることもあります。

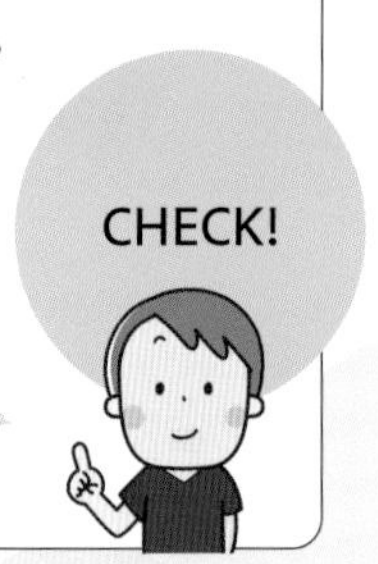


治療周期の目安は一般的な見解です。
実際は、それぞれの検査結果、妊活歴、年齢などから適応する治療を行います。
すべてのカップルがステップアップ治療を行うわけではありません。

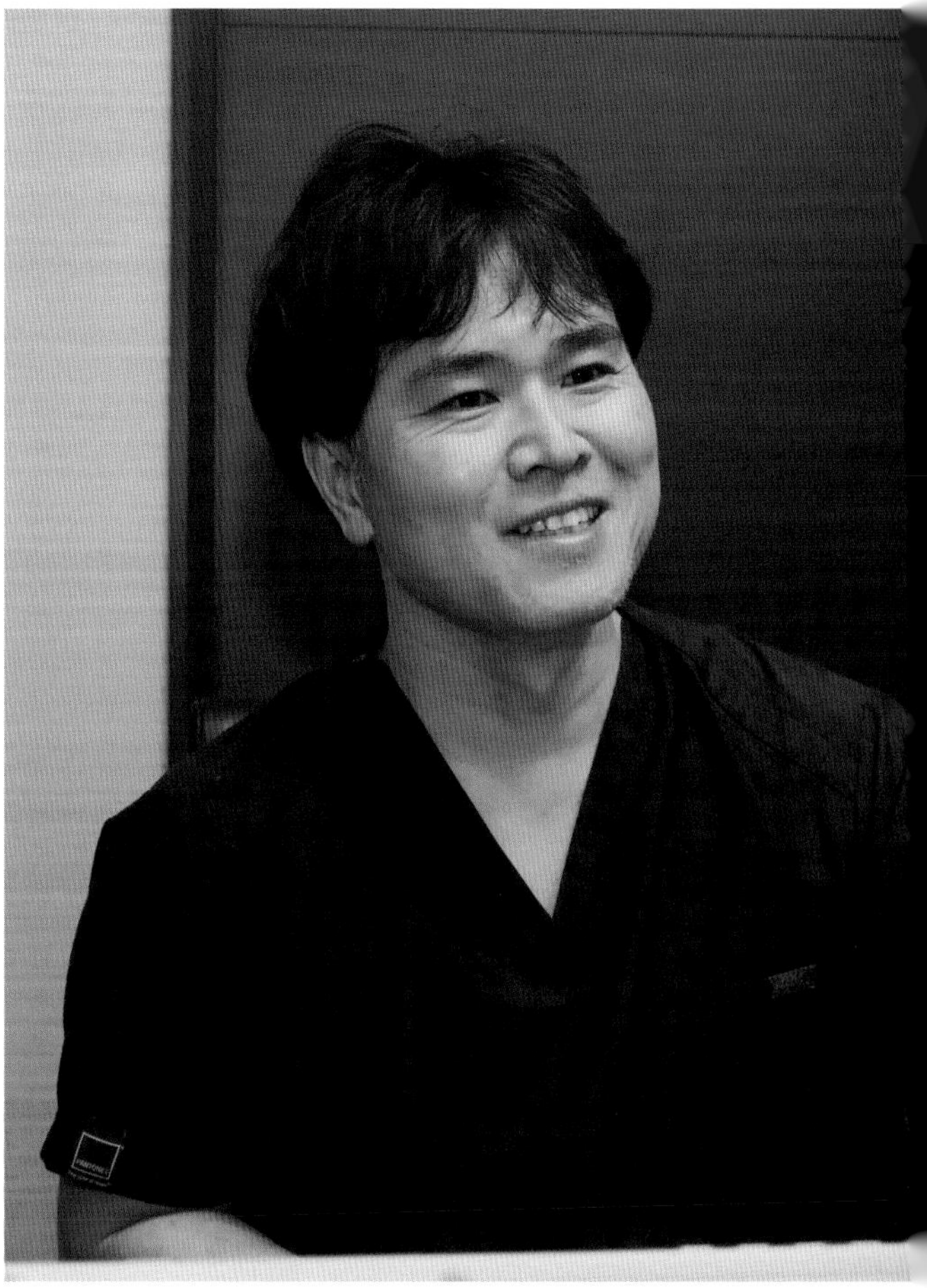

治療施設では、妊娠後の妊婦健診や分娩施設を紹介したり、分娩施設の希望がある場合も紹介状をお渡ししています。私たちのクリニックでも、全例お渡しし、分娩の結果や、母体と生まれたお子さんの状態、様子などは患者さん自身からも報告していただいています。

## 育児を考える

さて、お子さんが10歳になった時、あなたたちは何歳になっていますか? その時、カップルそれぞれのご両親は何歳でしょう。また、お子さんが20歳になった時は、いかがでしょう。

子育ては、子どもが独り立ちする時まで続きます。それまで守り育てなければなりません。

そのためには、子どもが独り立ちできるまで十分な体力、精神力、経済力を持つこと、保つことが重要です。

また、子どもが独り立ちするまでの間に、自分たちの両親の介護が必要になるかもしれません。助け合う兄弟や親戚がいればいいのですが、ふたりの肩にずっしりと乗ってくるようなら、親と子どもをダブルケアしなければなりません。

体力や精神力、経済力がいくらあっても足りないでしょうし、「子どもと遊んであげられない」「親のお世話が十分できない」などジレンマに陥ることもあるかもしれません。

これから起こるかもしれないことを、本当に起こるかのように心配しても仕方ないと思うかもしれませんが、人生１００年時代といわれる今日ですから、他人事ではありません。

そして、親の介護の問題は、自分の子どもが、自分たちを介護するという問題にもつながっていきます。

## 年齢と不妊治療

年齢と不妊治療というテーマから「卵子や精子の質の低下」「胚の染色体数の問題」「流産の増加」などの問題にばかり目や考えが行きがちになります。

しかし、妊娠する方法も、子どもを授かる方法も、カップルごとに違いがあります。

たとえば、独身時代に卵子凍結していた女性がいるかもしれませんし、もしかしたら卵子や精子の提供を受けるカップルや、養子縁組や里子などで子育てを実現するカップルもいるでしょう。

でも、子どもは授かったら終わりではありません。「年齢と不妊治療」というテーマは、その後に続く妊娠生活、出産、育児へとつながっていくもので、漠然とでも先々を考えることは大切なのではないかと思います。


### 佐久平エンゼルクリニック

長野県佐久市長土呂 1210-1
TEL : 0267-67-5816
https://www.sakudaira-angel-clinic.jp


**特別な検査や治療**

- 子宮内膜着床能検査（ERA 検査）
- PGT-A（着床前検査）
- 難治性不妊に対する PFC-FD 療法

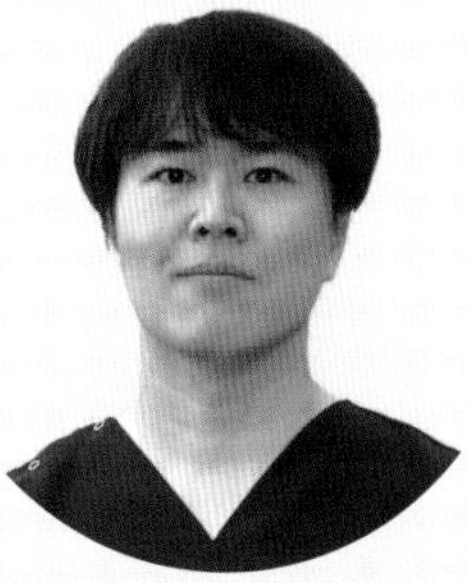

**政井 哲兵 先生**

| 資格 | 日本専門医機構 認定産婦人科専門医<br>日本生殖医学会 認定生殖医療専門医 |
|---|---|

| | |
|---|---|
| 2003年 | 鹿児島大学医学部卒業 |
| 2003年 | 東京都立府中病院<br>（現東京都立多摩総合医療センター）研修医 |
| 2005年 | 東京都立府中病院<br>（現東京都立多摩総合医療センター）産婦人科 |
| 2007年 | 日本赤十字社医療センター産婦人科 |
| 2012年 | 高崎ARTクリニック |
| 2014年 | 佐久平エンゼルクリニック開設<br>（2016年 法人化） |

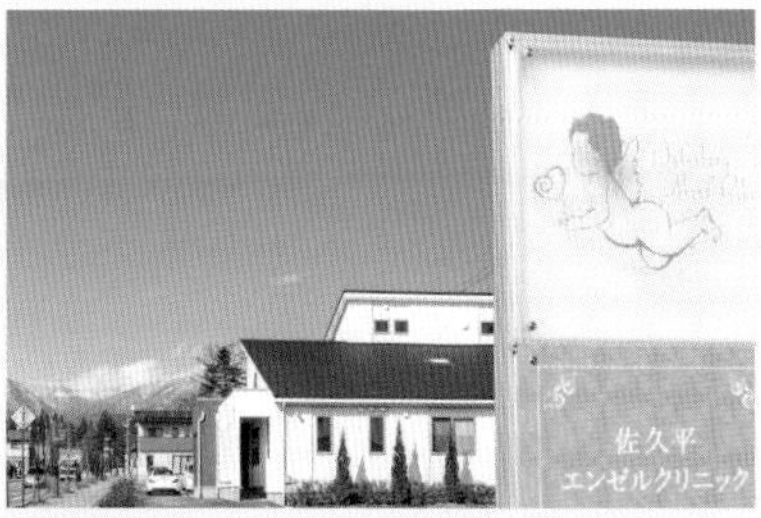


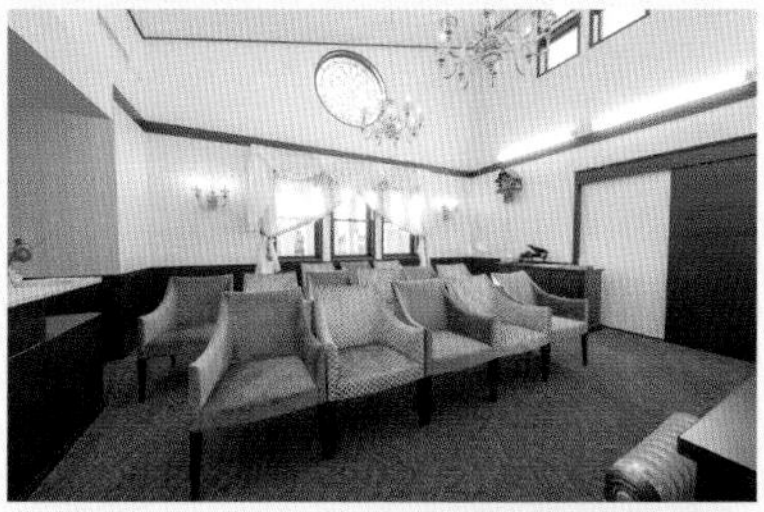

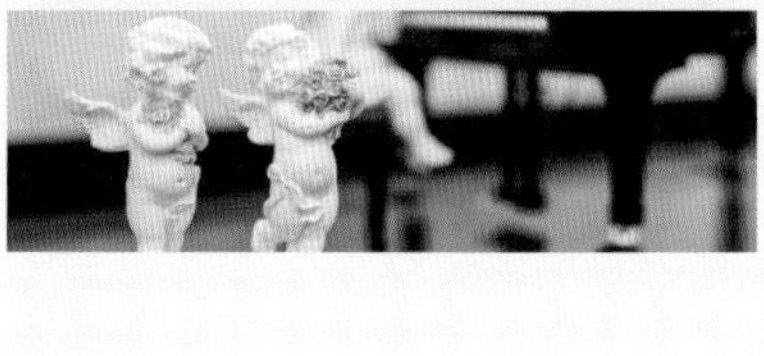

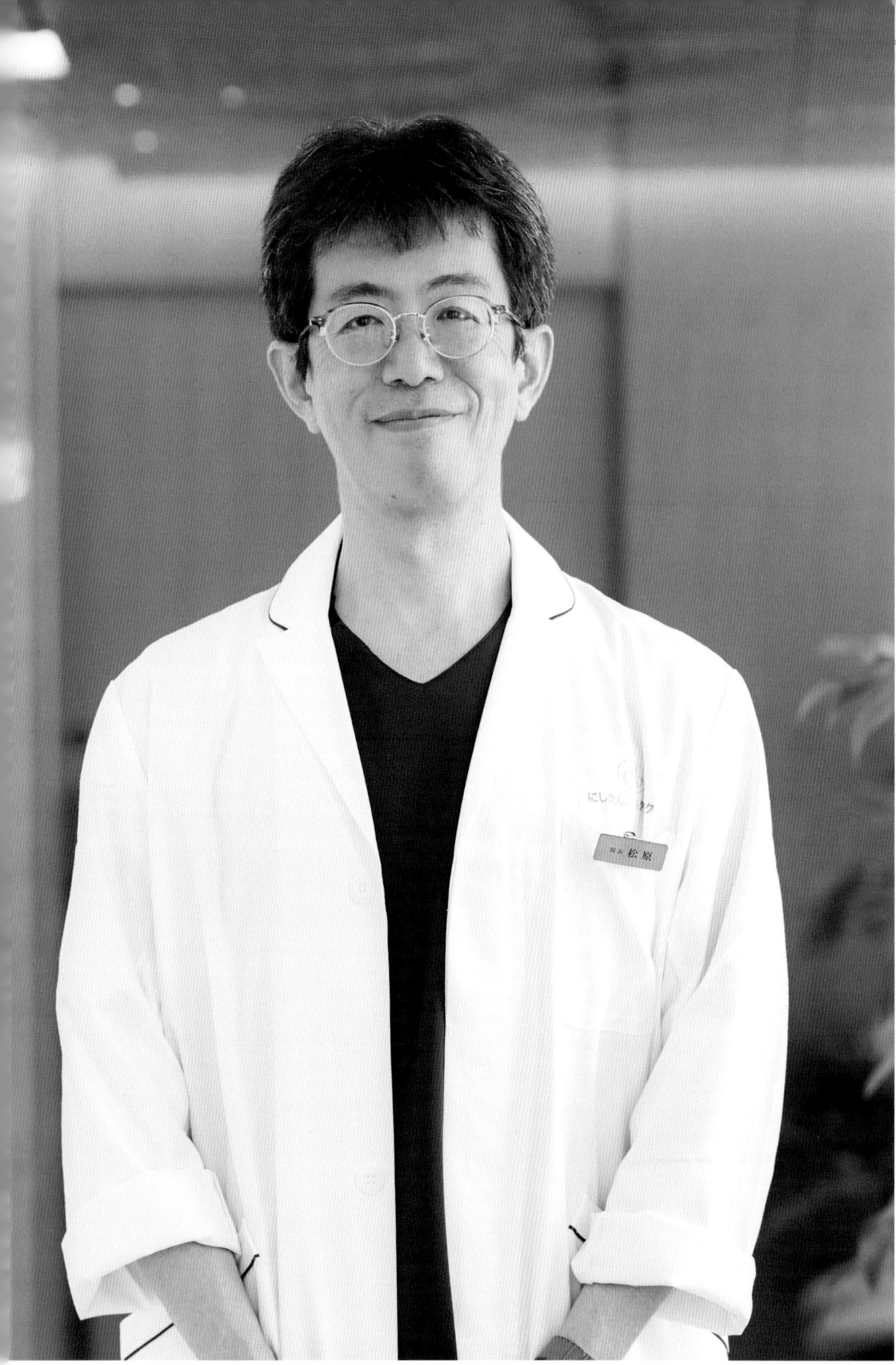

深夜22時まで診療の利便性

# 全国どこでも
# 同じ治療を受けられる
# 信頼と安心

にしたん ART クリニック 品川院
**松原 直樹** 先生
Matsubara Naoki

## にしたんART クリニック品川院が 2023年7月に診療強化

全国どこでも同じレベルの不妊治療を提供するという目標のもと、2023年12月現在、全国で7院（新宿、日本橋、品川、大阪、名古屋駅前、神戸三宮、博多駅前）を開業し、診療に当たっているにしたんARTクリニック。

さらに2025年1月までに全国9院を展開する計画で、現代社会が抱える少子化や不妊といった問題に向き合い、最短で最善の治療を提供するとしています。

今回は、開業から全国の組織づくりに尽力されてきた松原直樹先生に、今年1月4日に開業した、品川院のお話を中心にうかがいました。

二人目不妊の方にも安心して通院していただけるようキッズルームも完備しております。

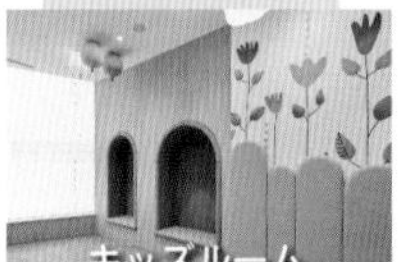
キッズルーム

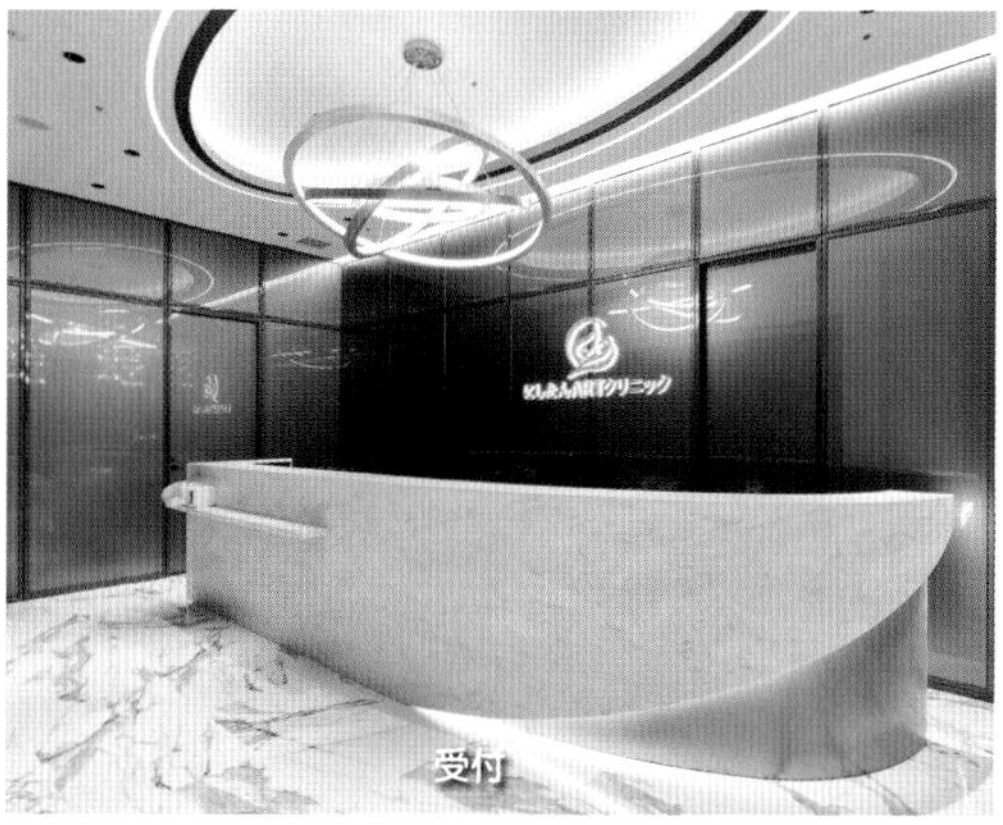
受付

## 仕事帰りの夜間 仕事休みの週末に通える

■全国で複数のクリニックを展開している中で、品川院の特徴として挙げられるのは？

これは品川に限らず、どの医院にも共通しているのですが、働きながら治療を受けている方が多いです。ただ、その中でも品川院はオフィス街という土地柄、働いている方が大部分を占めています。ですから、退社後となる平日の夜間や週末に通院される患者さまが多いです。平日は夕方18時～19時くらいがピークになります。

また、横浜方面など神奈川県からも通いやすい立地なので、神奈川在住の患者さまも多く、週末など仕事がお休みの日にはおふたりそろって来院される方もいらっしゃいます。

## 治療を諦めていた人も ココなら通える！

■平日は夜22時まで診療されているので働きながらでも通院しやすいですね。

そうですね。現在通院している患者さまが当院を選ばれた理由はさまざまですが、なかでも多いのは夜22時まで診療しているからだと感じます。以前から不妊治療を受けたかったけれど、仕事をしながら通うのが難しかったのであきらめていたという方もいらっしゃいます。やはり、仕事帰りに通いやすい診療時間であり、立地が支持されているのでしょう。

患者さまの年齢については、30代後半の方が多く、40代の方も一定数いらっしゃいます。20代の患者さまもお見えになりますが、主流はキャリアを積まれた30代後半以降の方ですね。

他のクリニックで治療を受けていて転院されてきた方も多い印象です。他院で一般不妊治療を受けていたけれど妊娠しなかったから、そろそろ体外受精をしたいと思って来たとか、他院でARTをおこなっていたけれど結果が出なかったので転院してきたという方もいらっしゃいますね。

精液検査を希望されて一人で来院される男性もいらっしゃいます。

奥様が不妊治療を受けているという方だけでなく、これから子どもを持ちたいと考えている男性、なかには未婚の男性もいらっしゃいます。やはり、仕事帰りに通いやすい場所として本院を選ばれているようです。

## 夕方の採卵 夜間の人工授精も可能

■22時までの診療ということで、スタッフの体制はどのように維持しているのでしょうか？

夕方から夜間に通院される患者さまに対応できるように、胚培養士は午後から勤務に当たり、夕方の採卵や夜間の精液検査、人工授精も可能です。採卵や人工授精のためにわざわざ仕事を休まれる必要はなく、退社後に治療を受けられます。採卵36～37時間前に投与する薬については、自己注射もしくは点鼻薬で患者さまご自身にご対応いただいています。

これに対し、新宿院は朝に採卵を行っております。

通院されている患者さまのニーズに沿えるように、クリニックによって診療時間等は臨機応変に対応しています。

## 初回カウンセリングで 要望・疑問をヒアリング

■患者様の要望や治療の希望などについては、どのようにして把握しているのですか？

治療に入る前にカウンセラーが必ず患者さまのご希望をヒアリングしており、具体的にどのような治療を求めて来院さ

院内のようす

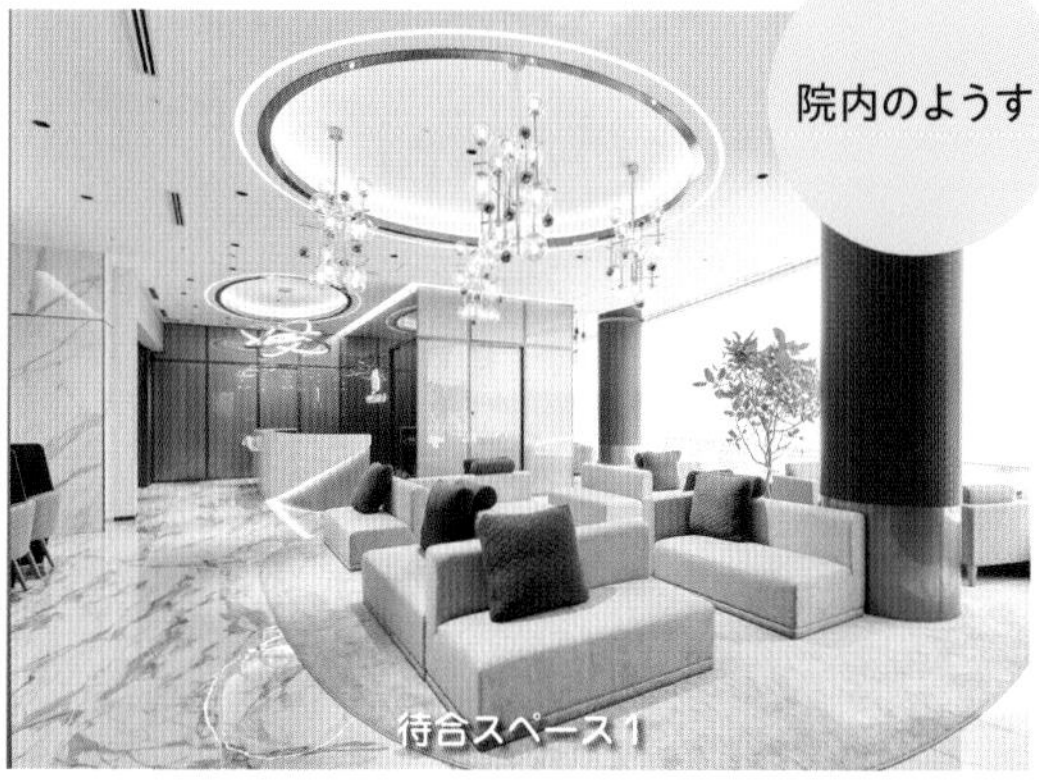
待合スペース１

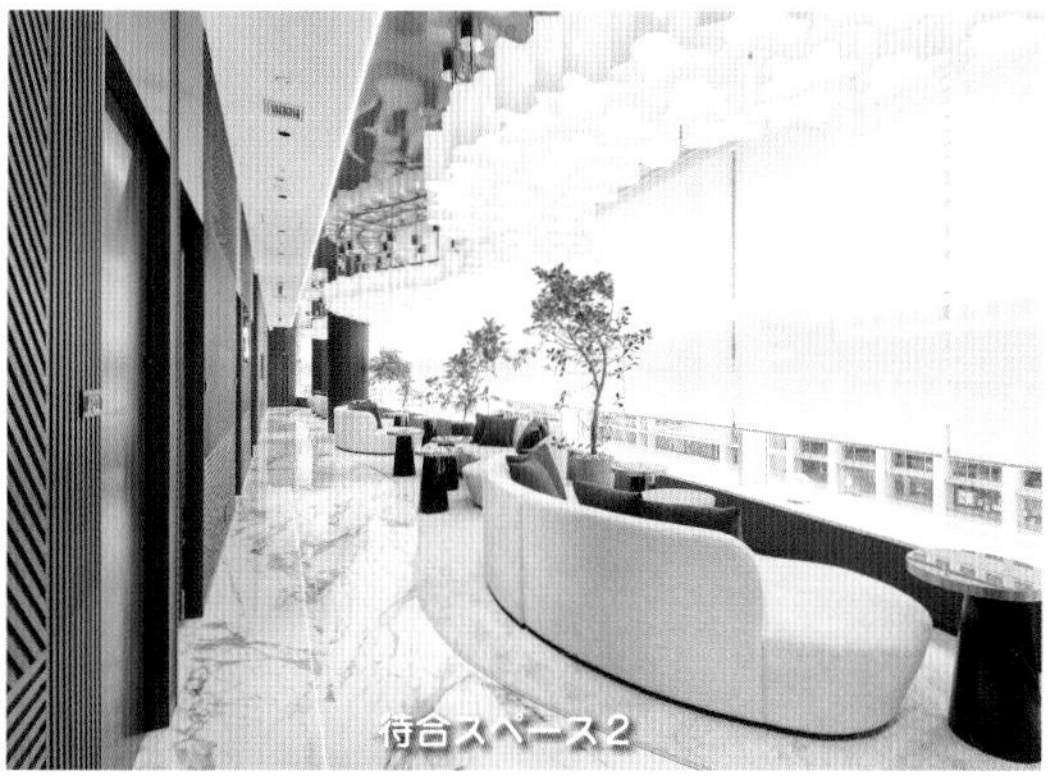
待合スペース２

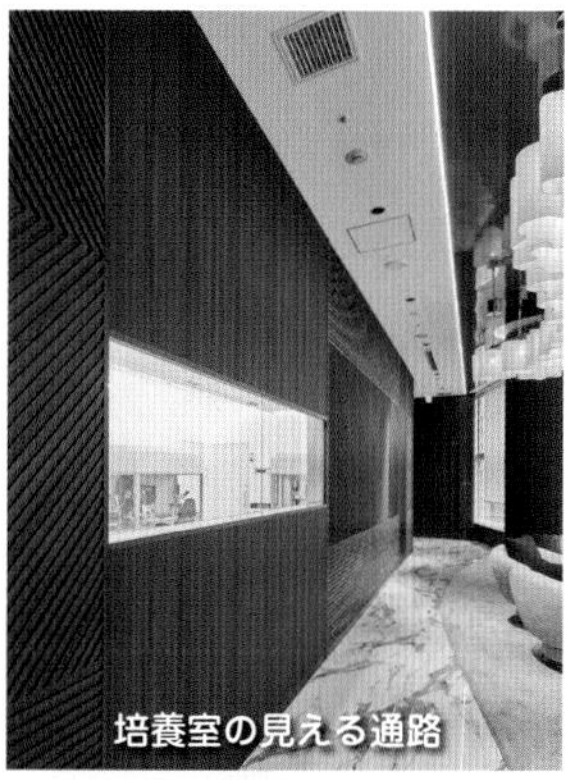
培養室の見える通路

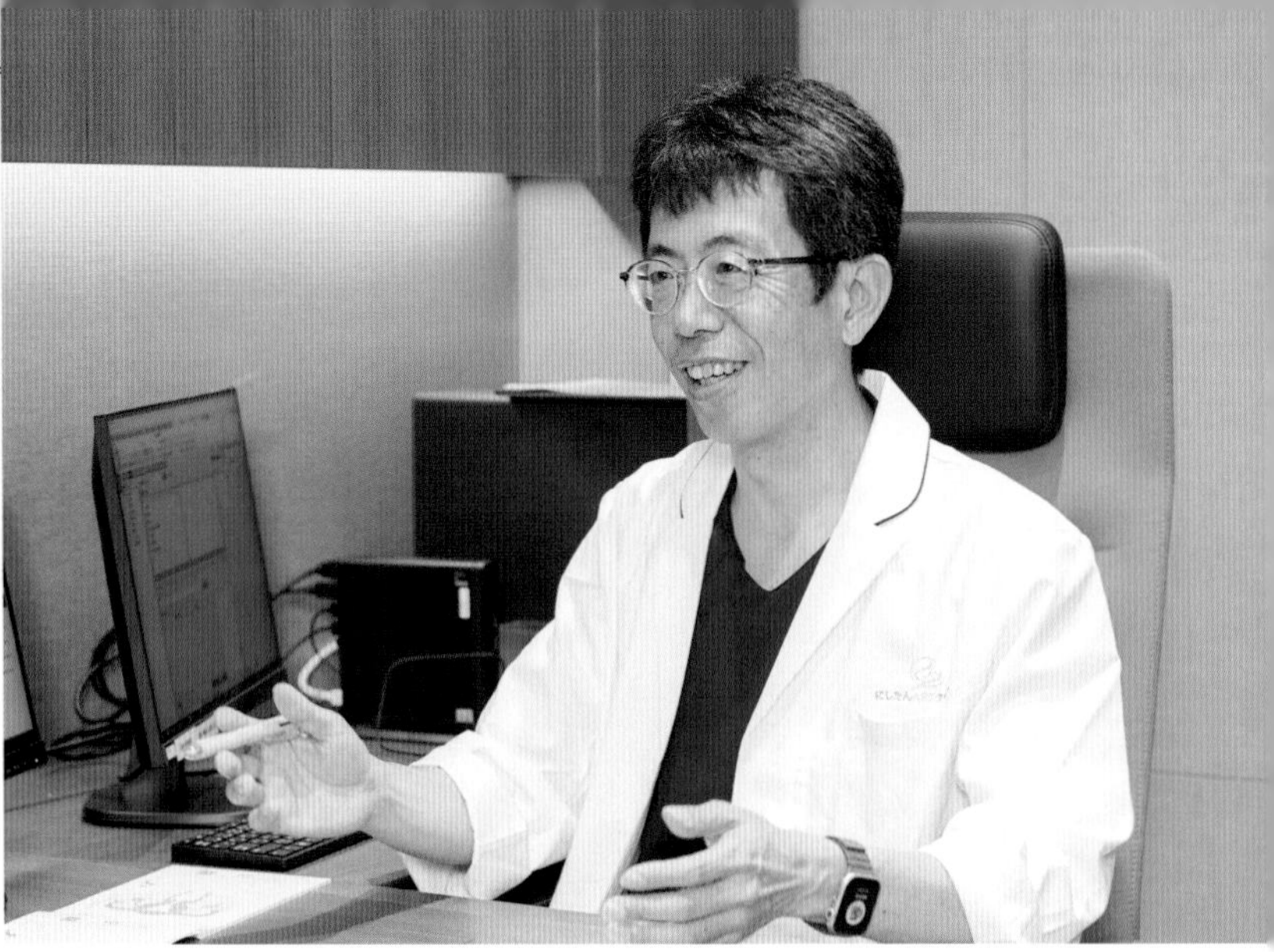

れたのかを30分程度のカウンセリングによって把握するようにしています。こちらが一方的に治療法を決めたり、意見を押し付けたりすることはありません。できる限り患者さまのご希望に沿った治療をしていきますが、場合によっては患者さまのご希望に沿うのが医学的に最善とは言えないこともあります。そのときは、しっかり話し合いを行い、丁寧に説明をして進めていくので、患者さまもご自分の意見をおっしゃりやすいのではないでしょうか。患者さまが治療に抱いている不安や疑問も事細かにヒアリングしていきます。他院から転院されてきた場合は、治療歴についても確認させていただきます。

通常はカウンセリングルームでカウンセラーが対応していますが、相談内容によっては他のスタッフが応じたりもします。たとえば「ステップアップを希望しているので、ARTについてもっとくわしく知りたい」といった場合には、看護師や胚培養士が対応しています。

このカウンセリング内容については初診前に医師をはじめとする医療スタッフにも共有しているので、また初めから説明するといった手間がないので、スムーズに診療へ進むことが可能です。

初回カウンセリングについては必ず受けていただきますが、ご希望があれば治療の途中でも随時受け付けています。

## 希望・年齢・状況に応じた治療を実施

■カウンセリングが済んだら、いよいよ治療スタートになるのですね。

はい、カウンセリングが終わったら治療に進んでいきますが、具体的な工程は患者さまの状況により異なります。当院で不妊治療を始める方の場合は、まず検査をして、妊娠を妨げている要因を探り、検査結果に応じて治療を組み立てていきます。仮に検査で不妊原因が特定されない場合はタイミング療法からスタートし、人工授精、体外受精とステップアップしていきますが、患者さまのご希望や年齢、状況などによりタイミング療法や人工授精の回数は異なります。

一般にタイミング療法6周期、人工授精6周期と言われたりもしますが、これだと1年かかってしまいます。患者さまの状況や年齢によりますが、実際には2～3回同じ治療を試したらステップアップするケースが多いです。

というのも、早めにステップアップしたいと希望される患者さまが多いからです。当院では保険診療と自費診療に限らず、患者さまのご希望や状況に応じて最善の対応を行っております。

## 先進医療実施施設の認定を受けました

■11月から先進医療実施施設の認定を受けられましたね。

はい、先進医療実施施設の認定を受けたことで、これまで以上に幅広い治療を提供できるようになりました。

先進医療は通常、自費診療になるため、保険診療との併用はできません。ですが、承認を受けた一部の先進医療については保険診療と並行して受けられます。

移植をしているけれど、なかなか着床しないといった場合にはERAやEMMA、ALICE、またSEET法をしたい、少しでも妊娠に結びつきやすい精子を選別したいからIMSI法やPICSI法を試したいといったご要望にも応えられるようになりました。

診療中に、こちらから「こういう方法もあります」と、ご紹介することもありますが、もしご希望でしたらお気軽にご相談ください。

## 全国どこでも同レベルの治療を提供する

■全国で複数のクリニックを展開していますが、医療の質などクリニックのレベルを一定に保つために、どのようなことを実施していますか？

医師に対してはマニュアルを作成しています。不妊治療には患者さまの症状や希望により治療方針は変わっていきますので、誰が担当しても同じような治療ができるように一般不妊治療から生殖補助医療までについて、一通りまとめています。たとえば一般不妊治療なら卵胞の状態からタイミングを測る方法、体外受精の薬の使い方など治療のポイントとなるところを押さえたものです。

また、日々の治療で生じた疑問などを相談できる医師のみのオンラインコミュニティがあり、活発に意見交換をしています。

医師と同じような仕組みが部門ごとにあり、看護師なら各院の主任看護師がオンラインで定期的に打合せをし、情報共有をしています。

胚培養士の場合も、責任者がオンラインで定期的に技術、方法の共有などをすり合わせしています。胚培養士にも手技というか各々のやり方があるのですが、各自バラバラでは困りますから、一定に保てるように気を配っています。カウンセラーも同様に定期的に打合せをしており、全国どの院でも常に最高レベルの治療を提供できる体制を整えております。

## 引越しや単身赴任でも同じ治療を継続できる

■たとえば引越しなどで別の地域に移っても、変わらず治療を受けられるのは嬉しいですね。

そうですね。引越しや単身赴任などで移動になっても、全院で連携されていますから、引き続きスムーズに同じ治療を受けていただけます。当院のどこへ通院しても変わることなく継続した治療を受けられるのは、患者さまの安心や信頼につながることでしょう。

実際、引越しを機に当院内で移られた患者さまもいらっしゃり喜んでいただいています。

私たちが全国展開に力を入れてきたのは、患者さまがどこにいようと変わらず安心して治療を受けていただくためですから、これからもよりよい医療を提供できるように尽力していきたいです。

## 不妊治療は時間との勝負まずは一歩踏み出して

■最後にこれから不妊治療を考えている方にメッセージをお願いします。

不妊治療は時間との勝負です。「なかなか子どもができないな。もしかして不妊症かな？」と思ったら、迷わずクリニックに来てほしいですね。

病院へ行く、不妊治療をするというと敷居が高く感じられるかもしれませんが、一歩足を踏み入れていただけたら、きっと患者さまおひとりおひとりに合った提案ができると思います。もちろん、試しに検査だけでも受けたいというご希望でもかまいません。まずはご自分のからだについて知るところから始めてみてはいかがでしょうか。

私たちは患者さまお一人おひとりと丁寧に向き合い、治療に当たって参ります。

にしたんARTクリニック
各院情報QRコード

CHECK!

### 治療の流れ

- カウンセリング（約30分）
- ▼
- 初　診
- ▼
- 女性：血液検査・内診
- 男性：感染症検査・精液検査
- 治療計画書立案
- ▼
- 不妊検査（卵管造影検査・性交後検査等）
- ▼
- 一般不妊治療（タイミング指導・人工授精・排卵誘発）
- ▼
- 女性：ホルモン検査／超音波検査
- ▼
- 体外受精／顕微授精

不妊の原因はそれぞれ。１人ひとりに合った不妊治療を進めましょう。

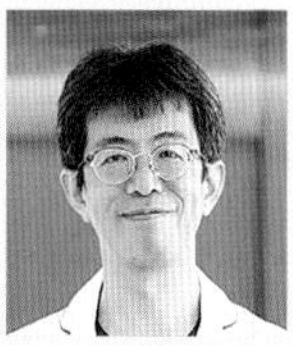

**松原 直樹 先生**

Profile

1997年３月　信州大学医学部卒業 信州大学医学部附属病院産婦人科
1997年４月　長野県内各地の病院で不妊治療に携わる
2022年６月　にしたんARTクリニック新宿院院長就任
2023年４月　にしたんARTクリニック 理事長就任

資格・専門医
日本産科婦人科学会 認定産婦人科専門医

にしたんARTクリニック

電話番号．0120-542-202

品川院
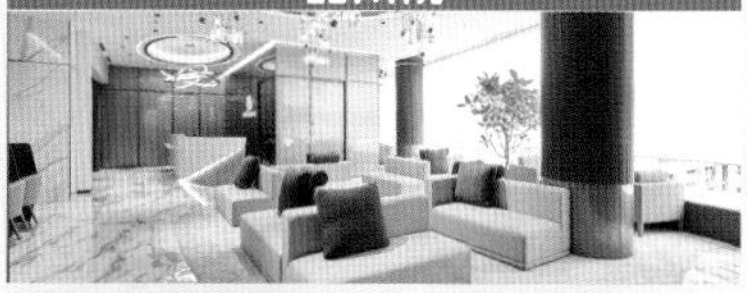

新宿院
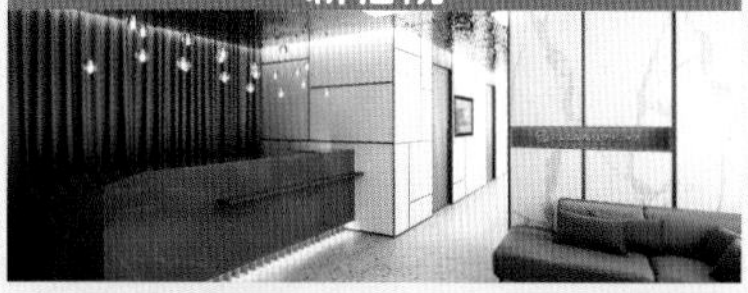

日本橋院
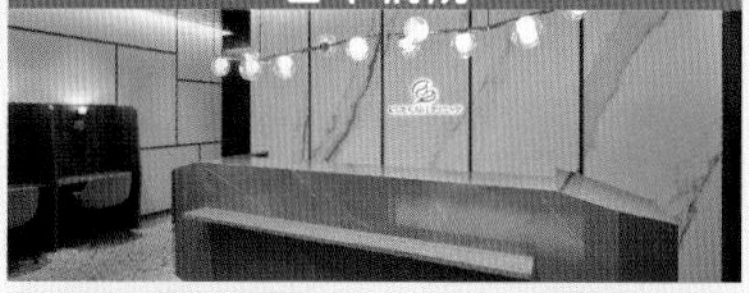

大阪院
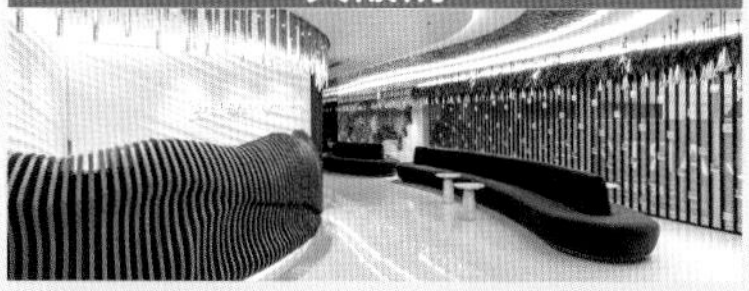

名古屋駅前院
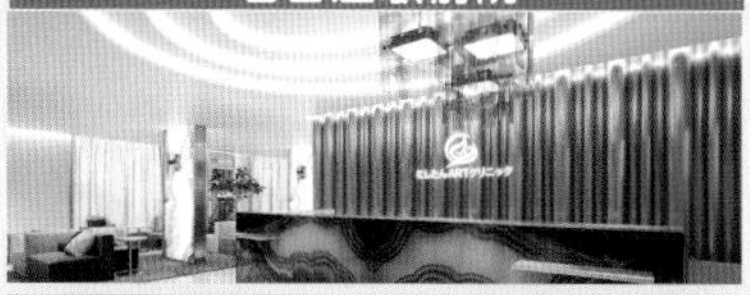

神戸三宮院
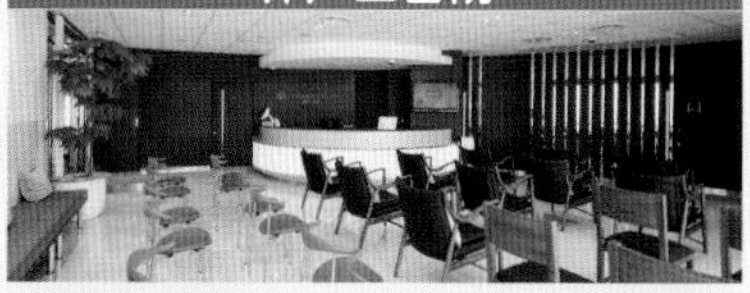

博多駅前院
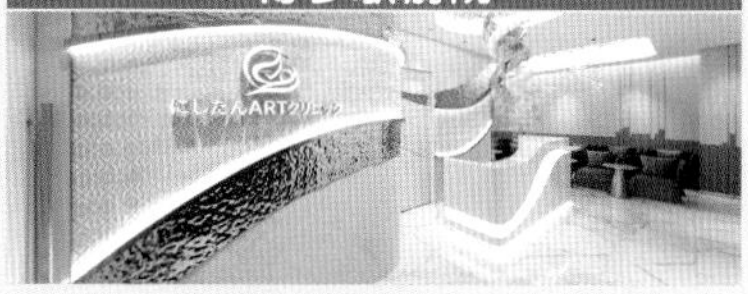

＜今後の開院予定＞
2024年８月（仮）渋谷院
2025年１月（仮）大阪うめきた院

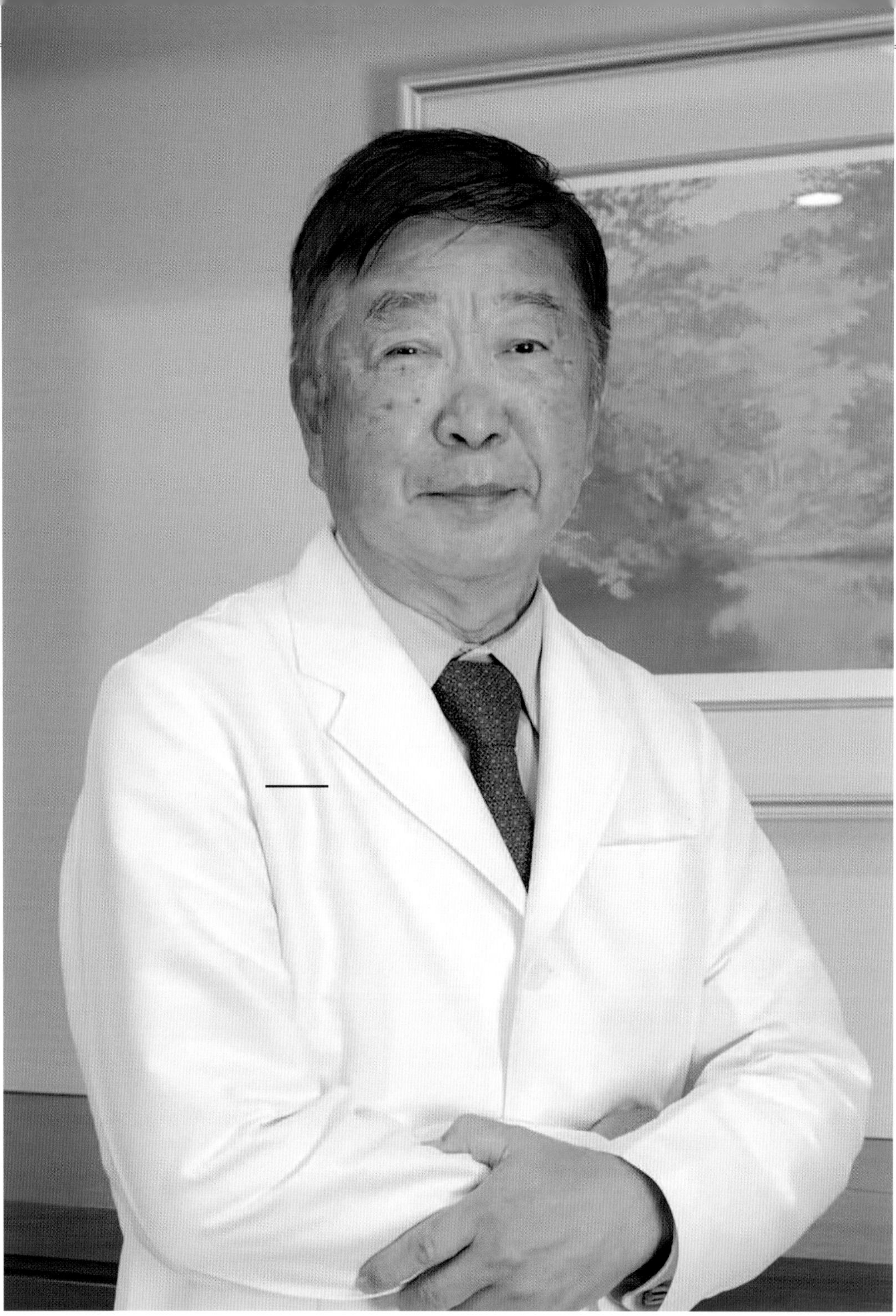

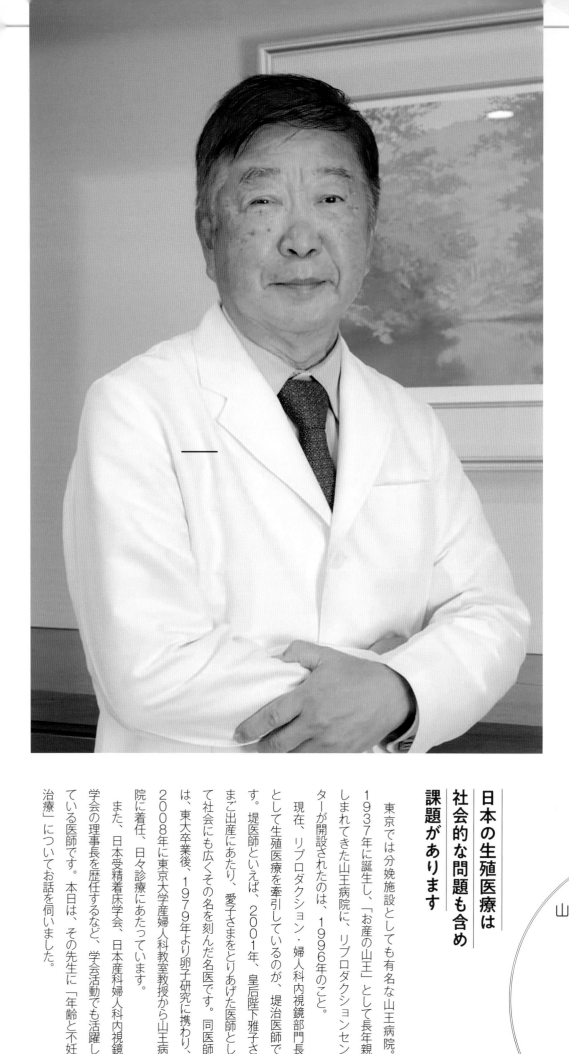

年齢因子は大きな因子だと思いますが・・・

# 40歳以上の患者様にも寄り添って できるだけのことをしたいですね

**日本の生殖医療は社会的な問題も含め課題があります**

山王病院 リプロダクションセンター
**堤 治** 先生
Tsutsumi Osamu

東京では分娩施設としても有名な山王病院。1937年に誕生し、「お産の山王」として長年親しまれてきた山王病院に、リプロダクションセンターが開設されたのは、1996年のこと。

現在、リプロダクション・婦人科内視鏡部門長として生殖医療を牽引しているのが、堤治医師です。堤医師といえば、2001年、皇后陛下雅子さまご出産にあたり、愛子さまをとりあげた医師として社会にも広くその名を刻んだ名医です。同医師は、東大卒業後、1979年より卵子研究に携わり、2008年に東京大学産婦人科教室教授から山王病院に着任、日々診療にあたっています。

また、日本受精着床学会、日本産科婦人科内視鏡学会の理事長を歴任するなど、学会活動でも活躍している医師です。本日は、その先生に「年齢と不妊治療」についてお話を伺いました。

## 日本はART件数、出産児数は世界最高レベルなのに、ARTでの妊娠率は最下位なのです。

年齢因子は、非常に大きな難しい因子だと思っています。実際に日本のART（生殖補助医療）の現状をみても、課題がみえてきます。

日本は、世界でも体外受精実施施設が多い国で、その実施件数も世界最高レベルです。したがって、体外受精によって生まれたお子さんも多いのですが、一方で、体外受精による妊娠率は世界で最下位なのです。

その原因として、世界で実施されている体外受精の平均的な年齢は35歳ほどなのに対し、日本では40歳と高く、生殖年齢的にも非常に厳しい年齢での患者さんが多いということです。当院でも40歳を超える患者さんも多く、その人たちにどのように結果を残すか苦戦をしておりますが、確実に妊娠される人はでています。

本日も、45歳以上の人を何人も診察し、中には妊娠中の48歳11カ月の方もいらっしゃいました。妊娠経過は順調です。

## そのような状況下での「年齢と不妊治療」の話になります。

このテーマは、私も日々考えていることですので、今日はその話をさせていただきます。

みなさんの中には、年齢が上がると妊娠しにくくなるのではないかと直感的に思う人もいれば、それを全く知らない人もいらっしゃいます。

ここに私が調べたデータがあります。それは、結婚して子どもを作ろうとしてから、妊娠するまでの期間の統計です。

年代別女性の妊娠に要する周期数

CHECK!

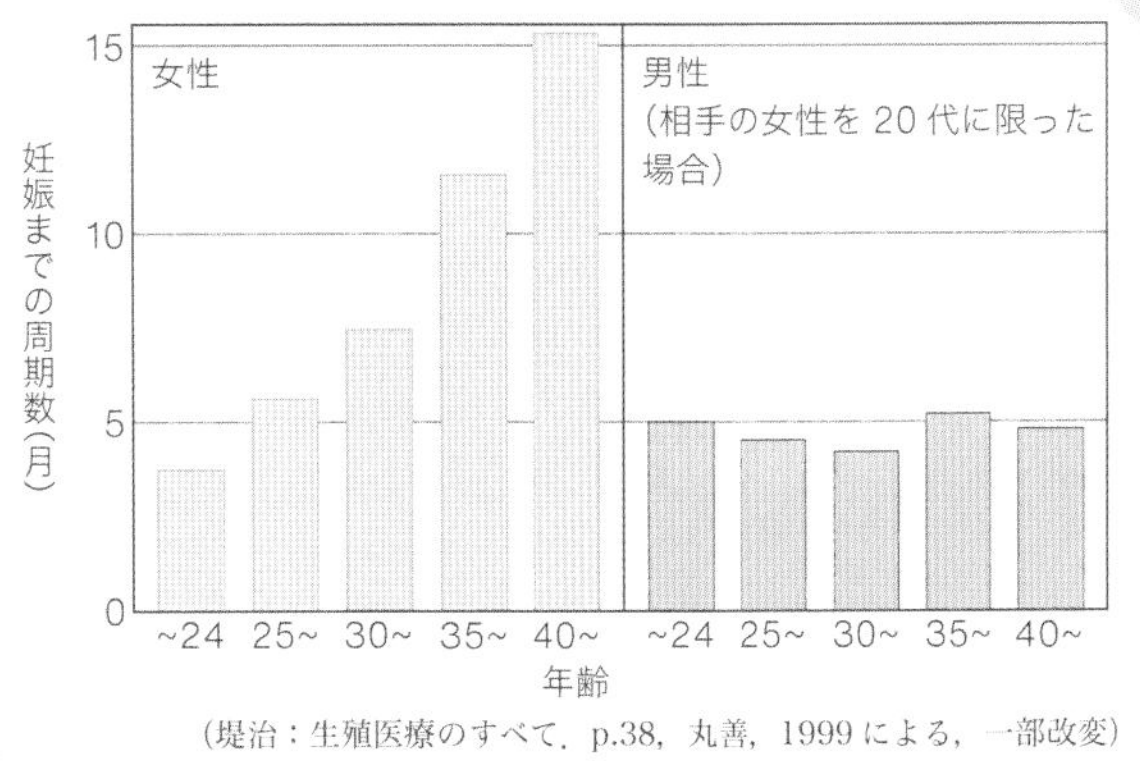


（堤治：生殖医療のすべて，p.38，丸善，1999 による，一部改変）

これは不妊治療をしたわけではなく、自然妊娠した人の場合です。だいぶ昔のデータですが、見ていただくと、やはり女性の場合は、年齢が上がるにつれて、妊娠までに時間がかかるということがわかります。

男性の場合は、年齢が相手の女性の年齢と比例するので全体でみると右肩上がりになるのですが、相手の女性を20代に限って調べてみると、男性の年齢が上がっても、妊娠率にそんなに差がないというデータになりました。

特によく見ていただきたいのは、先日、厚生労働省から発表された、「出生数及び合計特殊出生率」です。それによりますと、出生数が70万人台というのは史上最低レベルですし、合計特殊出生率1・26も最低レベルです。

出生数・合計特殊出生率および体外受精児数の年次推移

CHECK!

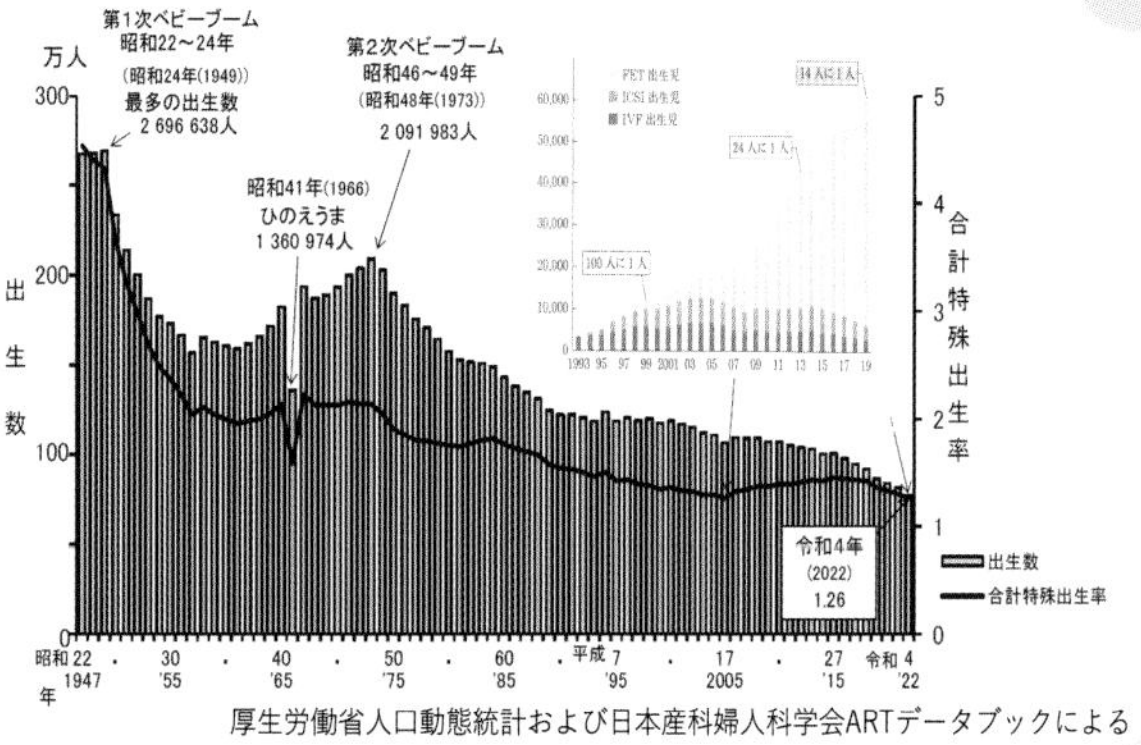


厚生労働省人口動態統計および日本産科婦人科学会ARTデータブックによる

## 出生数は減っているけど、体外受精で生まれる方は増えています。

この図に、体外受精の出産者数を重ね合わせると、出生数は減っているけれど、体外受精で生まれる人は増えております。

一番最近のデータ（2021年）では、11人に1人は、体外受精で生まれているということになります。

また、出生数は下がっていますが、よく「夫婦の理想とする子どもの数」のアンケートをとると、統計では2.5人です。しかし、実際には1・26という数字が示すように、理想に到達していないことになります。そのギャップがどこにあるかということは、とても大事なことだと思います。

重ね合わせたものを一つ見ておきますと、凍結保存技術とともに年々体外受精の成績も向上しています。

当初は30代の人に行っていた体外受精ですが、現在は40～43歳と幅が広がっております。

特に、当院では年齢制限は設けていないので、40代後半の人の治療も行っております。

人口動態を見てもわかるように、お母さんの年齢が40～44歳で生まれる子が4万6336人。45歳以上で生まれる子が、1658人です。

このことから45歳以上でも、相当数の人がお産をされているということがわかります。これはつまり不妊治療の成果なのですが、40歳が受診のピークで、40歳以上で治療を受ける人がとても多いことから、体外受精全体での妊娠率は低いのです。

## 35歳と45歳の比較データでも、違いははっきり分かります。

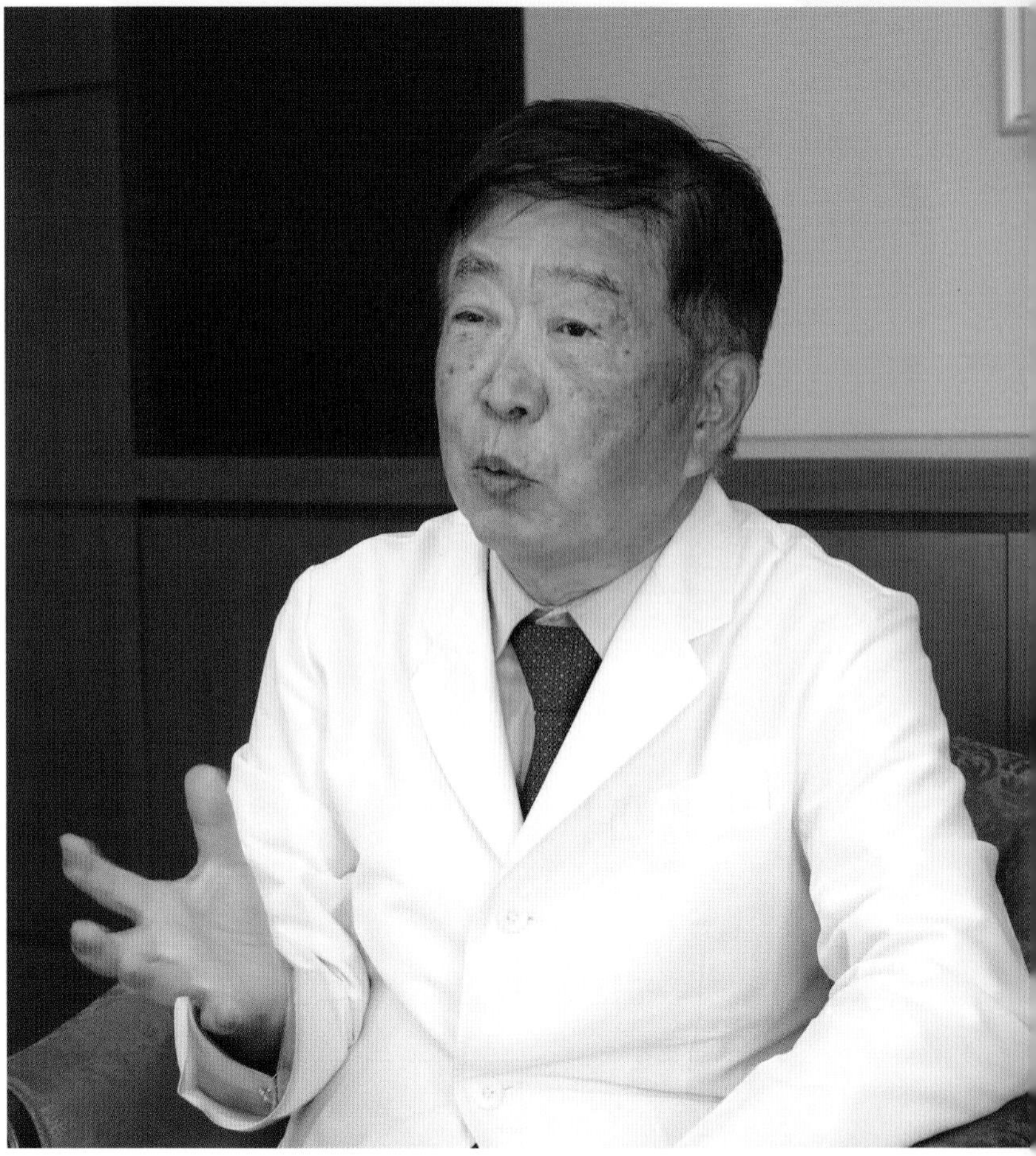

当院の成績で35歳と45歳を比べてみると、採れる卵の数が10分の1に減ることがわかります。さらに、移植した場合の着床率も10分の1に減ります。つまり、総合的に見た着床率は１００分の1に減るということです。それは１００倍大変だということです。

1回で妊娠する人が、１００回治療を受けることになります。現実的には、そんなに受けられないわけですから、やはり40歳以上の方が、妊娠・出産を希望する限りは、不妊治療を頑張ったけれども、それでも妊娠できなかった人がいるということです。私たちはそのことを考えていかなければならないと思います。

## 高齢女性のＡＲＴの成績を集めたデータからは…

高齢女性のＡＲＴ成績を集めた最近のデータがありまして、39歳までの人は移植をすると、40%ぐらいの着床率です。

保険適用されるギリギリのところの40～42歳は17・4%になり、ガクッと減っております。

そして、43～44歳という保険が適用されなかった人たちは5.5%です。

45歳以上になりますと、1.9%です。当院には、45歳以上でも年に何人かは妊娠されている人がいらっしゃいますが、その陰では、頑張ったけれど妊娠できなかった人もいます。

それを忘れてはいけないと思います。

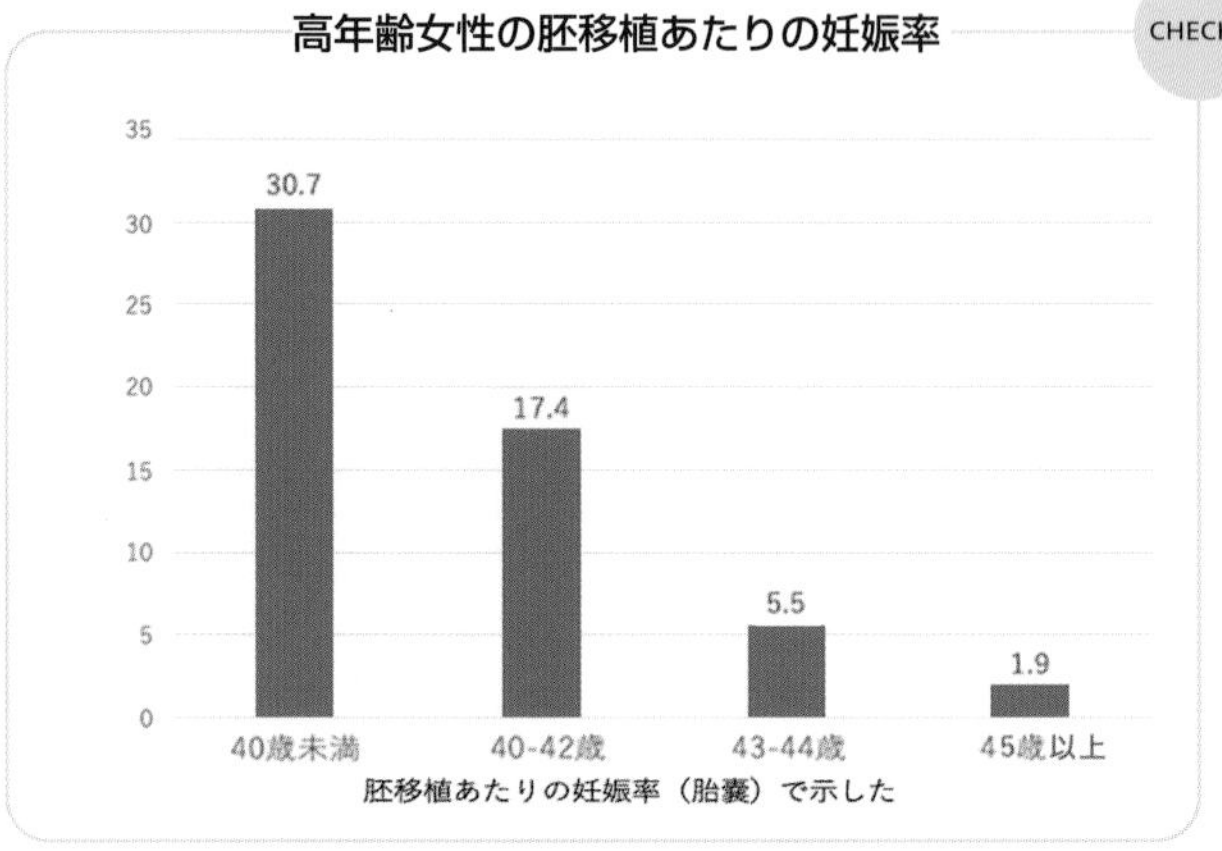


## 日本人は生殖に対する知識が非常に乏しいです。

日本人の生殖に対する知識は、世界の先進国の中で調べると最低レベルであるという論文もあります。卵子がそれなりにエイジングの変化を受けるということを、十分に知らないまま年齢を重ね、子どもを作ろうと思った時には、「そんなことは知らなかった。もっと早く教えてくれればよかった！」という人もいらっしゃいます。

ですから、このような機会に強調をしたいのですが、日本では、プレコンセプションケア（妊娠前のケア）が欠如しているために、妊孕性に関する知識や性、生殖に関する知識がないまま、ライフプランを立ててしまっている、あるいはライフプランが立てられないでいる、という問題があります。

社会として、結婚・妊娠・出産・子育てを安心して、働きながらできる体制が整っていないということもあり、どうしても後回しになり、不妊治療が増えるということです。

## 治療のステップアップも時間との闘いになります。

不妊治療のステップというのは、スクリーニング検査をしてから、（結果にもよりますが）まずはタイミング療法があります。その先に人工授精があり、自然妊娠を希望される人の中には腹腔鏡というステップがありますが、日本では、体外受精というステップが今一番盛んで、世界でも有数の体外受精実施国です。

最新の統計では11人に1人ですが、現在も増え続けており、10人に1人を超える可能性もあります。

ステップアップのタイミングは、やはり年齢を基準に当院は考えていますし、おそらく他の施設も同じかと思います。

30代半ばまででしたら、1年ぐらいは基本的な検査、あるいはタイミング療法、人工授精を行います。30代後半ぐらいになると、当院で一つの目安として6周期以内、40歳を超えた場合は、3周期で妊娠されればいいけれども、そうでなかったら、体外受精の提案をさせていただきます。ステップアップでも、年齢はやはり重要な因子となりますので、時間との闘い、というところがあります。

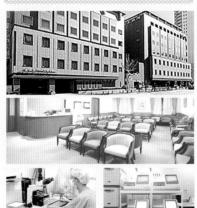

## 提供卵子による成績、卵子凍結も考慮しましょう。

妊娠成績は、35歳ぐらいから下に傾いて、40歳を過ぎると年々下がり、治療費も大幅に増えていきます。

世界では、卵子提供はすでに拓けた治療法という状況で、卵子提供による治療での着床率は、年齢が40歳でも50歳でも右グラフのように下がる率は減ります。臨床的には、ロシアでは65歳の三つ子が報告されたり、74歳のインド人が妊娠したケースもあります。ホルモン補充をすれば、子宮は機能して妊娠するわけです。

先程申したように、35歳と45歳を比べれば採れる卵子が10分の1に減り、着床率が100倍大変になるというギャップもあり、海外では卵子提供を選択する方も多いのです。

生殖医療での時計は、逆戻しはできません。止めることはできます。それが最近話題になっている（未受精）卵子凍結です。

卵子は、採卵する時点までは母体と同じ年齢です。それを採卵することで卵子の加齢を止めます。

現在の体外受精の場合、凍結融解胚移植で9割以上の人が、一定の凍結期間後に移植しています。それで9割以上の人が生まれています。日本の凍結技術はとても高いです。

もちろん、卵子が受精するかどうかのステップがあることもしっかり理解しておかなければなりません。

この卵子凍結に関しては、医学的な卵子凍結として、がん治療などによる卵子への影響を避けるためのケースと、社会的卵子凍結といって、未婚の女性が将来に備えて行うケースがあります。

欧米では2013年頃に、立証段階といわれ、アメリカ生殖医科学会がガイドラインを出して、行われてきています。

そのため特に米国で、有名な企業では企業イメージや企業価値、そして女性にとって働きやすい環境づくりの一環として卵子凍結が認識されています。日本でも企業単位で助成制度が始まっており、東京都も2023年から都民に助成制度を開始したところです。

## 最後に

本日は、生殖医療の現状を知っていただき、プレコンセプションケアへの意識を高めることの大切さや、社会の課題を含め、年齢と不妊治療の現状のお話をしました。

この他にも、年齢と不妊治療に大きく関係してくるお話として、再生医療や染色体検査などがあります。

これらの話題となる情報は、当院のホームページに掲載がありますので、ご覧ください。

CHECK!

提供卵子による妊娠成績

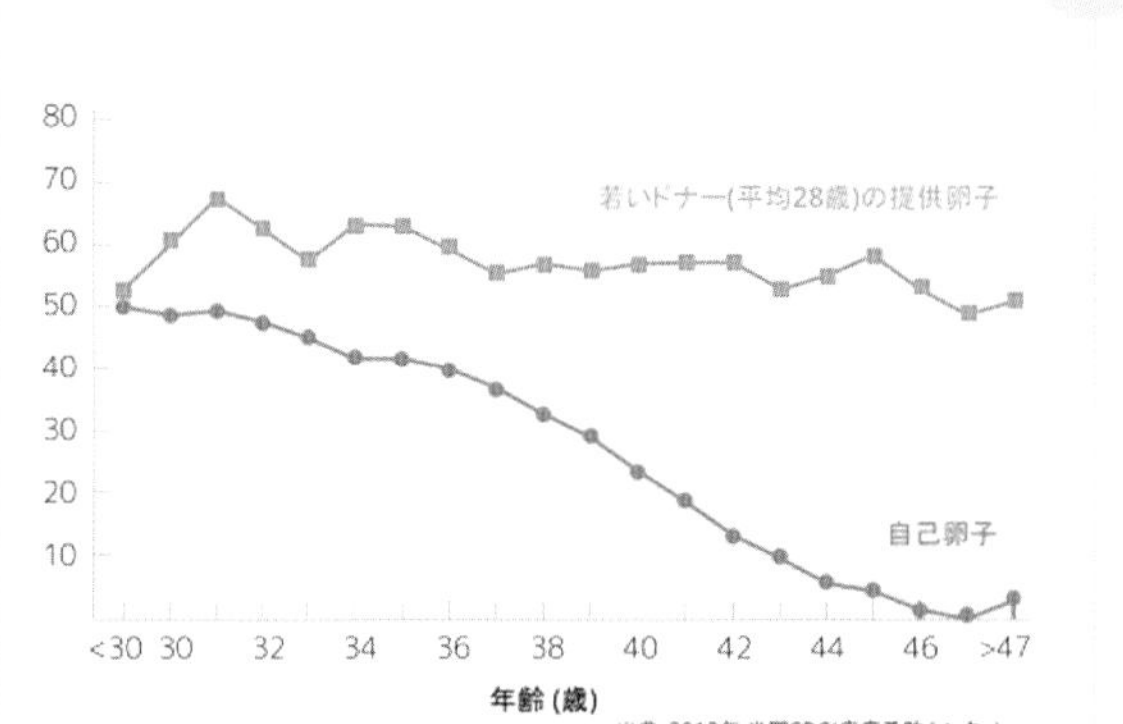


出典：2013年 米国CDC(疾病予防センター)

医療法人財団 順和会
山王病院

リプロダクションセンター
リプロダクション・婦人科内視鏡治療部門
東京都港区赤坂 8-10-16
TEL：03-3402-3151（病院代表）
e-mail：
sanno-rdc@iuhw.ac.jp

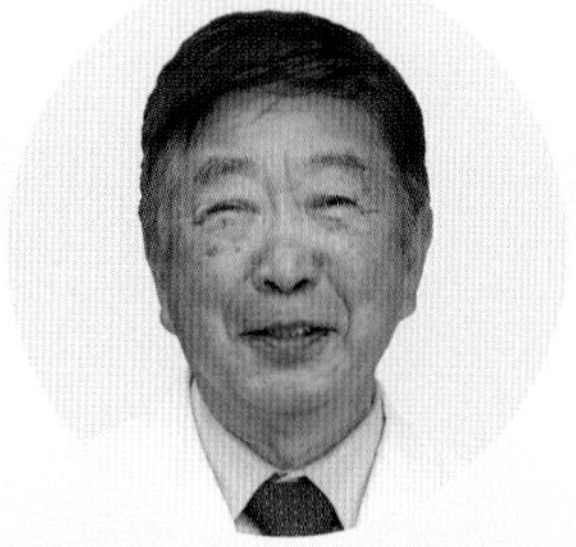

山王病院 名誉病院長
リプロダクション・婦人科
内視鏡治療部門長
**堤 治 先生**

資格

- 日本専門医機構 認定産婦人科専門医
- 日本生殖医学会 認定生殖医療専門医
- 日本産婦人科内視鏡学会技術認定医

国際医療福祉大学大学院教授
東京大学卒、医学博士
前山王病院病院長
元東京大学医学部産婦人科教室教授
元東宮職御用掛
米国国立衛生研究所（NIH）留学
前日本受精着床学会理事長
元日本産科婦人科内視鏡学会理事長
元アジア・パシフィック産科婦人科内視鏡学会理事長
産婦人科 PRP 研究会代表世話人
中日友好病院（北京）名誉教授



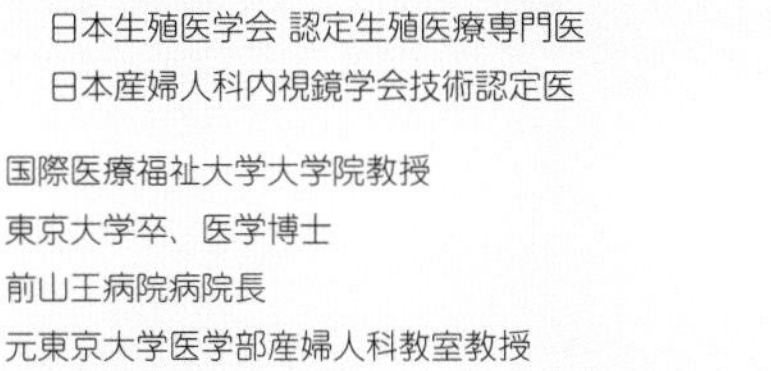

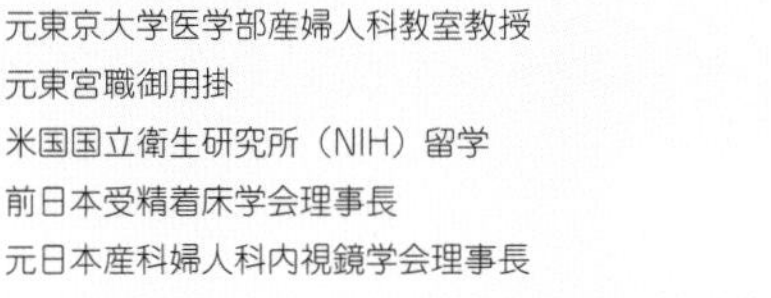

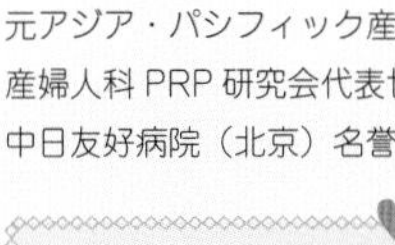

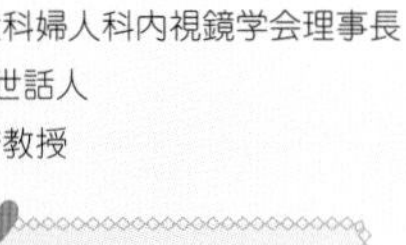

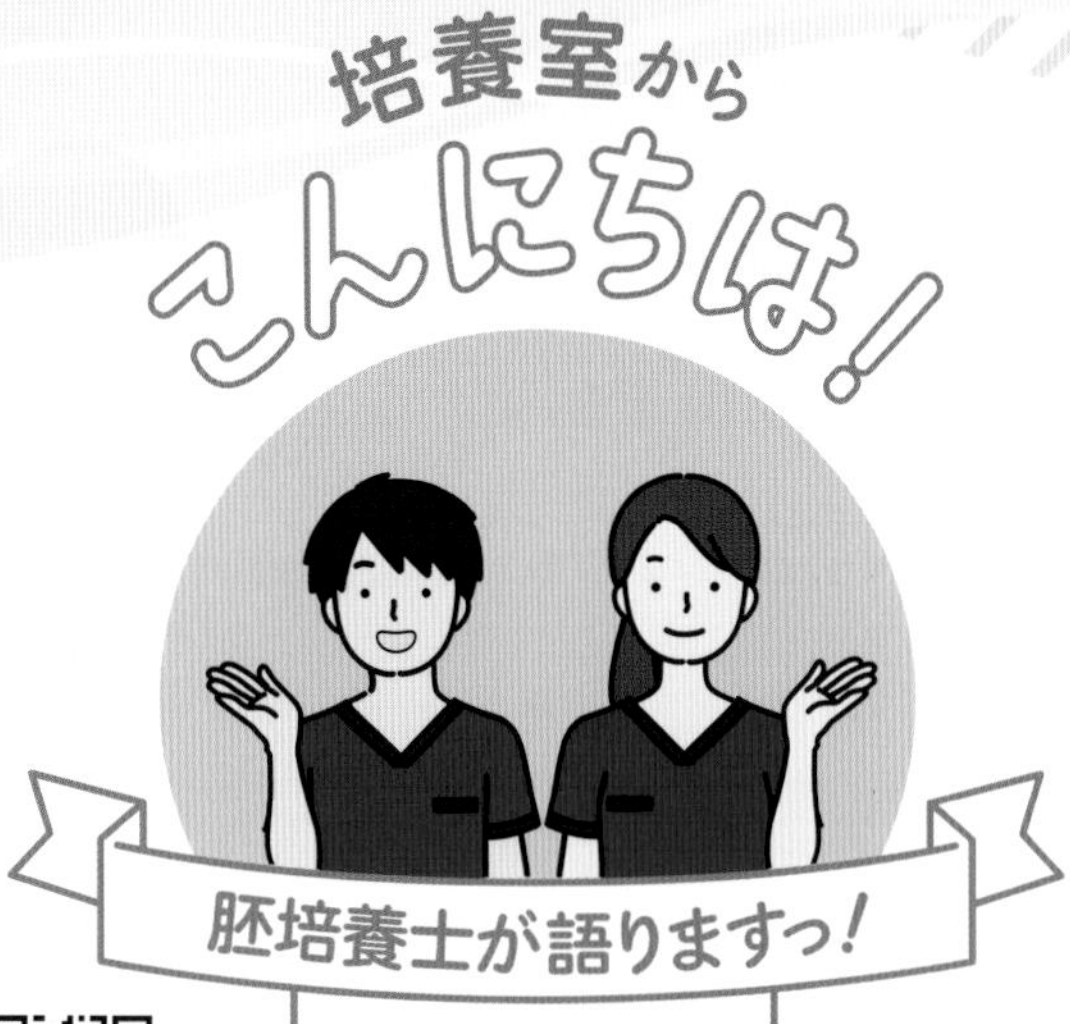

培養室から
こんにちは!
胚培養士が語りますっ!


連載 第7回

## 年齢と不妊治療

# 加齢と胚の変化

**不妊治療実施施設の心臓部、培養室からのメッセージ**


胚培養士ぶらす室長／https://ebr-reference.com/


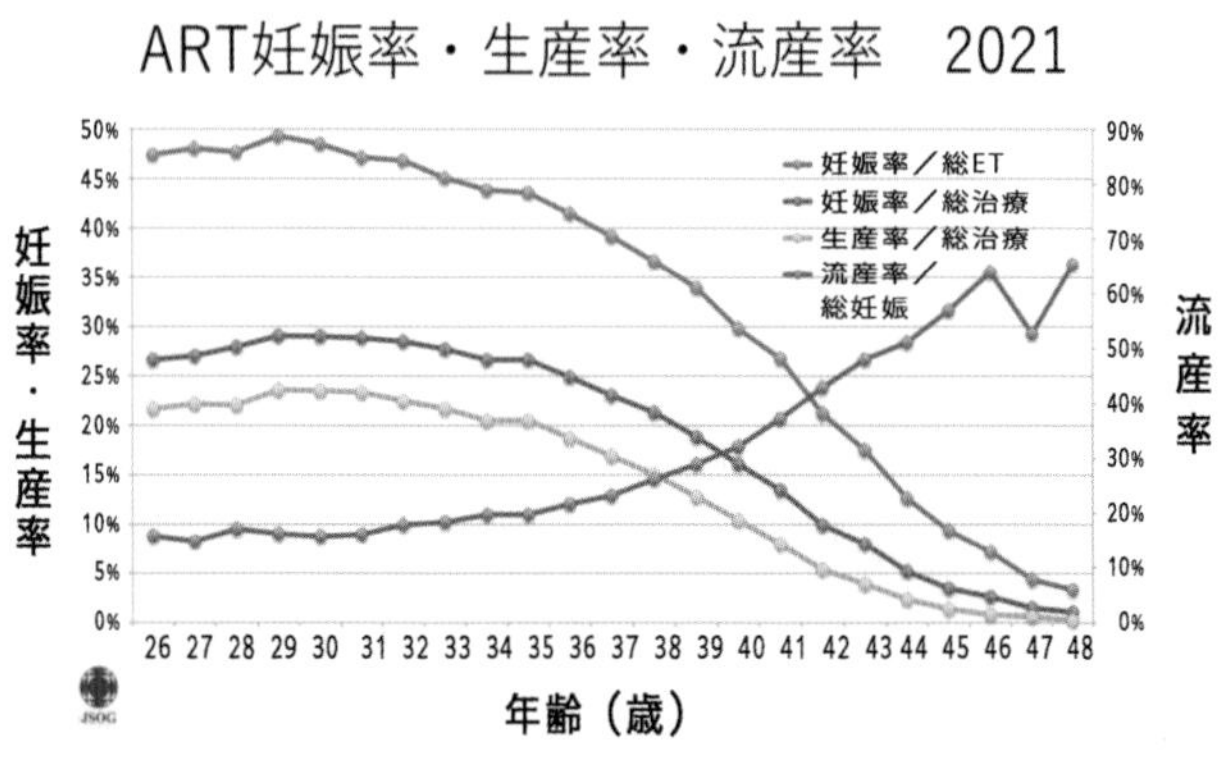


引用2：日本産科婦人科学会 2021 年 ART データブックより／ART 妊娠率・生産率・流産率 2021 グラフ。加齢とともに妊娠率と生産率が減っていき、流産率が増えていくのがわかります。そして、45 歳を過ぎると妊娠は厳しい状況となります。その理由に卵子の数や質が絡んでいるのです。

「女性年齢が上昇すると赤ちゃんが産まれにくくなる」というのは、よく認知されているお話だと思います。

しかし、実際に女性の体内で何が起きて赤ちゃんが産まれにくくなっているのかを説明できる方は少ないように思います。女性年齢が体外受精に与える影響は、各ステップによって異なります。受精には大きな影響を与えませんが、受精卵（胚）の発育に影響し、胚盤胞という着床直前のステージへの発育率が低下してしまいます。そして、何より胚盤胞の染色体異常率（異数性胚率）に劇的な影響を与える事が報告されています。（※引用 1）

日本産科婦人科学会が公開している ART データブックを見ても、胚移植あたりの妊娠率が、年齢の上昇につれ低下していくのがよくわかります。一方で、総治療あたりの流産率が年齢の上昇につれ、増加していくのがわかります。（※引用 2）

このように、女性年齢が上昇すると、受精卵の染色体異常が増加して妊娠率や流産率に大きな影響を与え、赤ちゃんが産まれにくくなっていくのです。

ではなぜ、女性年齢が上昇すると受精卵の染色体異常が増えるのでしょうか？それは、年齢と共に卵子の数が減り、さらに質の悪い卵子の割合が増えてしまうからです。

### 女性の体内で卵子は新しく作られない

卵子（正確には今後卵子に成長する卵母細胞）は、女性の卵巣に入っています。

卵子は、女性が産まれる前の胎児の頃から存在しており、その時に一気に約７００万個ほど作られると言われています。

しかし、その後は減少し続けて新しく作られることはありません。これが男性側の精子とは大きく違うところとも言えます。

出生する頃には約２００万個に減少し、排卵が始まる思春期頃には約30万個まで減少します。女性はその中から一生のうちに４００～５００個を排卵して閉経します。

### 卵子の質とは？

卵子の質とは何か？ 様々な考え方や指標がありますが、最もわかりやすい指標としては「卵子の染色体が正常かどうか」が１番わかりやすいと考えられています。

ですが、そもそも染色体って何？って感じですよね。まずは染色体というものから解説していきましょう。

### 染色体とは？

染色体についてざっくり解説します。人の身体はたくさんの細胞で構成されていますよね。その細胞の中にはそれぞれ核と呼ばれるものがあり、この中にはその人の遺伝情報（ＤＮＡ）が入っています。細胞は分裂して数を増やしていきます。１つの細胞が２つに分裂する際にはＤＮＡが２倍に増えて、それぞれの細胞に等分にＤＮＡを分配する必要があります。その時に、ＤＮＡの形のままだと増幅や分配がとてもやりにくいので、染色体という構造に変化します。

染色体はＤＮＡが紐状になってヒストンというタンパク質にぐるぐるに巻かれた構造物となっています。染色体は、動物種によって種類や数が決まっており、ヒトでは染色体の種類は23種類、数は46本あります。

### 染色体異常って何？

染色体についてはなんとなくわかりましたか？

それでは「染色体異常」の話をしましょう。先ほど、ヒトでは染色体の種類は23種類、数は46本ありますとお伝えしました。詳しくいうと、１つの細胞に１番～22番までの染色体が２セット入っており、44本。それに性染色体という特殊な染色体が２本加わって46本になります。

性染色体はX染色体とY染色体という2種類があり、この染色体の組み合わせがXXなら女性、XYなら男性となります。海外では、これを利用した産み分けも行われているようです。

この、染色体は、必ず2種類、46本でなければいけません。少なくても多くてもダメです。

この、染色体の数が多かったり少なかったりしてしまう状態を「染色体異常」、正確には「染色体の数的異常」と言います。

有名な染色体異常に「ダウン症候群」があります。これは、21番染色体を3本持つことによって引き起こされます。ダウン症候群は特殊で、他の番号の染色体が3本あるとそもそも産まれてくることは難しく、仮に産まれてきたとしても自力で生命活動できることは稀です。

このように、染色体の本数が1本でも違うだけで、人体にはとてつもない影響を与えてしまいます。

**染色体異常が卵子や精子で起きると…**

染色体異常が卵子や精子が作られる過程で起きてしまうと、受精卵(胚や胚盤胞)は染色体異常となってしまいます。

不妊治療をしていて本当にやっかいなのが、先ほど出てきたダウン症候群のように、受精卵に染色体異常があっても、ある程度のところまで頑張って発育してしまうことです。

これは、受精卵には生物として生きていこうとするプログラムに載っているからです。

しかし、そのまま産まれてきてしまうと、次世代の児に多大な影響を与えてしまうので、染色体異常が起きないように、生物には多数のチェック機構が存在します。染色体異常を検知する機構、その異常を修復する機構、修復できない異常の場合は排除する機構などが存在すると言われています。

そのチェック機構による排除の1つが、流産です。

**まとめ**

年齢が上昇すると卵子の質が低下します。卵子の質の良し悪しというのは、卵子に染色体異常があるかないかです。年齢が上昇すると卵子の染色体異常が増えてしまいます。卵子の染色体異常が増えると、受精卵の染色体異常も増えます。受精卵の染色体異常が増えると、流産が増えます。そして「女性年齢が上昇すると赤ちゃんが産まれにくくなる」という事実へと繋がります。

**卵子の質を良くすることはできるのか?**

私への質問でも「卵子の質をよくするために何かできることはありますか?」というご質問は多く寄せられます。結論から言うと、全ての方の卵子の質を向上させる魔法のような方法はありません。いくつか学術論文で報告されているサプリメントもありますが、報告によって効果のあるなしはまちまちです。万人に効果のあるものはありません。

例え方が正しいかはわかりませんが、私は質の良い卵子が得られるかどうかは、ガチャガチャのようなものだと思っています。

当たりが出てくるまで回すしかありません。もしかしたら、当たりはもう入っていないかもしれませんし、入っていても1個か2個かもしれません。そして、そのガチャガチャには新しく中身が補充される事はありません。ここまで厳しいお話しかしていないので、年齢が高い症例に関わらず誰でもやっておいた方が良いことを、1つお伝えしたいと思います。

それは、ガチャガチャで言うところの当たりの卵子や受精卵が得られた時のために、受け入れる側、つまり母体の準備を整えておくことです。

誰でもできることとしてご提案できるのは「生活習慣の改善」です。反復着床不全において食生活、喫煙、アルコール摂取、カフェイン摂取などの生活習慣を見直すように指示する臨床医は多いと報告されています(※引用3)。特に、肥満は受精卵の着床率を低下させることが報告されているので、貴重な受精卵を無駄にしないためにも、減量などを検討するのは良い選択だと思います。

生活習慣の改善の良いところは、費用が特にかからないところや自分でできるところです。

また、体質改善によって子宮内膜側だけでなく、卵子の質も症例によっては向上する可能性もあります。その上で健康にもなれるなんて、一石二鳥どころか一石三鳥ですね。

その他、子宮側の要因を調べる検査は山ほどあります。

しかし、これらは費用が高額で、かつ効果があるかはまだ懐疑的な物も多いです。劇的なものではありませんが、まずは生活習慣の改善から始めてみることを、私はおすすめしております。

**終わりに**

年齢の上昇は誰にも止めることはできません。それに伴う卵子の質の低下も、完全に回避することは難しいと思います。

画期的な方法があれば、我々もすぐにでも採用、ご提案したいところですが、どうしても〇〇を繰り返す治療になってしまうのが現状です。

私たち胚培養士には卵子の質を良くすることはできません。胚培養士ができることは、患者さんからお預かりした卵子や受精卵の質をできる限り落とさないように操作や培養を行い、移植まで大事に見守ることのみです。

それだけに、良くない施設を選んでしまうと、本当は妊娠できた胚が妊娠できなくなってしまうリスクもあり得ます。特に高齢の患者さんは、クリニック選びも慎重に行う必要があると思います。

以上です。ご参考になれば嬉しいです。

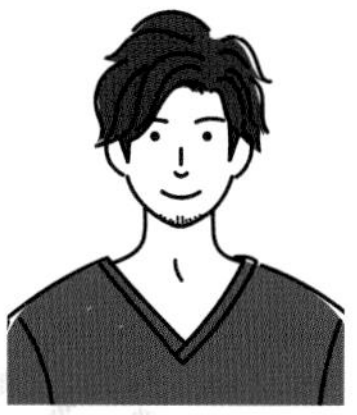

農学部出身。学位取得後、クリニックにて胚培養士として10年以上勤務。
2020年から「胚培養士ぶらす室長」アカウントを開設し、活動開始。
2023年現在フォロワー数8000人以上。
noteのメンバーシップ登録者数50人以上。

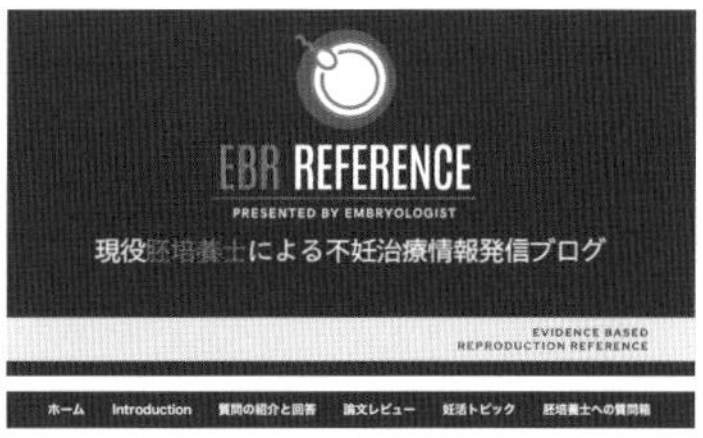
EBR REFERENCE
PRESENTED BY EMBRYOLOGIST
現役胚培養士による不妊治療情報発信ブログ
EVIDENCE BASED REPRODUCTION REFERENCE
ホーム
Introduction
質問の紹介と回答
論文レビュー
妊活トピック
胚培養士への質問箱

※引用1 Cimadomo D, et al. Front Endocrinol (Lausanne). 2018. Impact of Maternal Age on Oocyte and Embryo Competence
※引用2 日本産科婦人科学会　2021年ARTデータブック
※引用3 ESHRE Working Group on Recurrent Implantation Failure. et al., Hum Reprod Open. 2023 Jun 15;2023(3). ESHRE good practice recommendations on recurrent implantation failure

## このコーナーでは、全国の不妊治療・体外受精専門クリニックで行われている勉強会や説明会の情報を紹介しています。

あなたの今後の治療にお役立ち！

# SEMINAR INFORMATION

病院やクリニックで行われている勉強会・説明会では、医師が日頃から患者さんに伝えたい治療方針や内容など、とても丁寧に、正確で最新、最適な情報を提供しています。病院選びをするときには、いくつかの勉強会に参加してみるのがおススメです。自分たち夫婦に合った医師選び、病院選びがきっとできるでしょう。

ぜひ、ふたり一緒に参加してみてくださいね！（P.95 の全国の不妊治療病院＆クリニックも、ぜひご活用ください）

**夫婦で参加すれば理解はさらに深まります**

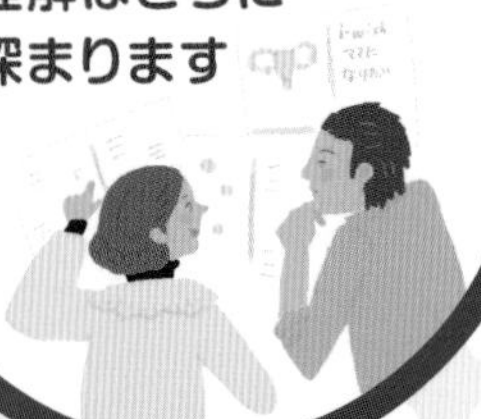

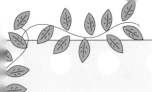

### 勉強会、説明会、セミナーで得られることは いっぱいある！

- ☑ 妊娠の基礎知識
- ☑ 不妊症と治療のこと
- ☑ 検査や適応治療のこと
- ☑ 治療スケジュール
- ☑ 生殖補助医療・体外受精や顕微授精の説明
- ☑ 費用のこと

※ 新型コロナウイルスの影響により、治療施設における勉強会などのスケジュールや開催方法に変更が生じることがあります。詳細は、各施設のホームページなどで、あらかじめご確認ください。

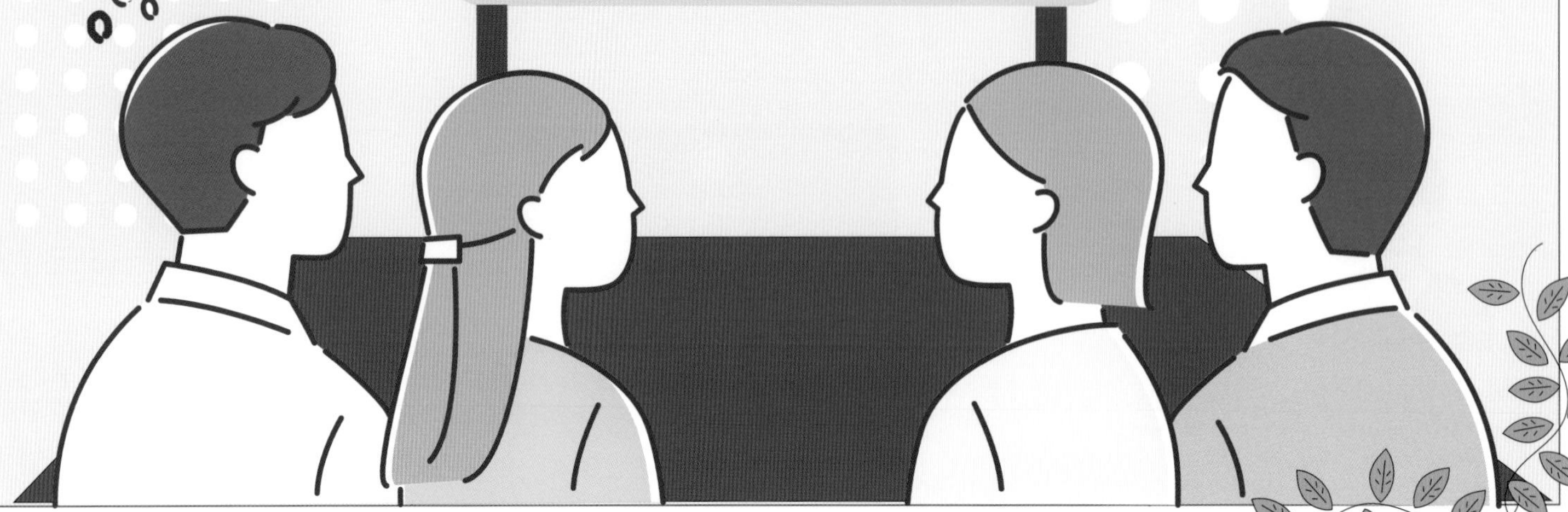

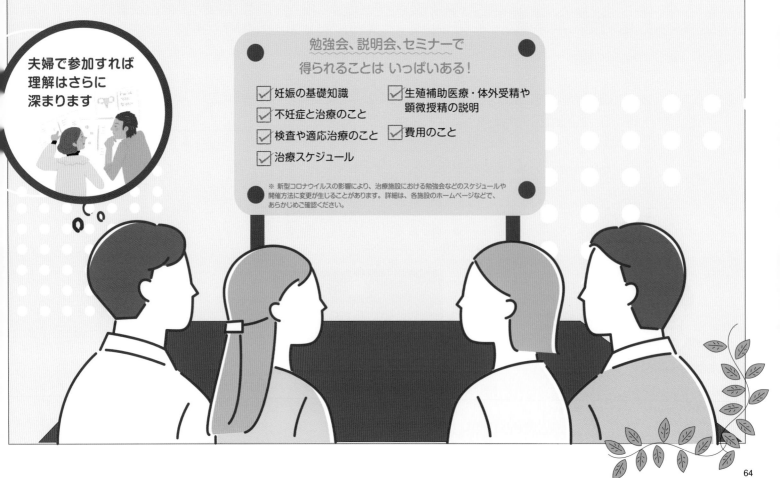

Tokyo　Access　JR 品川駅高輪口 徒歩5分

## 京野アートクリニック高輪

東京都港区高輪 3-13-1 高輪コート 5F
TEL : 03-6408-4124

https://ivf-kyono.com
参加予約▶ ホームページの
申込みフォームより

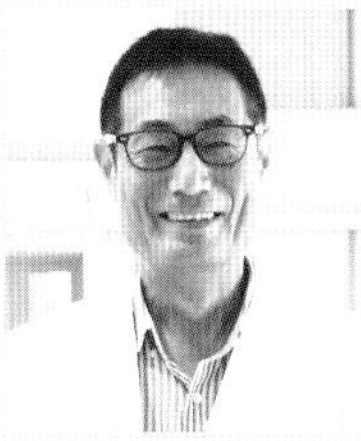

京野 廣一 医師

■名称…………ARTセミナー
■日程…………月1回（土曜）
■開催場所……オンライン
■予約…………必要
■参加費用……無料
■参加…………他院の患者様OK
■個別相談……無し

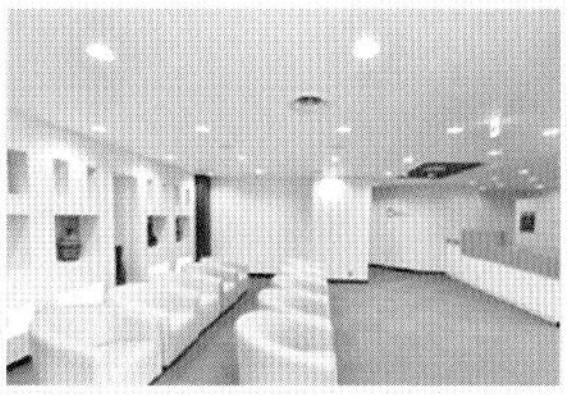

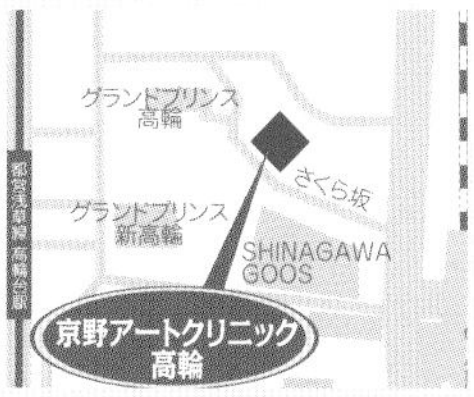


● 当院の妊活セミナーは、不妊治療の全般（一般不妊治療から高度生殖医療まで）について、また、無精子症も含めた男性不妊、卵管鏡下卵管形成術、未熟卵体外成熟培養など、当院の治療方法・方針をご説明いたします。新型コロナウィルスの感染状況を鑑みて、オンラインにて開催しています。

Tokyo　Access　JR、都営大江戸線 代々木駅 徒歩5分、JR 千駄ヶ谷駅 徒歩5分、副都心線 北参道駅 徒歩5分

## はらメディカルクリニック

東京都渋谷区千駄ヶ谷 5-8-10
TEL : 03-3356-4211

https://www.haramedical.or.jp/support/briefing
参加予約▶ ホームページの
申込みフォームより

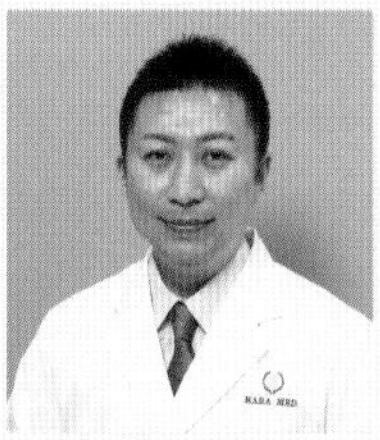

宮﨑 薫 医師

■名称…………体外受精説明会
■日程…………1ヶ月に1回
■開催場所……SYD ホール又は動画配信
■予約…………必要
■参加費用……無料
■参加…………他院の患者様OK
■個別相談……有り

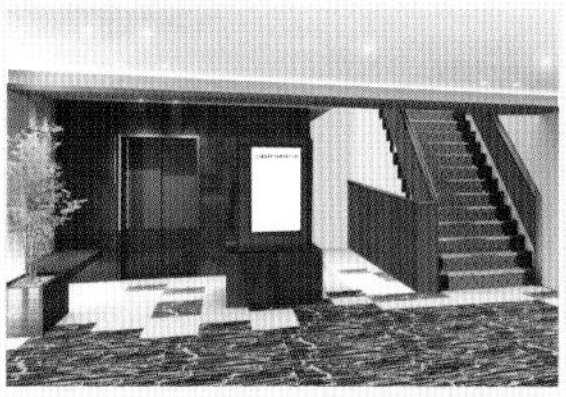

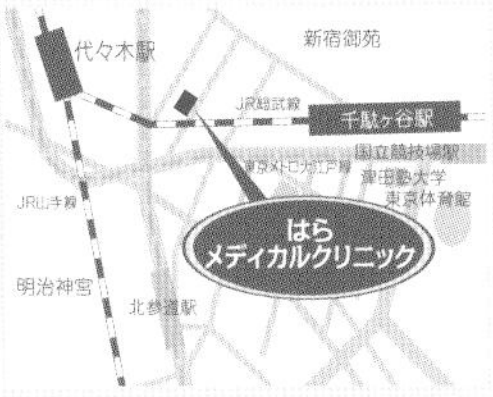


● 説明会・勉強会：はらメディカルクリニックでは、①体外受精説明会／月１回　②不妊治療の終活を一緒に考える会／年１回
③卵子凍結説明会／月１回を開催しています。
それぞれの開催日程やお申込は HP をご覧ください。

Tokyo　Access　東急東横線・大井町線 自由が丘駅 徒歩30秒

## 峯レディースクリニック

東京都目黒区自由が丘 2-10-4 ミルシェ自由が丘 4F
TEL : 03-5731-8161

https://www.mine-lc.jp/
お問合せ▶ TEL : 03-5731-8161

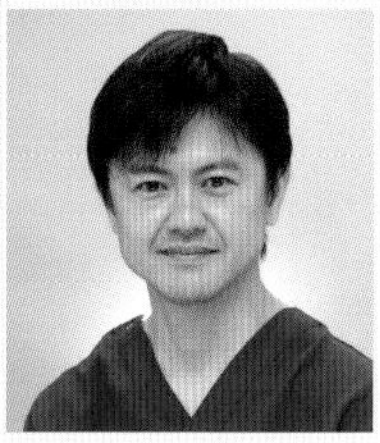

峯 克也 医師

■名称…………体外受精動画説明 (web)
■日程…………web 閲覧のため随時
■予約…………不要
■参加費用……無料
■参加…………当院通院中の方
■個別相談……オンラインによる体外受精の個別相談説明も行っております。(有料)

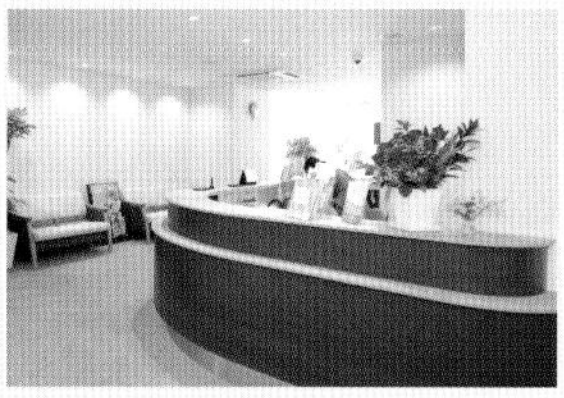

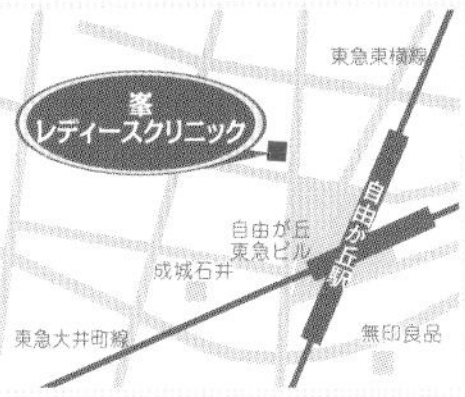


● 当院での体外受精の治療方法やスケジュールを分かりやすく動画で説明します。
体外受精をお考えのご夫婦。体外受精について知りたいご夫婦。ぜひ、ご夫婦でご覧ください。
※プライバシーの保護と新型コロナウイルス感染対策のため、動画での説明会を実施しています。ご希望の方は診察時に医師にお申し出ください。資料をお渡しします。

Tokyo　Access　東急田園都市線 三軒茶屋駅 徒歩3分、東急世田谷線 三軒茶屋駅 徒歩4分

## 三軒茶屋ウィメンズクリニック

東京都世田谷区太子堂1-12-34- 2F
TEL: 03-5779-7155

https://www.sangenjaya-wcl.com
参加予約▶　TEL : 03-5779-7155

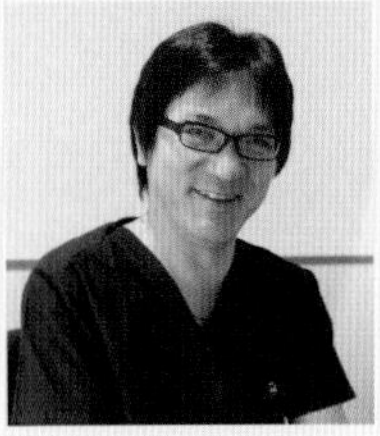

保坂 猛 医師

- ■名称…………体外受精勉強会
- ■日程…………毎月開催
- ■開催場所……クリニック内
- ■予約…………必要
- ■参加費用……無料
- ■参加…………他院の患者様OK
- ■個別相談……有り

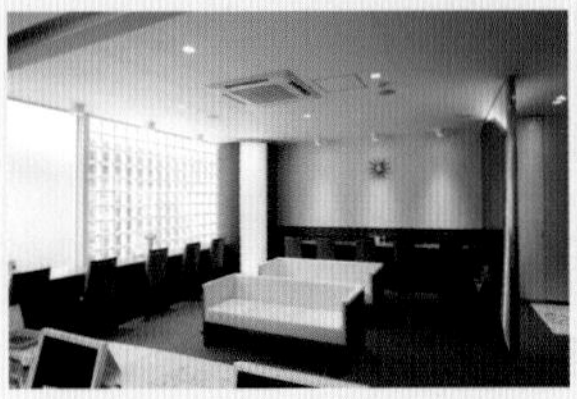

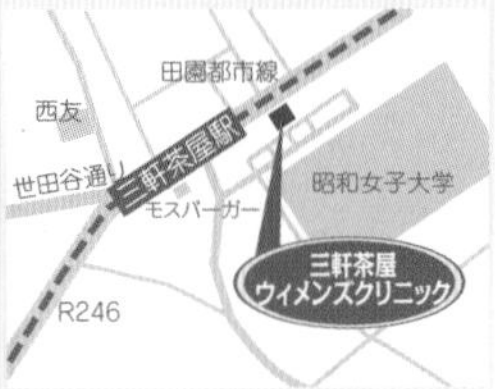


●体外受精説明会をはじめ、胚培養士や不妊症認定看護師による相談会なども実施しております。
また、妊活セミナーも随時実施しておりますので、詳しくはホームページをご覧ください。

Tokyo　Access　JR・京王線・小田急線 新宿駅東口 徒歩１分、都営地下鉄・丸ノ内線 新宿、新宿３丁目駅直結

## にしたん ART クリニック 新宿院

東京都新宿区新宿 3-25-1 ヒューリック新宿ビル 10F
TEL: 0120-542-202

https://nishitan-art.jp/branch/shinjuku/
参加予約▶　ホームページの
WEB 予約より

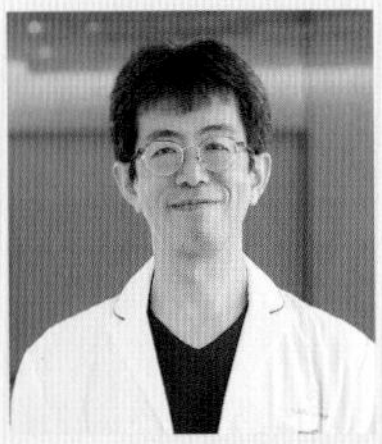

松原 直樹 医師

- ■名称…………見学会
- ■日程…………随時
- ■開催場所……クリニック内
- ■予約…………必要
- ■参加費用……無料
- ■参加…………他院の患者様OK
- ■個別相談……有り

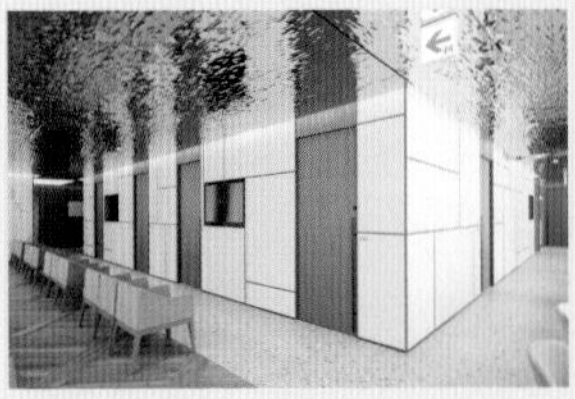

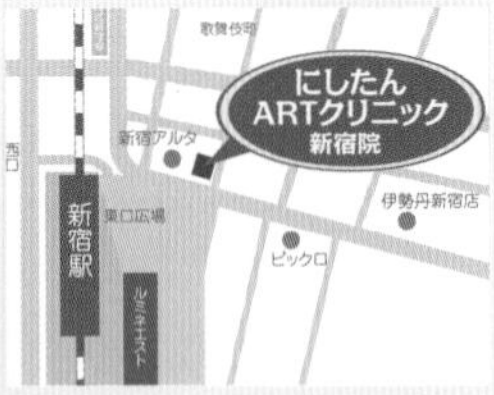


●当院では、クリニックの特長を知っていただけるよう、ラグジュアリーな内装、見える化された培養室、駅直結というアクセスの良さを皆さまに実感していただける見学会を、最短15分で行っております。治療をご検討されている方はもちろん、雰囲気が知りたいという方の参加も大歓迎。お気軽にご参加ください。

Tokyo　Access　東京メトロ丸ノ内線　西新宿駅2番出口 徒歩3分、都営大江戸線　都庁前駅 C 8番出口より徒歩3分、JR 新宿駅西口 徒歩 10 分

## Shinjuku　ART Clinic

東京都新宿区西新宿 6-8-1　住友不動産新宿オークタワー 3F
TEL : 03-5324-5577

https://www.shinjukuart.com/sac_session/
参加予約▶　ホームページの
申込みページより

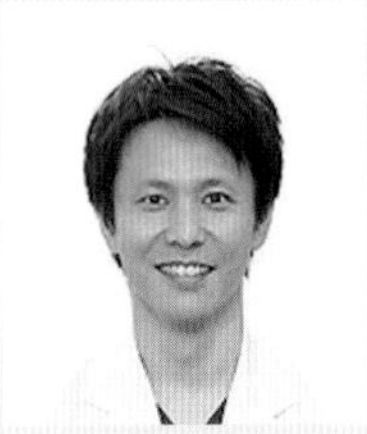

阿部 崇 医師

- ■名称…………説明会・相談会
- ■日程…………土曜日・クリニック内
- ■予約…………必要
- ■参加費用……無料
- ■参加…………他院の患者様OK
- ■個別相談……有り
- ■オンラインカウンセリング…有り

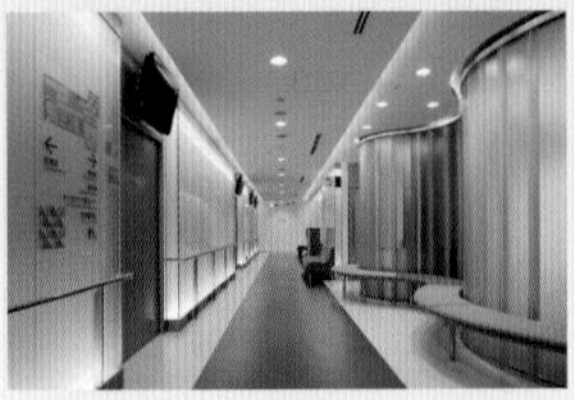

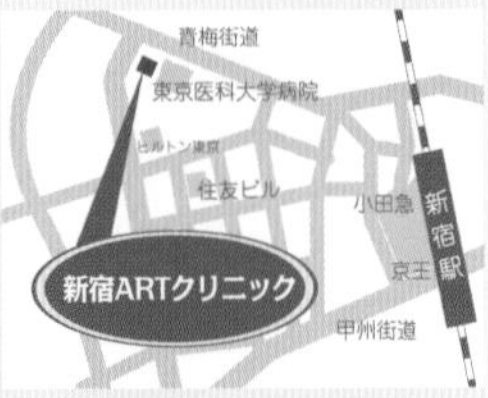


●これから体外受精を受けようと考えている方々のために説明会を開催しています。少人数による開催となりますので、定員に達し次第締め切りとなります。また、当院の体外受精を中心とした治療方法・方針をわかりやすくご説明した、WEB 動画説明会もあります。ご視聴には、ID・パスワードが必要となります。まずはご希望の旨をメールでお送りください。

Tokyo　Access　JR・丸ノ内線・有楽町線・副都心線・東武東上線・西武池袋線 池袋駅 東口北 徒歩3分

https://www.matsumoto-ladies.com

## 松本レディース IVFクリニック

東京都豊島区東池袋 1-13-6 ロクマルゲートビル IKEBUKURO 5F･6F
TEL：03-5958-5633

参加予約▶　TEL：03-5958-5633

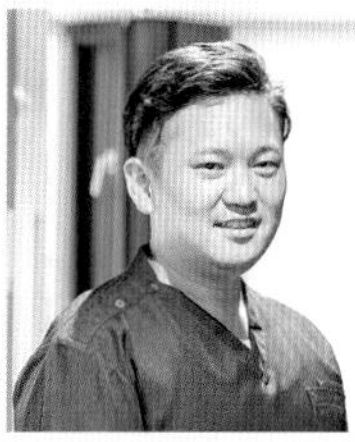

松本 玲央奈 医師

■名称…………オンライン教室
■日程…………不定期
■開催場所……オンライン教室
■予約…………必要
■参加費用……無料
■参加…………他院の患者様OK
■個別相談……有り

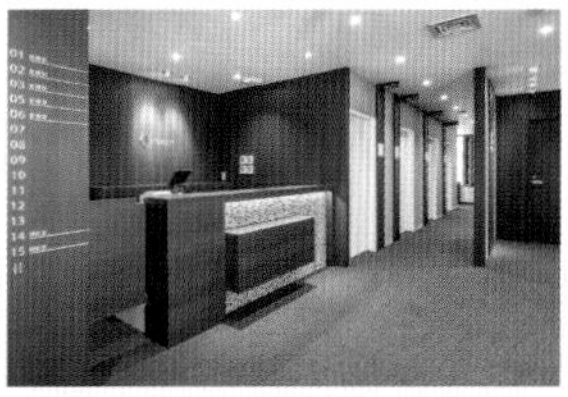

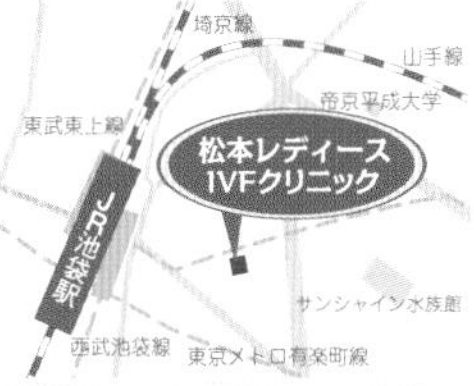


● 妊活には興味があるけど、不妊クリニックに受診するべきなのかどうか不安な方、まずは知識を得たい方など、気軽にご連絡ください。
最新鋭の機器、日本トップレベルのドクターがそろっています。
日程・場所に関すること、また、オンライン教室など、当院のホームページをご確認ください。

Kanagawa　Access　みなとみらい線 みなとみらい駅 4番出口すぐ

https://mm-yumeclinic.com/session/

## みなとみらい夢クリニック

神奈川県横浜市西区みなとみらい3-6-3 MMパークビル2F･3F(受付)
TEL：045-228-3131

参加予約▶　ホームページの
申込みフォームより

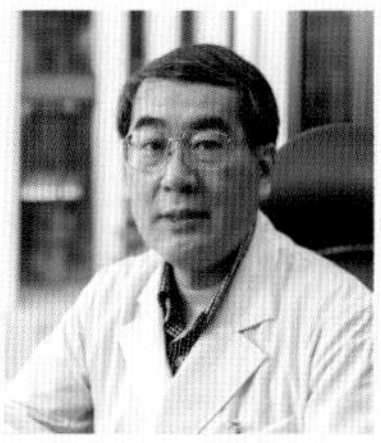

貝嶋 弘恒 医師

■名称…………不妊治療セミナー
■日程…………毎月定期開催※
■開催場所……MMパークビル 2F
■予約…………必要
■参加費用……無料
■参加…………他院の患者様OK
■個別相談……有り

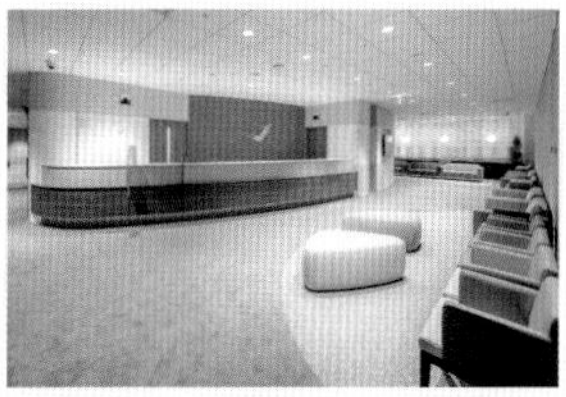

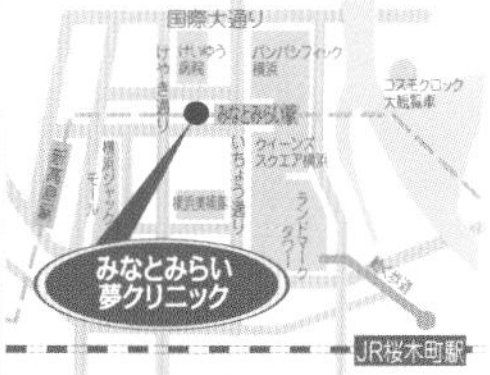


● 一般の方（現在不妊症でお悩みの方、不妊治療中の方）向けセミナーを開催しております。 当院の体外受精を中心とした治療方法・方針（保険･自費での治療含む）をスライドやアニメーションを使ってわかりやすく説明し、終了後は個別に質問にもお答えしております。※セミナー（録画）はウェブよりいつでもご覧いただけます。詳細はホームページよりご確認下さい。

Kanagawa　Access　JR 関内駅北口 徒歩 5 分、横浜市営地下鉄 関内駅9番出口 徒歩2分、みなとみらい線 馬車道駅 徒歩2分

https://www.bashamichi-lc.com

## 馬車道レディスクリニック

神奈川県横浜市中区相生町 4-65-3 馬車道メディカルスクエア 5F
TEL: 045-228-1680

参加予約▶　TEL：045-228-1680

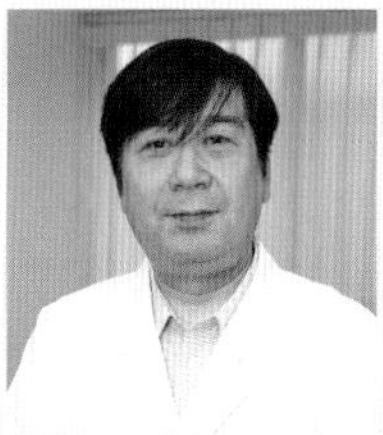

池永 秀幸 医師

■名称…………不妊学級
■日程…………WEB でいつでも
■開催場所……オンライン
■予約…………不要
■参加費用……無料
■参加…………他院の患者様OK
■個別相談……有り

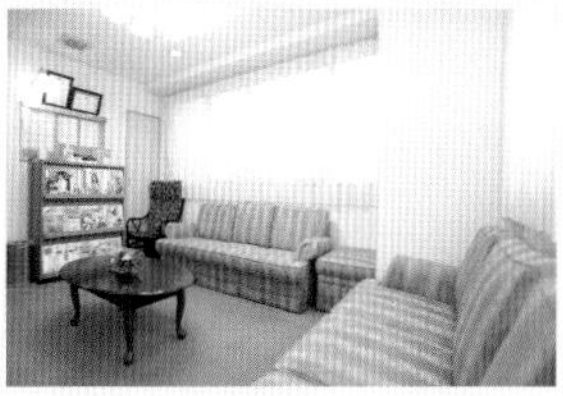

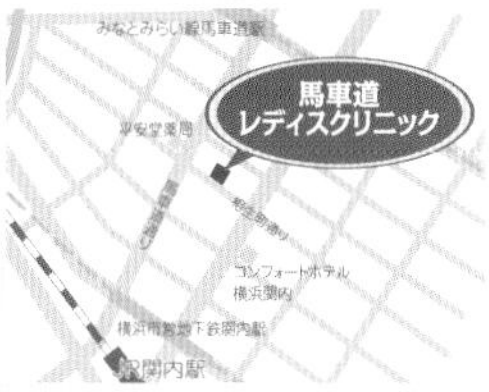


● 当院では初診時に面談をし、個々の意向をお伺いした上で治療を進めています。ART 希望の方にはご夫婦で「不妊学級」をご覧いただき、院長から直接、実際当院で行っている ART の流れや方法・院長の考えなどを聞いていただいています。
詳しい話やご相談希望がある方は、院長の「個別相談」または看護師・培養士による「面談」の時間を設けています。

Nagano Access 佐久北 IC・佐久 IC より車で約 5 分 JR 佐久平駅 徒歩約 10 分

## 佐久平エンゼルクリニック

https://www.sakudaira-angel-clinic.jp

長野県佐久市長土呂 1210-1
TEL: 0267-67-5816

参加予約▶ お電話にて
お申し込みください

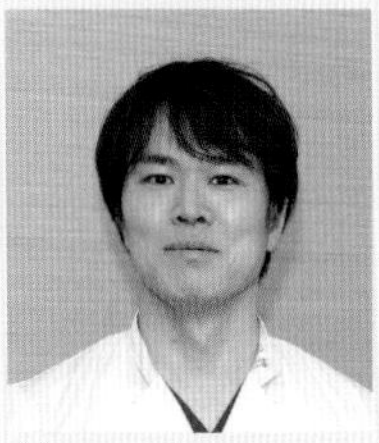

政井 哲兵 医師

■名称…………体外受精説明会
■日程…………毎月 1 回（木曜日）
■開催場所……オンライン形式にて
■予約…………要連絡
■参加費用……無料
■参加…………他院の患者様 OK
■個別相談……不妊相談

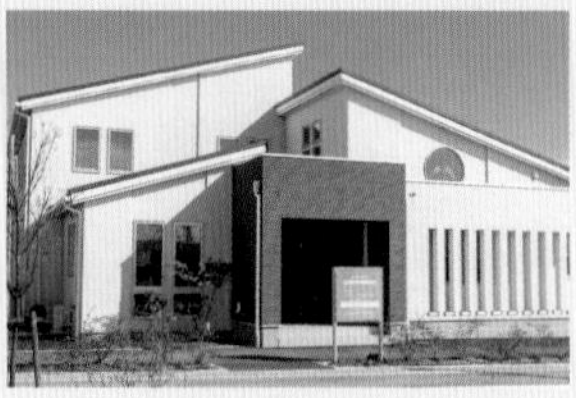

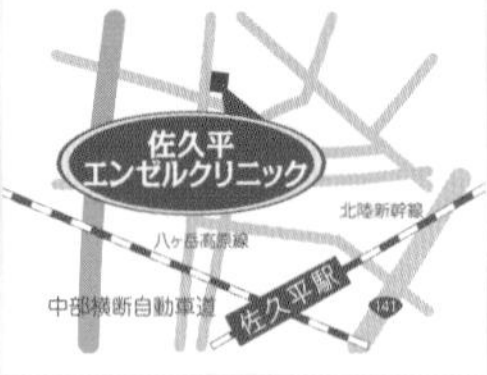


● 保険診療と自由診療で内容が異なります。詳細は当院までお問合せください。

Osaka Access 堺筋線・京阪本線 北浜駅 タワー直結 / 南改札口4番出口

## レディースクリニック北浜

https://www.lc-kitahama.jp

大阪府大阪市中央区高麗橋1- 7- 3 ザ・北浜プラザ3F
TEL : 06-6202-8739

参加予約▶ TEL : 06-6202-8739

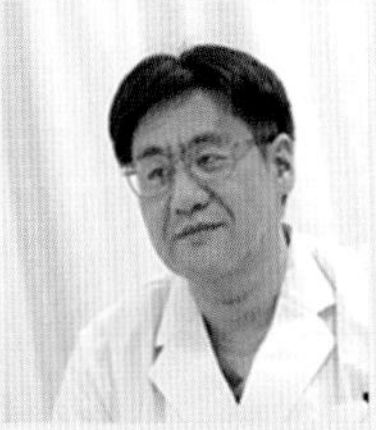

奥 裕嗣 医師

■名称…………体外受精 (IVF) 無料セミナー
■日程…………毎月第2土曜 15 :00 〜17 :00
■開催場所……クリニック内
■予約…………必要
■参加費用……無料
■参加…………他院の患者様 OK
■個別相談……有り

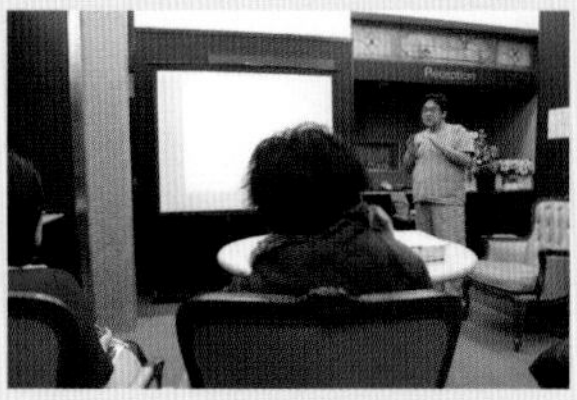

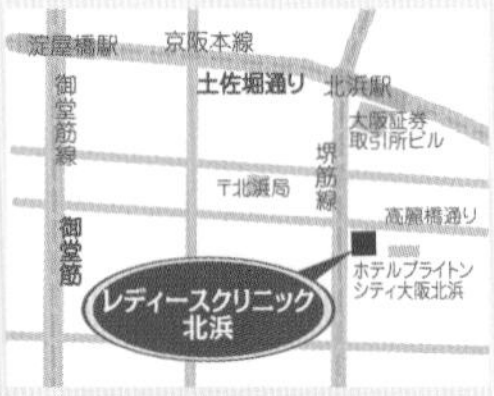


● 毎月第２土曜日に体外受精教室を開き、医師はじめ胚培養士、看護師による当院の治療説明を行っています。会場は院内で、参加は予約制です。他院に通院中の方で体外受精へのステップアップを考えられている患者さんの参加も歓迎しています。ぜひ、テーラーメイドでフレンドリーな体外受精の説明をお聞きになって、基本的なことを知っていってください。

Osaka Access 四つ橋線 玉出駅 徒歩 0 分、南海本線 岸里玉出駅 徒歩 10 分

## オーク住吉産婦人科

https://www.oakclinic-group.com

大阪府大阪市西成区玉出西2- 7- 9
TEL : 0120-009-345

視聴▶ https://www.oakclinic-group.com/on-doga/

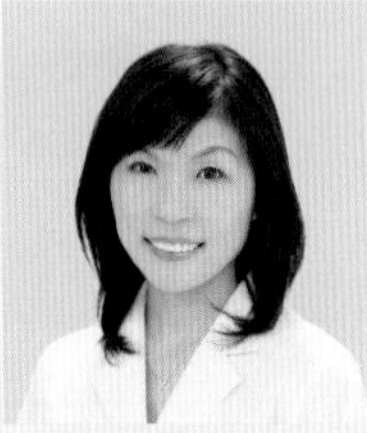

田口 早桐 医師

■名称…………オーク会セミナー動画 / オンラインセミナー
■日程…………毎月最終日曜日
■開催場所……HP 内オンライン動画 /Zoom
■予約…………なし /web
■参加費用……無料
■参加…………他院の患者様 OK
■個別相談……メールにて

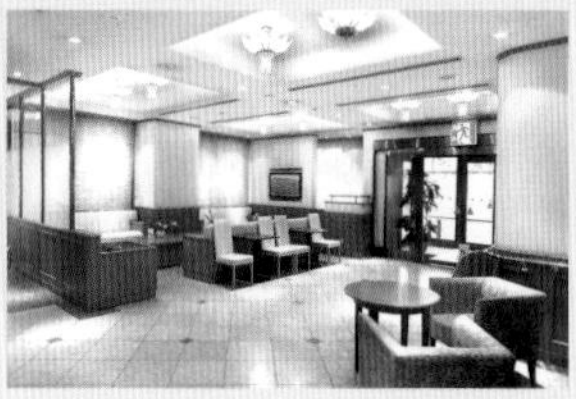

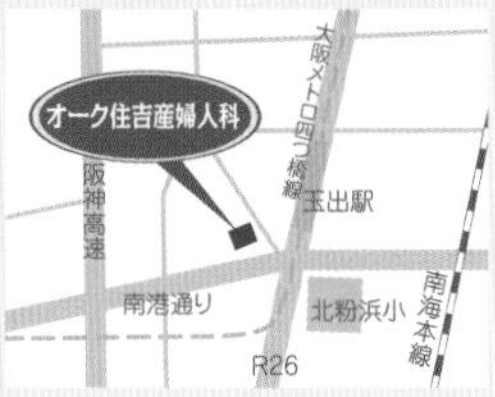


● 新型コロナウイルス感染拡大予防のため、オンライン上でセミナー動画を配信しています。医師が妊娠成立の仕組みと妊娠が成立しない原因について考えられること、さらに、体外受精による治療がどういうものなのかを詳しくお伝えしています（右上の QR コードからもご覧いただけます）。オンライン診療にも力を入れており、来院回数をできるだけ減らした治療を選択することが可能です。

Hyogo　Access　海岸線 旧居留地・大丸前駅 徒歩1分、JR・阪神本線 元町駅 徒歩3分、JR 三宮駅 徒歩8分

## 神戸元町夢クリニック

兵庫県神戸市中央区明石町44 神戸御幸ビル3F
TEL : 078-325-2121

https://www.yumeclinic.or.jp

視聴▶ 当院 YouTube チャンネルより

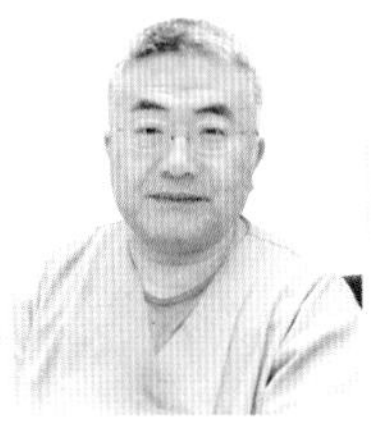

河内谷 敏 医師

■名称…………体外受精説明会（動画）
■日程…………随時
■開催場所……当院 YouTubeチャンネルより
■予約…………不要
■参加費用……無料
■参加…………他院の患者様OK
■個別相談……動画閲覧の場合はなし

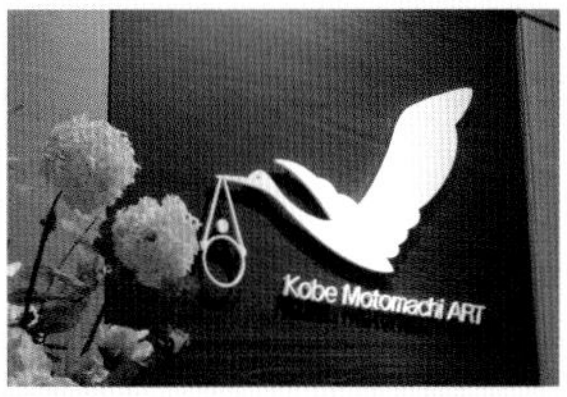


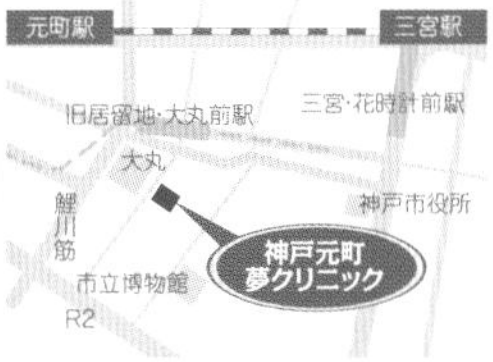


● 新型コロナウイルス感染症（COVID-19）の影響を考慮し、当面の間説明会は中止しております。代わりに、当院の説明会でお話しする内容を動画形式にし、当院 YouTube チャンネルでご覧いただけます。当院ホームページ説明会のページにリンクがございますので、そちらからご覧ください。（右上の QR コードからもご覧いただけます）

Hyogo　Access　JR・山陽電車 姫路駅 徒歩6分

## Koba レディースクリニック

兵庫県姫路市北条口2-18 宮本ビル1F
TEL: 079-223-4924

https://www.koba-ladies.jp

参加予約▶ TEL : 079-223-4924

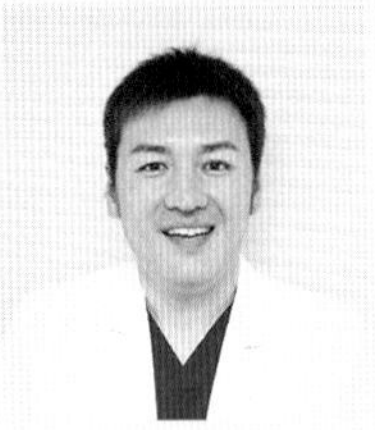

加藤 徹 医師

■名称…………体外受精セミナー
■日程…………原則第３土曜 14:00～16:00
■開催場所……宮本ビル８F
■予約…………必要
■参加費用……無料
■参加…………他院の患者様OK
■個別相談……有り

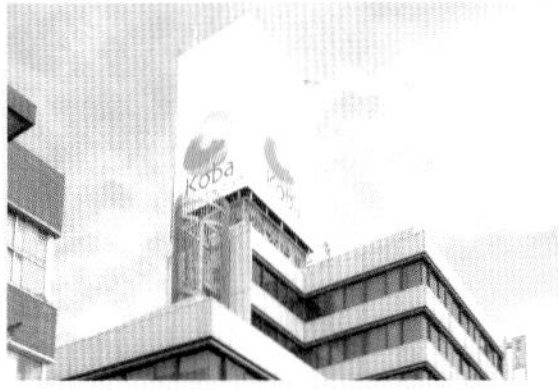


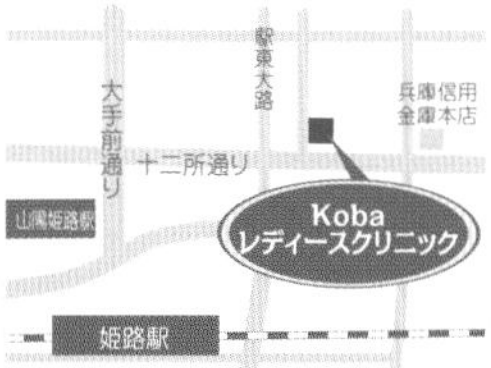


● 体外受精の詳しい内容、保険のルールや料金体系、先進医療、着床前診断などについて分かりやすく説明させていただきます。当院以外の患者様も受講可能です。

ふたりで勉強会に参加するメリットは？

★ 妊娠や出産、不妊治療に関する知識を一緒に深めることができます。
★ 不妊治療を進めるうえで、情報を共有しやすくなります。
★ ふたりが協力しあって治療に取り組みやすくなり、治療にかかるストレスの軽減につながります。

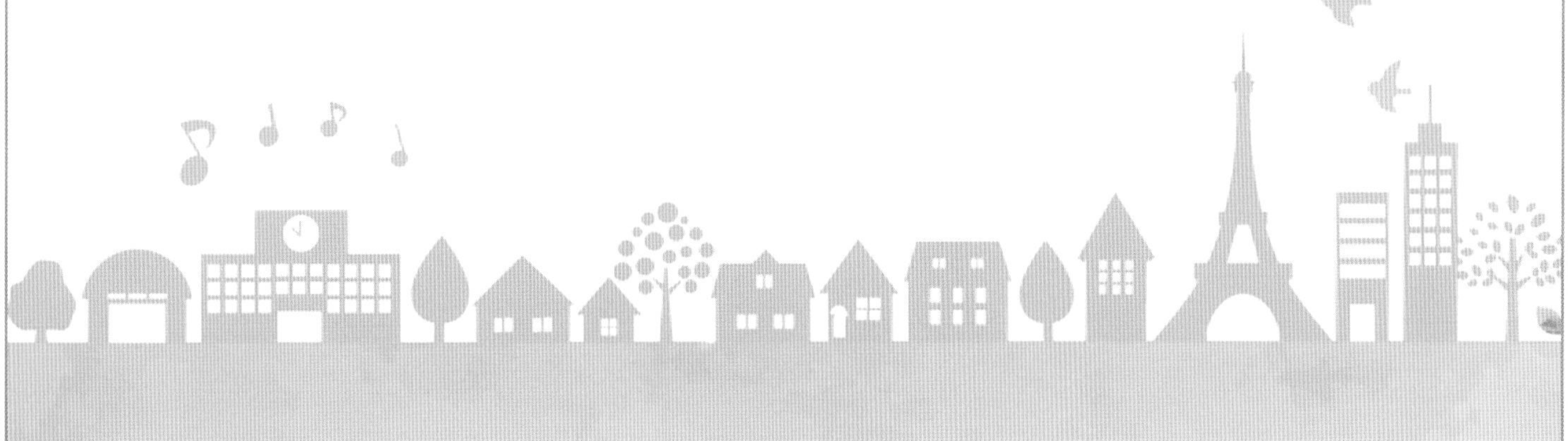

赤ちゃんがほしい！　ママ＆パパになりたい！

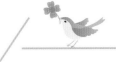

# 見つけよう！
# 私たちにあった クリニック

なかなか妊娠しないなぁ。どうしてだろう？

心配になってクリニックへ相談へ行こうと思っても、「たくさんあるクリニックから、どう選べばいいの？」と悩むこともあるかもしれませんね。

ここでは、クリニックからのメッセージと合わせて基本的な情報を紹介しています。

お住いの近く、職場の近く、ちょっと遠いけど気になるクリニックが見つかったら、ぜひ、問い合わせてみてください。 (P.95 の全国の不妊治療病院＆クリニックも、ぜひご活用ください)

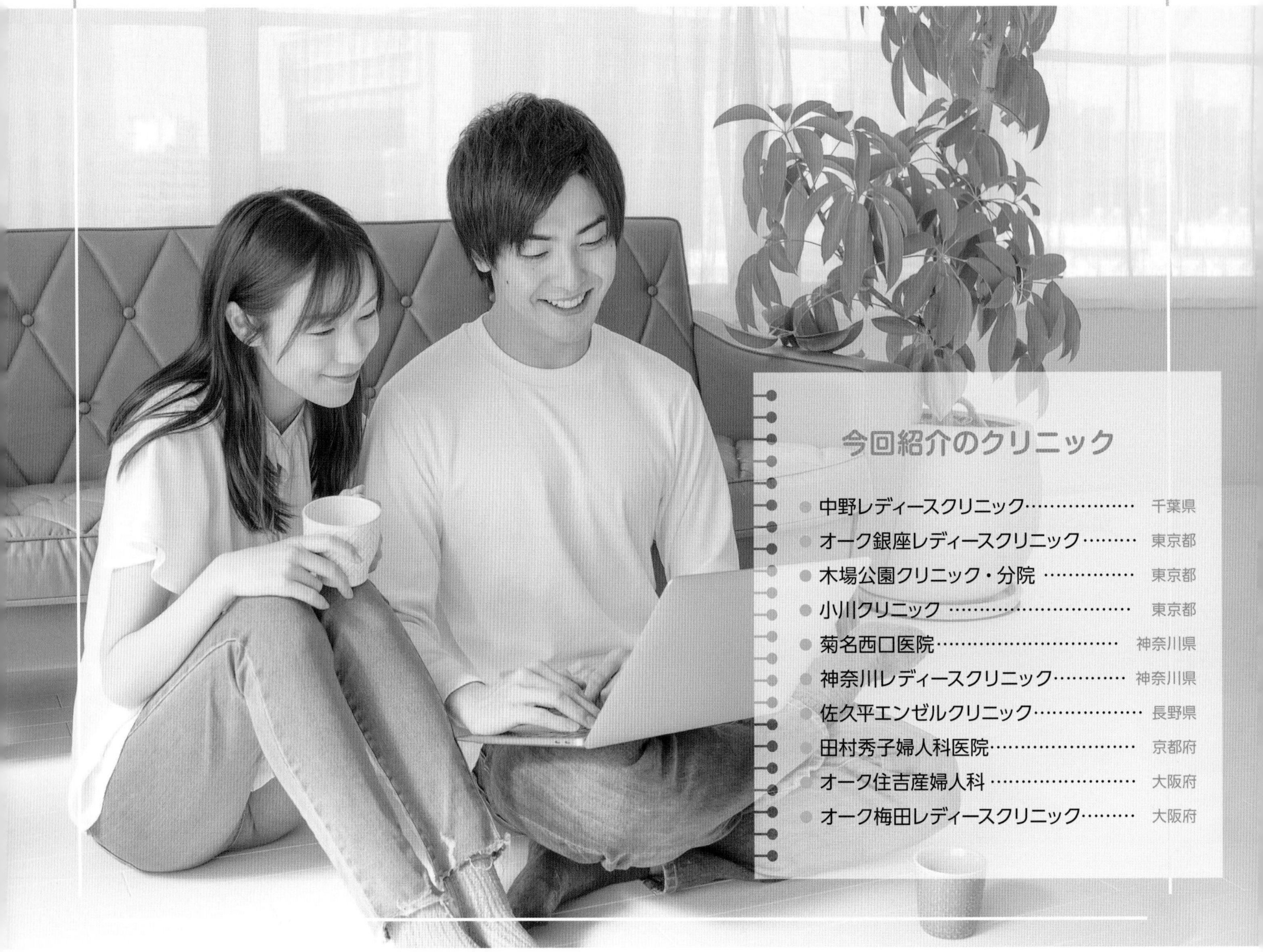

## 今回紹介のクリニック

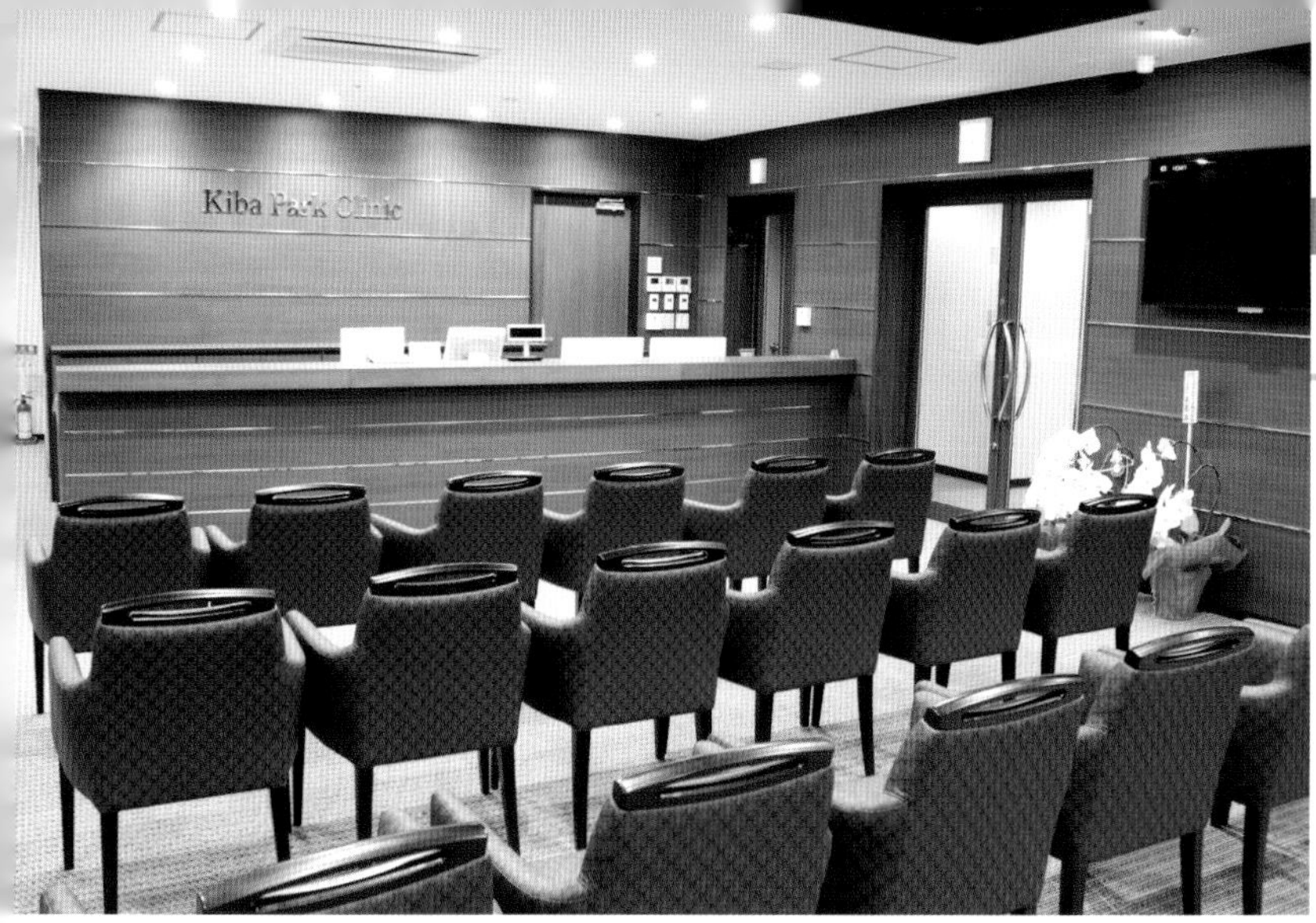


一般不妊症・体外受精・顕微授精・不育症　**東京都・江東区**

# 木場公園クリニック・分院

TEL. 03-5245-4122 URL. https://www.kiba-park.jp

## 世界トップレベルの医療を提供しています。

不妊症の治療は時間を要することもあり、治療方針や将来に不安を抱く方も少なくありません。

そこで私たちクリニックでは、心のケアを大事に考え、心理カウンセラーや臨床遺伝専門医が患者さまの心の悩みをバックアップしています。

医療面では、一般不妊治療から生殖補助医療（体外受精、顕微授精）まで、生殖医療専門医による大学レベルの高品位な技術を提供し、世界トップレベルの医療と欧米スタイルでご夫婦の立場に立った、心の通った女性・男性不妊症の診察・検査・治療を行っておりますので、どうぞご夫婦でご相談にいらしてください。

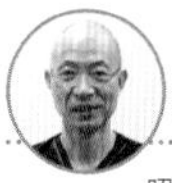

Profile. 吉田 淳 理事長

昭和61年愛媛大学医学部卒業。同年5月より東京警察病院産婦人科に勤務。平成3年より池下チャイルドレディースクリニックに勤務。平成4年日本産科婦人科学会産婦人科専門医を取得。その後、女性不妊症・男性不妊症の診療・治療・研究を行う。平成9年日本不妊学会賞受賞。平成11年1月木場公園クリニックを開業。「不妊症はカップルの問題」と提唱し、日本で数少ない女性不妊症・男性不妊症の両方を診察・治療できるリプロダクション専門医である。

○ 診療時間 (8:30〜12:00、13:30〜16:30)

| | 月 | 火 | 水 | 木 | 金 | 土 | 日 |
|---|---|---|---|---|---|---|---|
| 午前 | ○ | ○ | ○ | ○ | ○ | ○※ | — |
| 午後 | ○ | ● | ○ | ● | ○ | ○※ | — |

● 6Fのみ火曜日と木曜日の午後13:30〜18:30
※土曜日 午前9:00〜14:00、午後14:30〜16:00
　祝日の午前は8:30〜13:00

東京都江東区木場 2-17-13 亀井ビル

○東京メトロ東西線木場駅 3番出口より徒歩2分

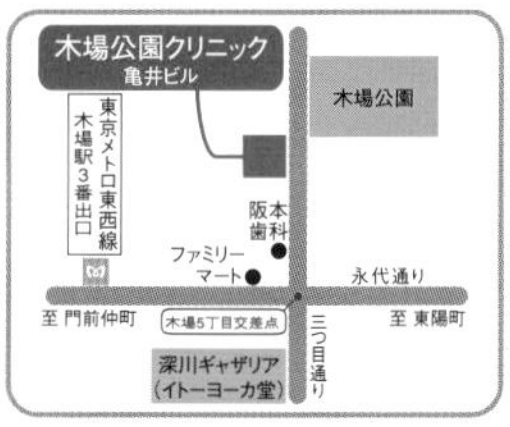


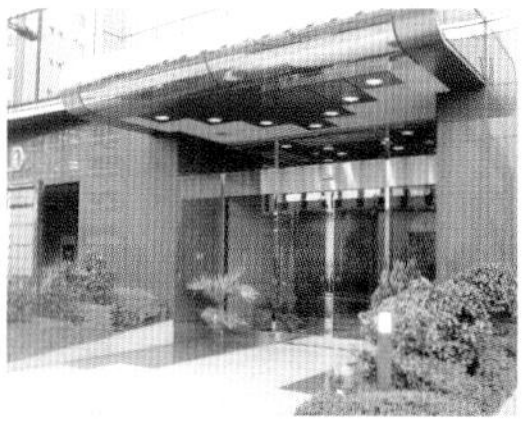

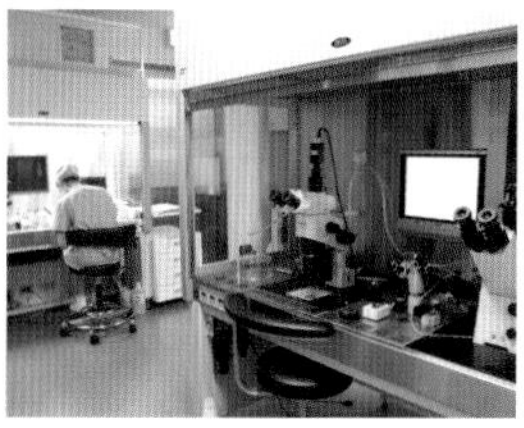

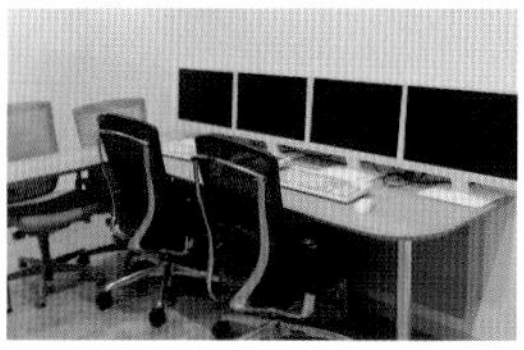

「不妊症はカップルの病気」

木場公園クリニック・分院は、カップルで受診しやすいクリニックを目指して、設計・運営しています。カップルで診察を待つ人が多いので、待合室に男性がいてもなんの違和感もありません。7階には子連れ専用フロアを開設させていただきました。月に2回 Web セミナーを行っています。

●人工授精 ●体外受精 ●顕微授精 ●凍結保存 ●男性不妊 ●カウンセリング ●女性医師 ●レーザー

---

体外受精・顕微授精・不妊症　**東京都・中央区**

# オーク銀座レディースクリニック

TEL. 0120-009-345 URL. https://www.oakclinic-group.com/

## お子様を迎えるという目標に向かって、高度生殖補助医療による治療を提供しています。

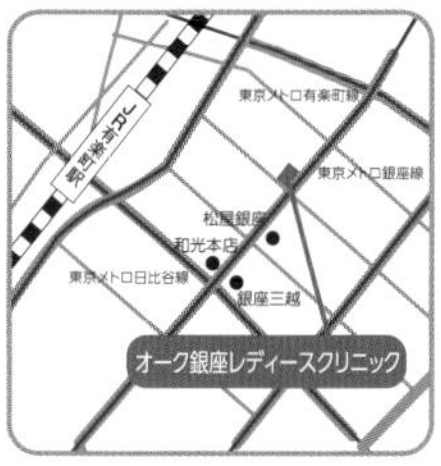


患者様のお話をうかがい、お一人おひとりに合わせた治療プランをご提案します。男性不妊にも対応しており、ご夫婦で受診していただくことも可能です。また、週に3日は大阪の本院（オーク住吉産婦人科）から経験豊富な専門医が来院し、診療にあたっています。

体外受精周期の注射には365日対応しており、病院ではなく、患者様本位のスケジュールで治療を進めていただけます。

学会認定の胚培養士が在籍する国際水準の培養ラボラトリーを備え、院内の基準をクリアした胚培養士が、患者様に採卵した卵子や受精後の胚の状態をご説明しています。

患者様が一日も早く赤ちゃんを迎えられるよう、経験と技術に裏打ちされた治療でサポートして参ります。

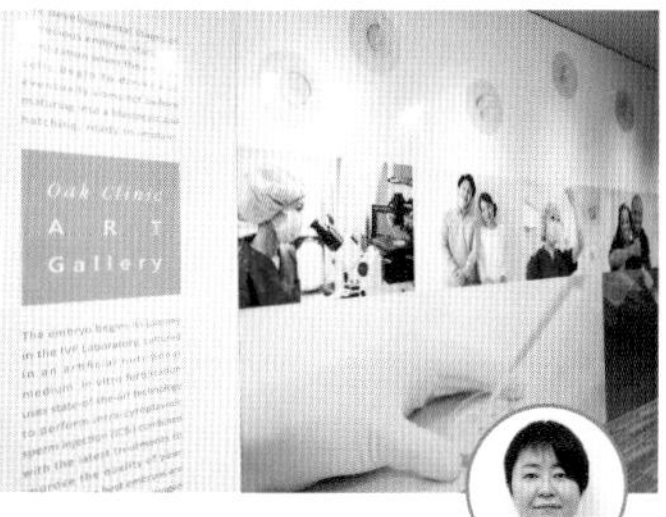


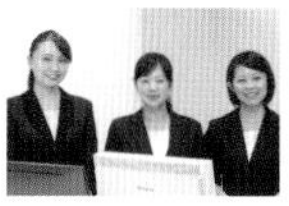

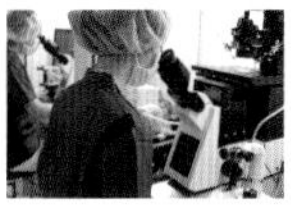

Profile. 渡邉 倫子 医師

筑波大学卒業。筑波大学附属病院、木場公園クリニック、山王病院等を経てオーク銀座レディースクリニック院長。得意分野は、男性不妊と内視鏡検査。もちろん女性不妊も専門です。男性、女性を診療できる数少ない生殖医療専門医です。

○ 診療時間

| | 月 | 火 | 水 | 木 | 金 | 土 | 日 |
|---|---|---|---|---|---|---|---|
| 午前 | ○ | ○ | ○ | ○ | ○ | ○ | △ |
| 午後 | ○ | ○ | ○ | ○ | ○ | ○※ | △ |
| 夜間 | ○ | ○ | ○ | ○ | ○ | — | — |

午前 9:00〜13:00、午後 14:00〜16:30
※土曜午後14:00〜16:00、夜間 17:00〜19:00
△日・祝日は 9:00〜15:00

東京都中央区銀座 2-6-12　Okura House 7F

○ JR 山手線・京浜東北線有楽町駅 徒歩5分、東京メトロ銀座駅 徒歩3分、東京メトロ有楽町線 銀座1丁目駅 徒歩2分

●人工授精 ●体外受精 ●顕微授精 ●凍結保存 ●男性不妊
●漢方 ●カウンセリング ●女性医師

---

不妊症・婦人科一般・更年期障害・その他　**千葉県・柏市**

# 中野レディースクリニック

TEL. 04-7162-0345 URL. http://www.nakano-lc.com

## エビデンスに基づいた、イージーオーダーの不妊治療。

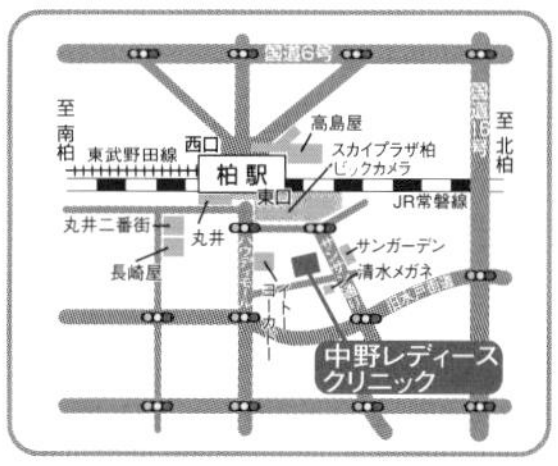


患者様お一人おひとりに治療効果が高いレベルで実現できるよう、エビデンス（症状に対して効果があることがわかっている治療法）に基づいた治療を行っています。そして、最終的に一人でも多くの方が妊娠できるよう、それぞれの方に合った細やかな対応ができるようイージーオーダーの不妊治療をご提供しております。

不妊治療は、加齢とともに条件が悪くなりますから、みなさま、早めに私たちクリニックをお訪ねください。

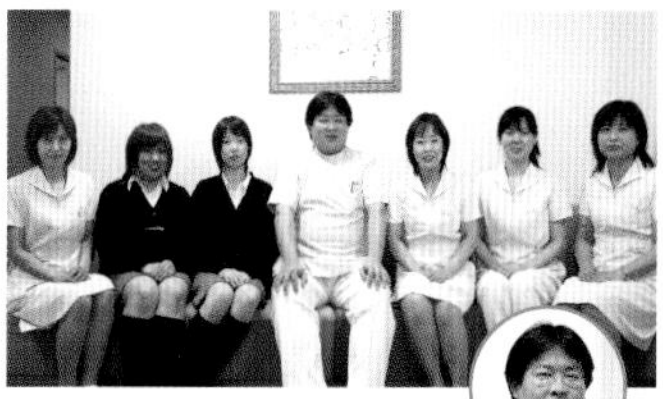

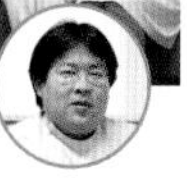

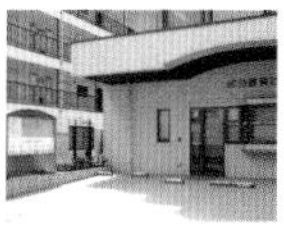

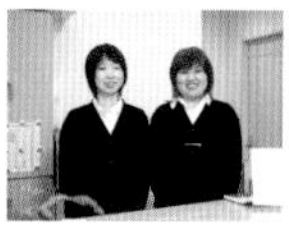

Profile. 中野 英之 院長

平成4年 東邦大学医学部卒業、平成8年 東邦大学大学院修了。この間、東邦大学での初めての顕微授精に成功。平成9年 東京警察病院産婦人科に出向。吊り上げ式腹腔鏡の手技を習得、実践する。
平成13年 宗産婦人科病院副院長。平成17年 中野レディースクリニックを開設。医学博士。
日本生殖医学会認定生殖医療専門医。

○ 診療時間 (9:00〜12:30、15:00〜19:00)

| | 月 | 火 | 水 | 木 | 金 | 土 | 日 |
|---|---|---|---|---|---|---|---|
| 午前 | ○ | ○ | ○ | ○ | ○ | ○ | — |
| 午後 | ○ | ○ | ○ | ○ | ○ | — | — |
| 夜間 | ○ | — | ○ | — | ○ | — | — |

午後 15:00〜17:00、夜間 17:00〜19:00
※土曜午後、日・祝日は休診。
※初診の方は、診療終了1時間前までにご来院下さい。

千葉県柏市柏 2-10-11-1F

○ JR 常磐線柏駅東口より徒歩3分

●人工授精 ●体外受精 ●顕微授精 ●凍結保存
●男性不妊 ●カウンセリング

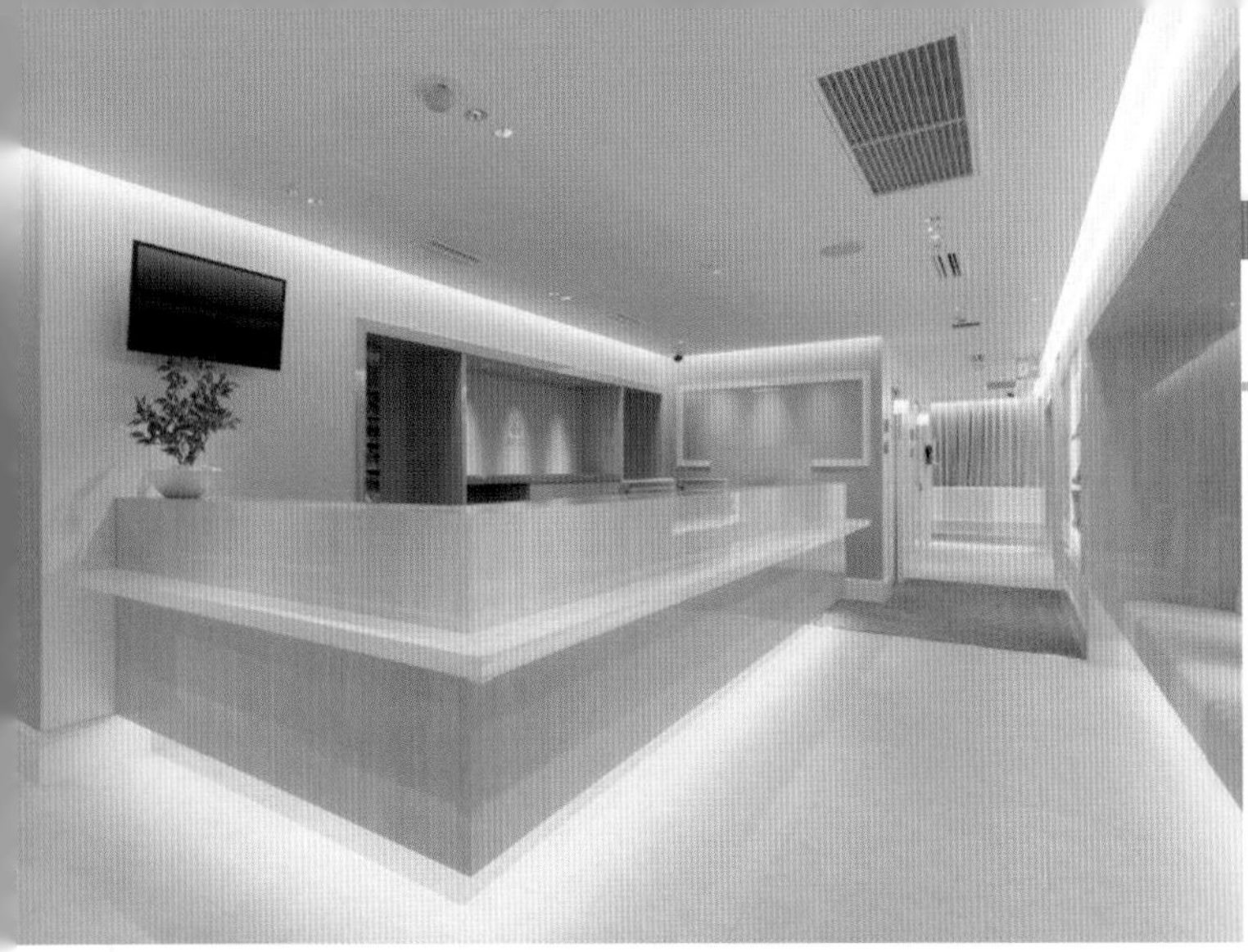

不妊不育 IVF センター・婦人科一般　　神奈川県・横浜市

# 神奈川レディースクリニック

TEL. 045-290-8666 URL. http://www.klc.jp

## 患者様お一人おひとりのお気持ちを大切に納得のいく治療を進めていきます。

不妊・不育の治療をされている患者様の身近な存在として、気軽に活用できるクリニックでありたいというのが、私たちクリニックのモットーです。

不妊治療は、患者様の体調や気持ちにいかに寄り添うかが大切です。治療へのストレスや不安を少しでもとり除いて治療に臨んでいただくため、多くの相談窓口を設けておりますので、どうぞお気軽にご相談下さい。

不妊・不育症の原因は様々あり、複雑です。

患者様のお気持ちを大切に医師・培養士・看護師がチームとなって治療を進めてまいります。

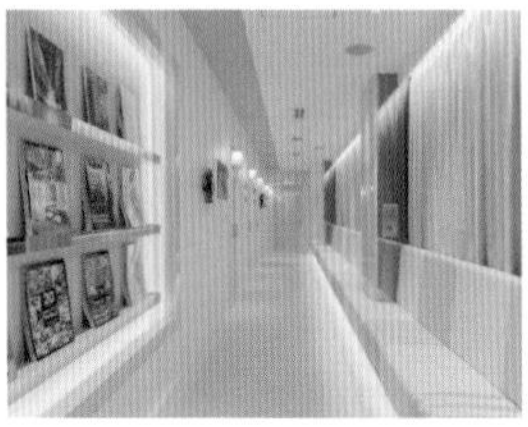

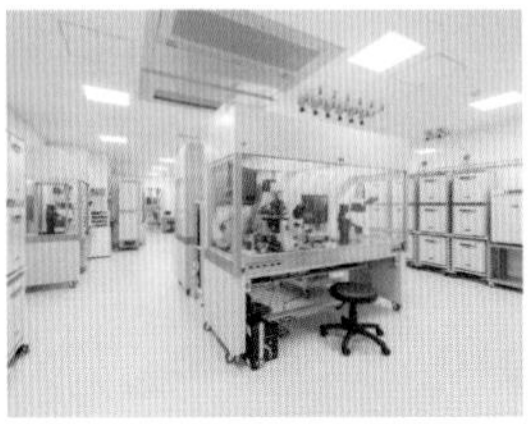

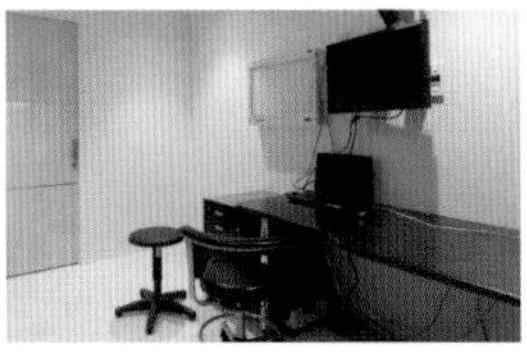

緊急時や入院の必要な方は、近隣の医療機関と提携し、24 時間対応にて診療を行っております。また、待ち時間緩和のため、予約システムを導入しております。

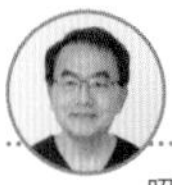

Profile. 小林 淳一 理事長

昭和 56 年慶應義塾大学医学部卒業。慶應義塾大学病院にて習慣流産で学位取得。昭和 62 年済生会神奈川県病院にて、IVF・不育症を専門に外来を行う。平成 9 年新横浜母と子の病院にて、不妊不育 IVF センターを設立。平成 15 年 6 月神奈川レディースクリニックを設立し、同センターを移動する。医学博士。日本産科婦人科学会認定産婦人科専門医。母体保護法指定医。

○ 診療時間 (8:30～12:30、14:00～19:00)

| | 月 | 火 | 水 | 木 | 金 | 土 | 日 |
|---|---|---|---|---|---|---|---|
| 午前 | ○ | ○ | ○ | ● | ○ | △ | △ |
| 午後 | ○ | ○ | ○※ | ● | ○ | ― | ― |

△土・日(第2・第4)・祝日の午前は8:30～12:00、午後休診
※水曜午後は14:00～19:30
●木曜、第1・第3・第5日曜の午前は予約制

神奈川県横浜市神奈川区西神奈川1-11-5 ARTVISTA 横浜ビル

○ JR東神奈川駅より徒歩5分、京急東神奈川駅より徒歩8分、東急東白楽駅より徒歩7分

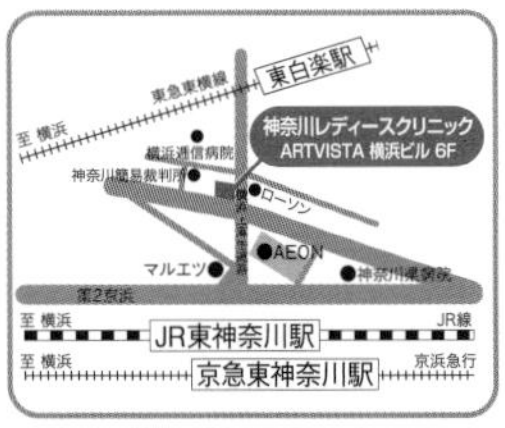


●人工授精 ●体外受精 ●顕微授精 ●凍結保存 ●男性不妊 ●漢方 ●カウンセリング ●食事指導

不妊症・産科・婦人科・小児科・内科　　神奈川県・横浜市

# 菊名西口医院

TEL. 045-401-6444 URL. https://www.kikuna-nishiguchi-iin.jp

## 約6割の方が自然妊娠！プラス思考で妊娠に向けてがんばってみませんか？

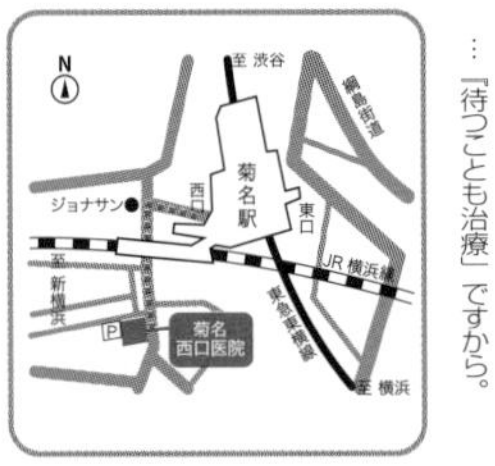


できる限り、自然に近い妊娠につながる不妊治療を心がけ、妊娠後のアフターフォローまで責任を持って診ることが、私たち菊名西口医院のモットーです。

そのため、外来の妊婦さんも約半数は不妊治療を経た妊娠成功者で、小児科の約3割はそのご夫婦のお子さんです。

「妊婦がいる外来は通院したくない」、「子どもがいる外来は通院したくない」というお気持ちは十分に受け止めています。だからこそ、そのご夫婦のように「妊娠できるんだ！」と、妊娠に向けてプラス思考へ切り替えてみませんか。

無理のない範囲で、根気強く。

基礎体温をつける気持ちになれないほど落ち込んだら、何カ月でも待ちます。通院をしばらく休んでも良いのですよ。…『待つことも治療』ですから。

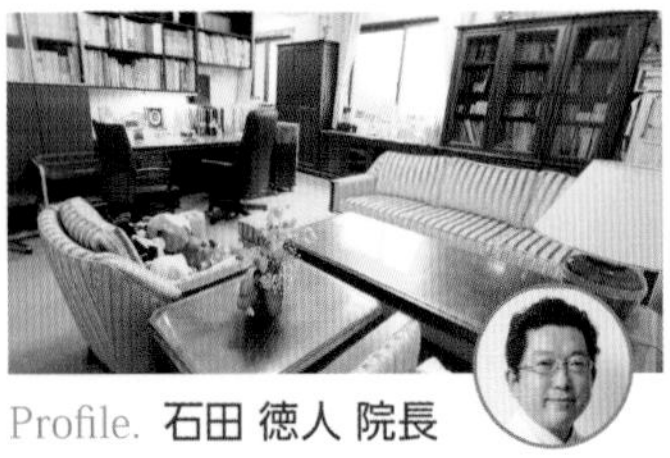

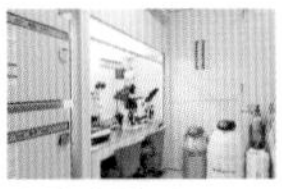

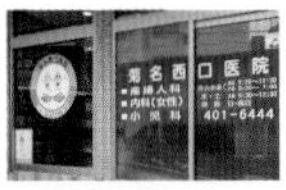


Profile. 石田 徳人 院長

平成2年 金沢医科大学卒業。同年聖マリアンナ医科大学産婦人科入局。平成8年 聖マリアンナ医科大学大学院修了。平成8年 カナダ McGill 大学生殖医学研究室客員講師。平成9年 聖マリアンナ医科大学産婦人科医長。平成13年 菊名西口医院開設。
日本産科婦人科学会認定産婦人科専門医。母体保護法指定医。医学博士。

○ 診療時間 (9:30～12:30、15:30～19:00)

| | 月 | 火 | 水 | 木 | 金 | 土 | 日 |
|---|---|---|---|---|---|---|---|
| 午前 | ○ | ○ | ○ | ○ | ○ | ○ | ― |
| 午後 | ○ | ○ | ○ | ― | ○ | ― | ― |

※木・土曜午後、日曜・祝日は休診。
※土曜午後、日曜・祝日は体外受精や顕微授精な　どの特殊治療を行う患者さんのみを完全予約制　にて行っています。
※乳房外来、小児予防接種は予約制。

神奈川県横浜市港北区篠原北 1-3-33

○ JR横浜線・東急東横線 菊名駅西口より徒歩1分
医院下に駐車場4台有り。(車でお越しの方は、その旨お伝え下さい。)

●人工授精 ●体外受精 ●顕微授精 ●凍結保存 ●男性不妊
●漢方 ●カウンセリング ●食事指導 ●運動指導

不妊症・妊婦健診・婦人科一般・更年期障害・その他　　東京都・豊島区

# 小川クリニック

TEL. 03-3951-0356 URL. https://www.ogawaclinic.or.jp

## 希望に沿った治療の提案で、無理のない妊娠計画を実現。

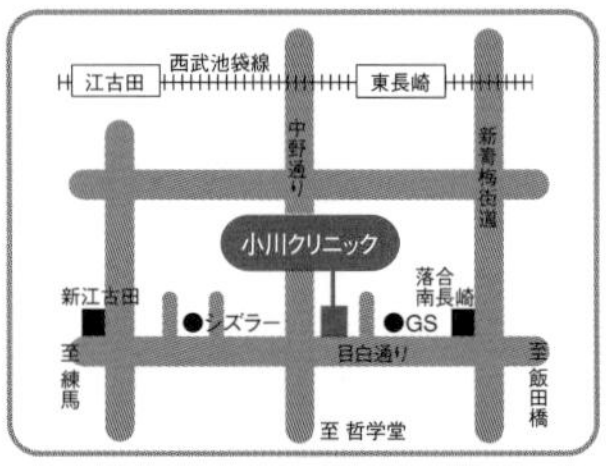


不妊治療の基本は、なるべく自然に近い形で妊娠を叶えることです。やみくもに最新治療の力を借りることは、避けなければなりません。

私たちクリニックでは、まずタイミング法より始め、漢方療法、排卵誘発剤、人工授精など、その人の状態により徐々にステップアップしていきます。

開院以来、高度生殖医療（体外受精、顕微授精など）の治療に到達する前に多くの方々が妊娠されています。

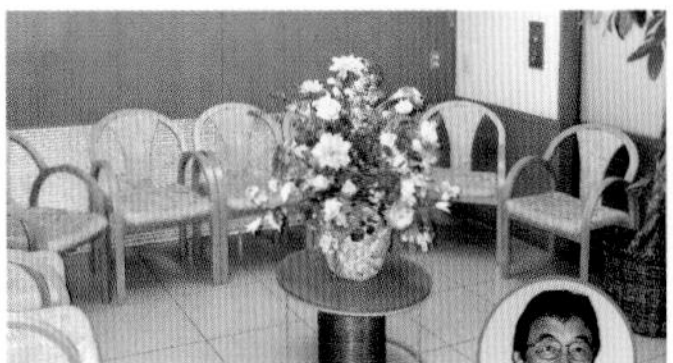

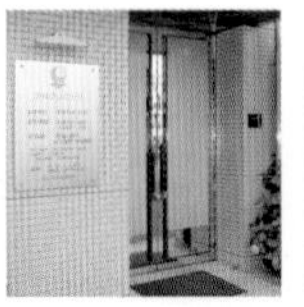

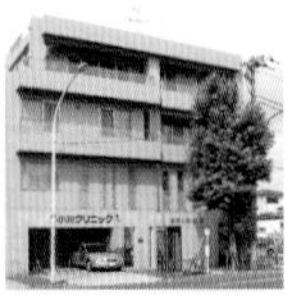

Profile. 小川 隆吉 院長

医学博士。元日本医科大学産婦人科講師。1975年 日本医科大学卒業後、医局を経て1995年4月まで都立築地産院産婦人科医長として勤務。1995年6月不妊症を中心とした女性のための総合クリニック、小川クリニックを開院。著書に「不妊の最新治療」「ここが知りたい不妊治療」「更年期を上手に乗り切る本」「30才からの安産」などがある。

○ 診療時間 (9:00～12:00、15:00～18:00)

| | 月 | 火 | 水 | 木 | 金 | 土 | 日 |
|---|---|---|---|---|---|---|---|
| 午前 | ○ | ○ | ○ | ○ | ○ | ○ | ― |
| 午後 | ○ | ○ | ― | ○ | ○ | ― | ― |

※水・土曜の午後、日・祝日は休診。緊急の際は、上記に限らず電話連絡の上対応いたします。

東京都豊島区南長崎 6-7-11

○ 西武池袋線東長崎駅、地下鉄大江戸線落合南長崎駅より徒歩8分

●人工授精 ●男性不妊 ●漢方 ●カウンセリング

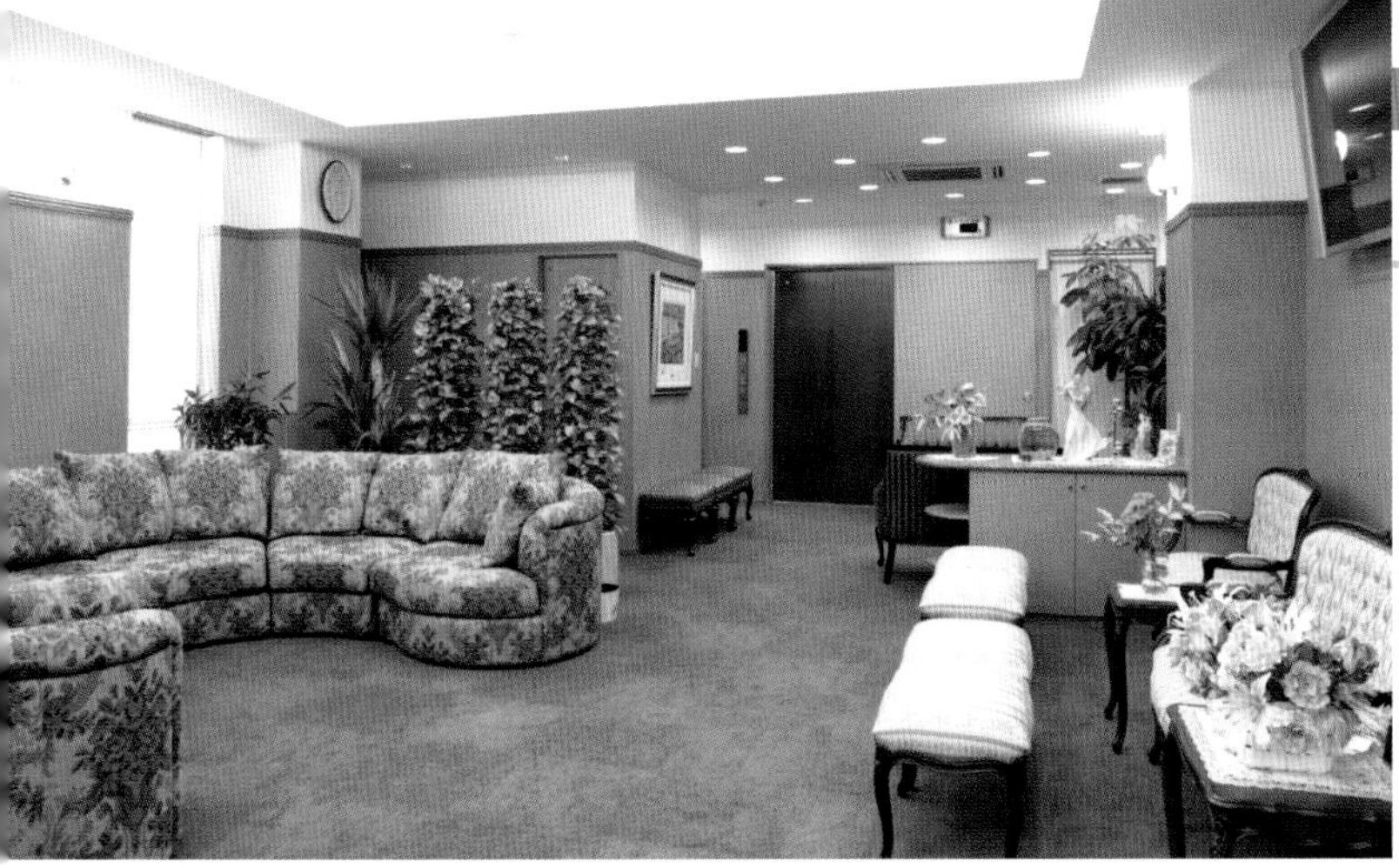

不妊症専門　京都府・京都市

# 田村秀子婦人科医院

TEL. 075-213-0523 URL. https://www.tamura-hideko.com/

## 心の持ち方や考え方、生活習慣などを聞き、その人だけのオーダーメイドな治療の提案。

『これから病院に行くんだ』という気持ちでなく、もっとリラックスした気持ちで、たとえばレストランに食事に行く時やウィンドウショッピングの楽しさ、ホテルでお茶をする時の心地良さで来ていただけるような病院を目指しています。

また、不妊症は子どもが欲しくても自分ではどうしようもなく、かつ未体験のストレスとの戦いでもありますから、できればここに来たら、お姫さまのように自分主体でゆとりや自信を持てる雰囲気を作るよう心がけています。

我々は皆様が肩の力を抜いて通院して下さってこそ、治療の最大の効果を発揮できるものと思っております。ですから、そんな雰囲気作りに、これからも力を注いでいきたいと思っています。

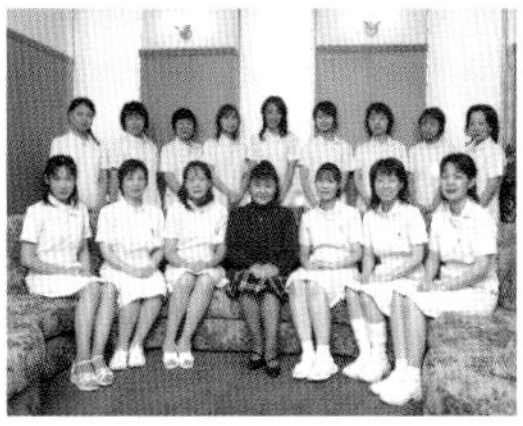

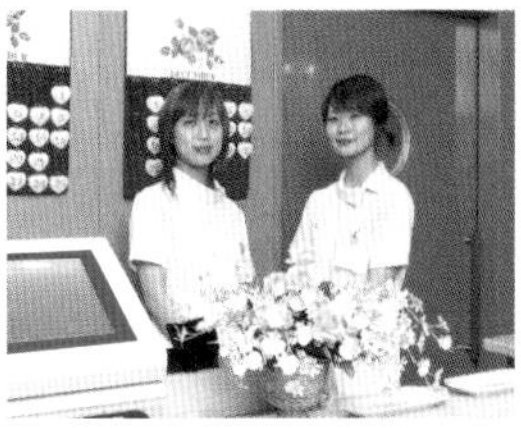

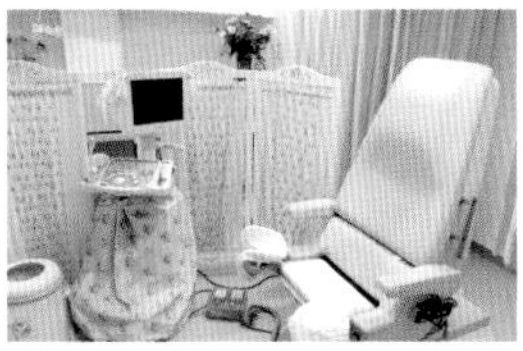

やわらかくあたたかいカラーリング。アロマテラピーによる心地よい香り。さらに、冷たさを感じないようにと医療機器に覆いかけられたクロスなど、院内には細かな配慮がなされている。体外受精のあとに安静室（個室）でもてなされる軽食も好評。

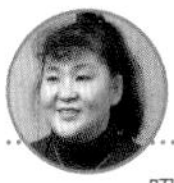

Profile. 田村 秀子 院長

昭和 58 年、京都府立医科大学卒業。平成元年同大学院修了。同年京都第一赤十字病院勤務。平成 3 年、自ら治療し、妊娠 13 週での破水を乗り越えてできた双子の出産を機に義父の経営する田村産婦人科医院に勤務して不妊部門を開設。平成 7 年より京都分院として田村秀子婦人科医院を開設。平成 15 年 8 月、現地に発展移転。現在、自院、田村産婦人科医院、京都第二赤十字病院の 3 施設で不妊外来を担当。専門は生殖内分泌学。医学博士。

○ 診療時間 (9:30〜12:00、13:00〜19:00)

| | 月 | 火 | 水 | 木 | 金 | 土 | 日 |
|---|---|---|---|---|---|---|---|
| 午前 | ○ | ○ | ○ | ○ | ○ | ○ | ― |
| 午後 | ○ | ○ | ○ | ○ | ○ | ― | ― |
| 夜間 | ○ | ○ | ○ | ○ | ○ | ― | ― |

午後 13:00〜15:00、夜間 17:00〜19:00
※日・祝祭日休診

京都府京都市中京区御池高倉東入ル御所八幡町 229

○ 市営地下鉄烏丸線 御池駅 1 番出口 徒歩 3 分

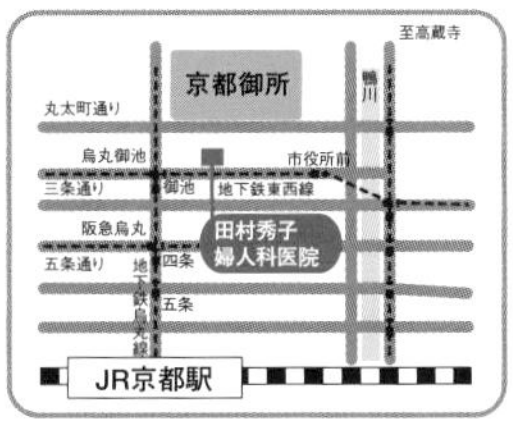


●人工授精 ●体外受精 ●顕微授精 ●凍結保存 ●男性不妊 ●漢方 ●カウンセリング ●女性医師

不妊症・リプロダクションセンター・体外受精ラボラトリー・サージセンター　大阪府・大阪市

# オーク住吉産婦人科

TEL. 0120-009-345 URL. https://www.oakclinic-group.com/

## 高度生殖補助医療の専門クリニック。年中無休の体制で最先端の治療を提供します。

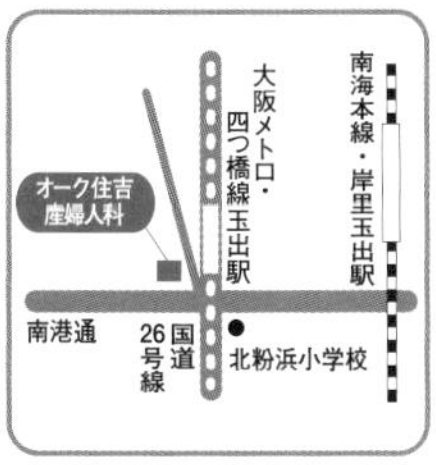


バックアップ体制の整った高度生殖補助医療実施施設です。働きながら不妊治療を受けていただきやすい体制を整えています。

生殖医療に長年携わっている専門医が、患者様お一人おひとりのお話をうかがった上で治療プランをご提案いたします。男性不妊にも対応し、ご夫婦での受診も可能です。

国際水準の培養ラボラトリーには、学会認定の胚培養士が多数在籍し、日々技術の習得や研究にあたっています。

患者様が納得して治療を受けて頂けるようドクター、スタッフが一丸となって治療に取り組んでいます。

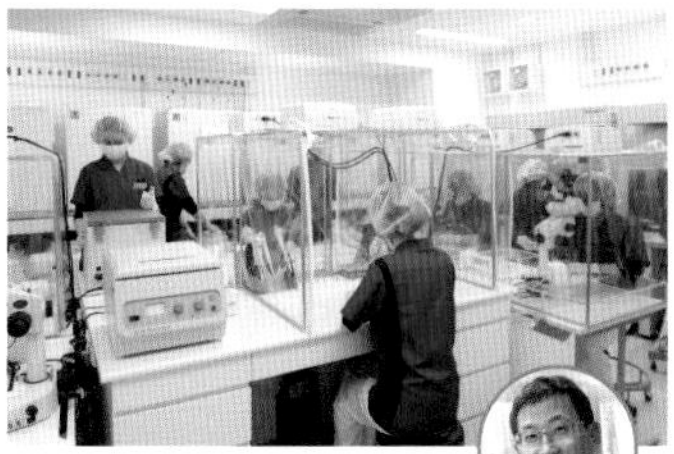

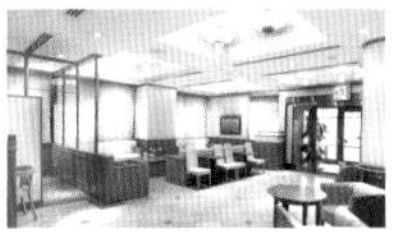

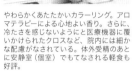

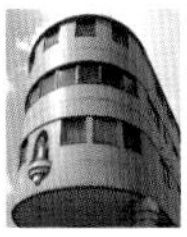

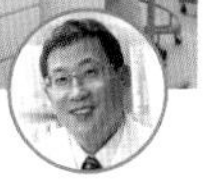

Profile. 多田 佳宏 医師

京都府立医科大学卒業。同大学産婦人科研修医、国立舞鶴病院、京都府立医科大学産婦人科修練医、京都市立病院、松下記念病院などを経て当院へ。女性の不妊治療の診察とともに、男性不妊も担当。医学博士。日本産科婦人科学会認定産婦人科専門医、日本生殖医学会認定生殖医療専門医。

○ 診療時間

| | 月 | 火 | 水 | 木 | 金 | 土 | 日 |
|---|---|---|---|---|---|---|---|
| 午前・午後 | ○ | ○ | ○ | ○ | ○ | ● | ― |
| 夜間 | ○ | ○ | ○ | ○ | ○ | ― | ― |

午前・午後 9:00〜16:30、夜間 17:00〜19:00
● 土は9:00〜16:00

大阪府大阪市西成区玉出西 2-7-9

○ 大阪メトロ四つ橋線玉出駅 5 番出口徒歩 0 分
南海本線岸里玉出駅徒歩 10 分

●人工授精 ●体外受精 ●顕微授精 ●凍結保存 ●男性不妊
●漢方 ●カウンセリング ●女性医師

不妊症・産婦人科　長野県・佐久市

# 佐久平エンゼルクリニック

TEL. 0267-67-5816 URL. https://www.sakudaira-angel-clinic.jp/

## 患者様との対話を重視し、患者様の希望や思いに寄り添った生殖医療を提供いたします。

2022年4月以降の生殖医療保険診療化に伴い、当院では従来通り、自由診療による個々の患者様に合わせた最適な治療を提案するオーダーメイド治療と、保険診療の範囲内で治療完結を目指す保険診療の2本立てメニューで治療を提供いたします。

オーダーメイド治療では、個々の患者様の不妊原因や体の状態、仕事と治療の両立を最大限に考慮し、最適な治療を提案いたします。そして最短の治療期間で結果を出して、生まれてくるお子様と過ごす時間を長く有意義にしていただくことを目標とします。

一方、低コストでの治療を希望される方には、保険診療を選択いただけます。どちらもご希望の治療が提案できますよう努めて参ります。

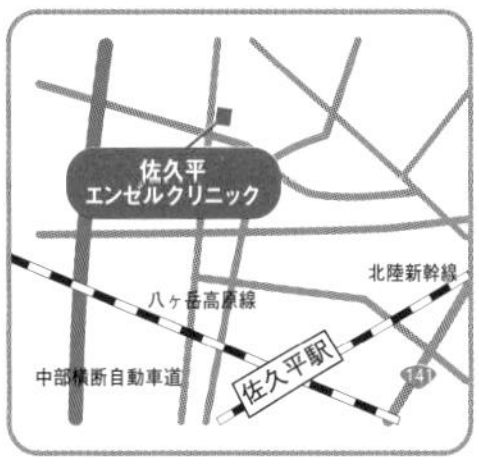


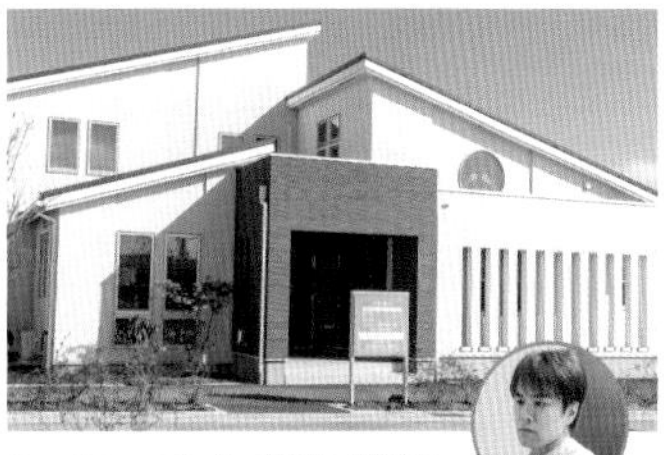

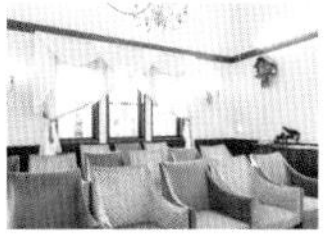

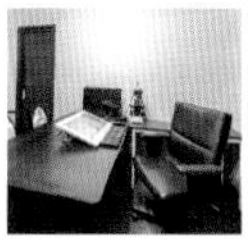

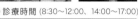

Profile. 政井 哲兵 院長

鹿児島大学医学部卒業、東京都立府中病院 ( 現東京都立多摩総合医療センター ) 研修医。2005 年 東京都立府中病院産婦人科、2007 年 日本赤十字社医療センター産婦人科、2012 年 高崎 ART クリニック、2014 年 佐久平エンゼルクリニック開設。
日本産科婦人科学会認定産婦人科専門医、日本生殖医学会認定生殖医療専門医。

○ 診療時間 (8:30〜12:00、14:00〜17:00)

| | 月 | 火 | 水 | 木 | 金 | 土 | 日 |
|---|---|---|---|---|---|---|---|
| 午前 | ○ | ○ | ○ | ○ | ○ | ○ | △ |
| 午後 | ○ | ○ | ― | ○ | ○ | ― | ― |

※最終受付は16:30。※水曜、土曜の午後、日曜は休診。△医師が必要と判断した場合は診察、採卵等の処置を行います。※体外受精説明会は、WEB配信方式としております。

長野県佐久市長土呂1210-1

○ 佐久北IC・佐久ICより車で約5分
JR佐久平駅より徒歩約10分

●人工授精 ●体外受精 ●顕微授精 ●凍結保存
●男性不妊 ●漢方 ●カウンセリング

## インターネットでも、不妊治療の幅広い情報を提供しています。

### 不妊治療情報センター・FUNIN.INFO

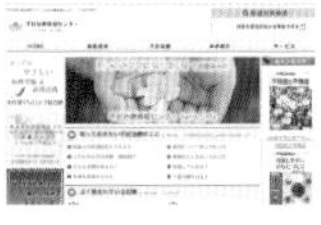

https://www.funin.info

全国の不妊治療施設を紹介する不妊治療情報センター・funin.info です。コンテンツは、不妊治療に絡んだ病院情報がメインです。

### 全国体外受精実施施設完全ガイド

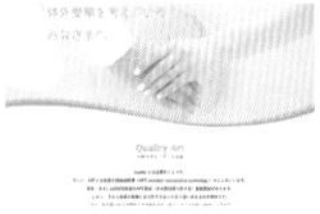

https://www.quality-art.jp

体外受精の質を追求するクリニックの情報を多項目から公開するとともに、全国の体外受精実施施設を紹介しています。

### 不妊治療の先生に聞いてみた!

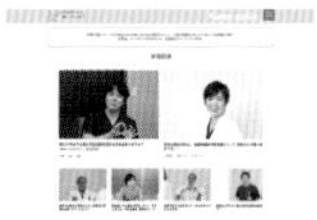

https://funin.clinic/

治療に臨むカップルが赤ちゃんを授かるために聞きたいこと、心配や疑問に思っていることを医師に取材！

記事は、テーマごとに分けられ、定期的にアップしています。



体外受精を考えているみなさまへ

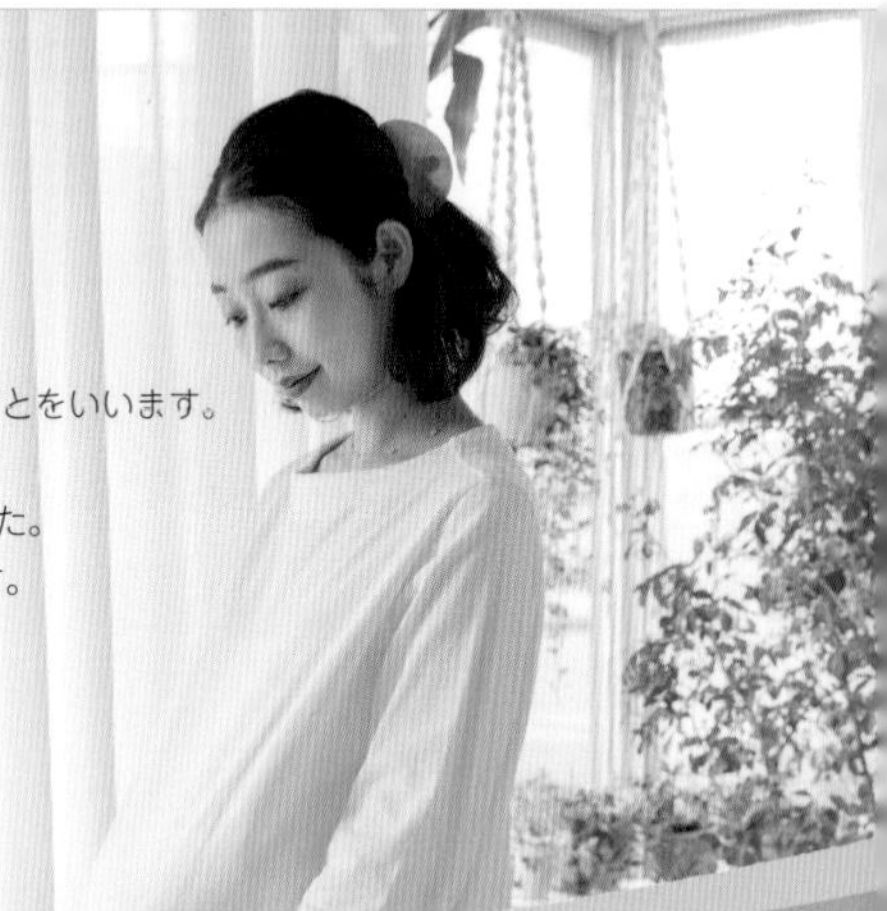

## Quality Art

www.quality-art.jp

Quality とは品質のことです。

そして、ART とは高度生殖補助医療（ART: assisted reproductive technology ）のことをいいます。

現在、日本には約 600 件ほどの ART 施設（日本産科婦人科学会登録施設）があります。

保険診療が始まって、どの ART 施設でも同じ治療を受けることができるようになりました。

自由診療との違いはあるのでしょうか？ 自由診療の頃の ART の流れがわかるサイトです。

あなたの受けようとしている治療が満足なものでありますように

### contents

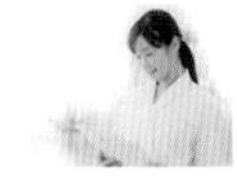

治療をはじめるとき

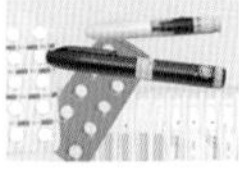

誘発方法と使用薬剤

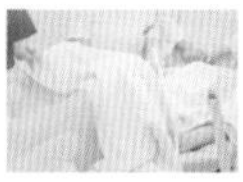

採卵について

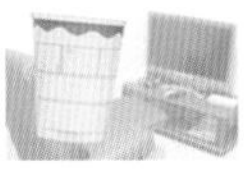

採精について

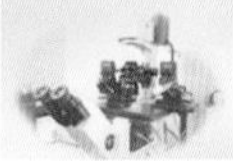

培養と培養室

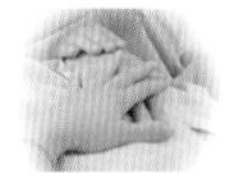

胚移植について

胚移植後の管理

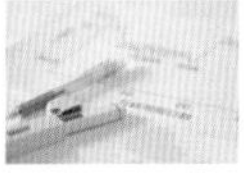

妊娠判定について

実施数について

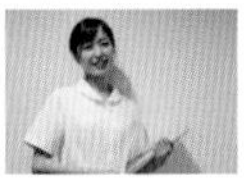

スタッフについて

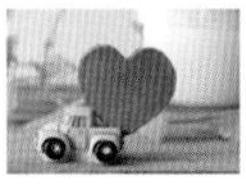

治療施設の思い

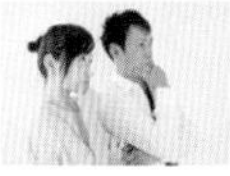

体外受精の未来

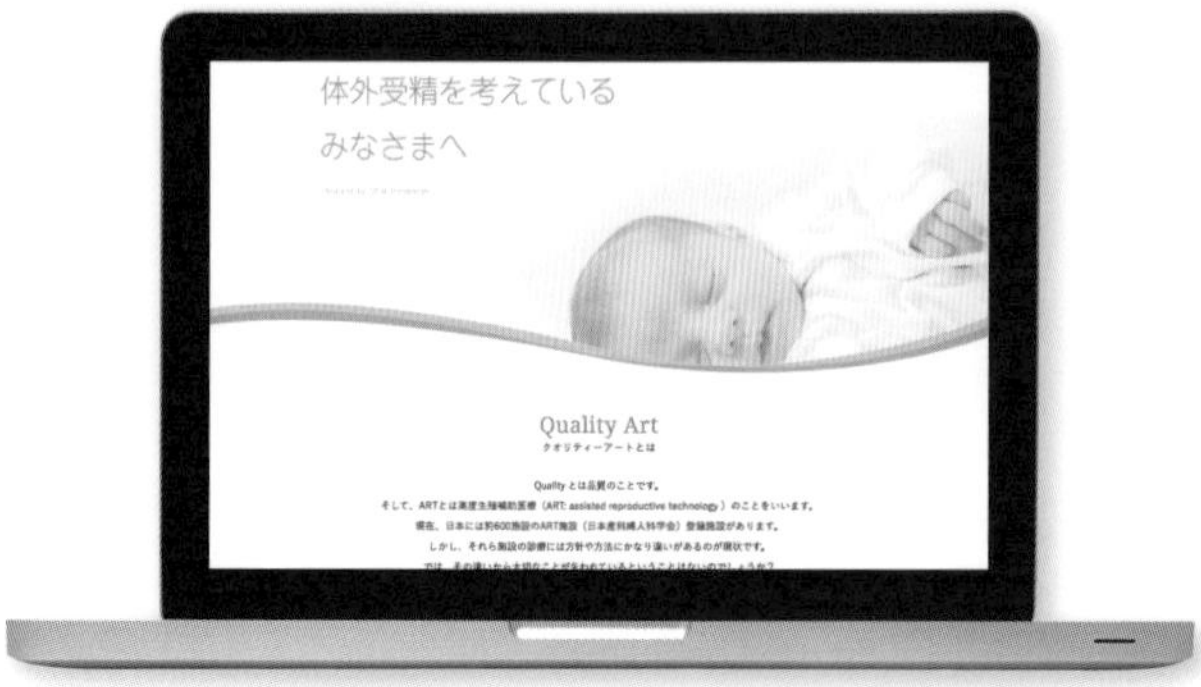


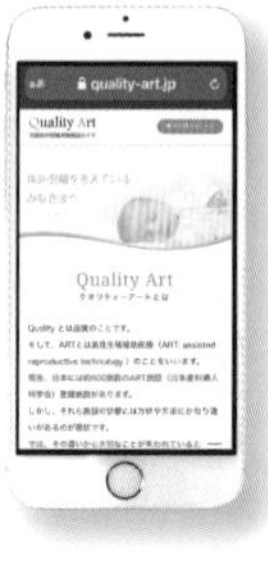


保険診療にお任せの不妊治療でなく、
体外受精のこともよく知って治療に臨むことをオススメします！
きっと、納得の診療を受けることができるでしょう。

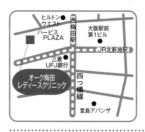

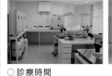

# 学会を訪ねて

## 第68回日本生殖医学会学術講演会総会を訪ねて

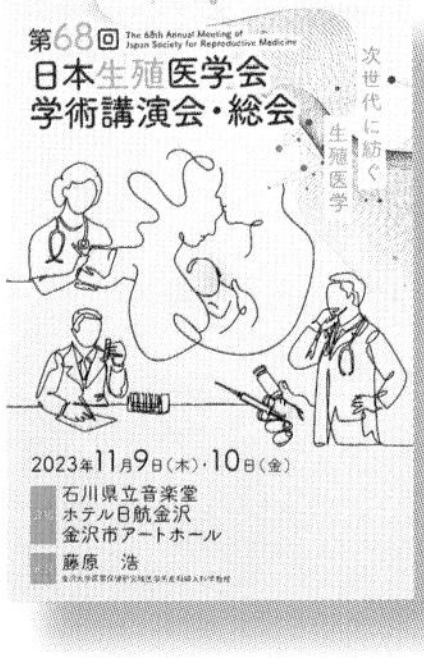


ママなり編集部
塚田寛人

### 第68回日本生殖医学会学術講演会総会を訪ねて

２０２３年11月9日、10日にわたって石川県立音楽堂、ホテル日航金沢、金沢市アートホールで開催された第68回日本生殖医学会学術講演会総会に参加してきました。

生殖医学会学術講演会総会は、医師だけでなく胚培養士も多く参加しますが、新型コロナが収束した今年は2千人以上の事前予約があったようです。演題の数も３００程あり、医師や胚培養士の本気度が伝わってきました。

学術講演会総会での発表内容は生殖医療（不妊治療）全般にわたり、不妊治療の保険診療化が始まった昨年の学会では、ポスター展示（発表論文）や講演などを見ても保険診療に関する話題が多かったのを思い出します。

内容も申請の方法や保険診療に即した誘発方法の話題などが多く発表されていました。今年、学会で発表された演題の内容では、保険色は少なくなっていました。

### 保険診療となって間もなく2年！その変化は？

２０２２年4月から不妊治療が保険診療化され、間もなく2年が経とうとしています。保険診療化直後、パシフィコ横浜で開催された第67回日本生殖医学会学術講演会総会では、保険診療での方法及び体外受精成績の違い、先進医療として認められた技術の実際のラボワークや知識の再確認などの演題がありました。しかし今年は、従来の学会と同様に、妊娠成績アップを目指すための検討結果や、難治症例の治療戦略などの演題が主となっていました。

この流れからなのでしょうか、学会の従来通りの雰囲気というよりも、「プレコンセプションケア」や「社会的適応」といった新しく注目されるワードが多く見られるようになっていたと感じました。

プレコンセプションケアとはなんでしょう？

### プレコンセプションケア

プレコンセプションケアとは、妊娠して出産までのゴールをはっきりと目標にして、生活の質を高めようというものです。

「社会的適応」というワードは、過去の学術講演会総会でもいくつか見られていましたが、今年9月に東京都が社会的適応による卵子凍結に助成金を出すと発表したためか、興味を持つ医師が増えたように思います。

実際、関連する演題を聞く医師の数も増えているように感じました。

また、演題自体にも新たに「プレコンセプションケア」というワードを含めた題が追加されています。

生殖医療は、妊娠を望んで病院に通う患者さんを対象としているのに対し、思春期以降の妊娠前の方を対象とした、健康管理＝妊娠出産への準備と知識向上の普及をかねています。

厚生労働省の施策の一つに「不妊に悩む夫婦、将来子どもを持ちたいカップル、身体的・精神的な悩みを有する女性等への相談指導や不妊治療、妊娠・出産、女性の健康に関する医学的・科学的知見の普及啓発等を実施する」とあります。

それは、本来の体外受精の目的にも通じることです。そこで、不妊原因の一つと言われている日本人の性リテラシーの低下（性知識の不足）を、生殖医療の現場からも取り組もうとする動きが増えてきているのでしょう。

このような流れから、日本における体外受精の成績がアップし、妊娠される患者さんが増えることを一層期待したいものです。そのような期待を込めた、本当に将来への新しい動向を感じさせる今回の学会でした。

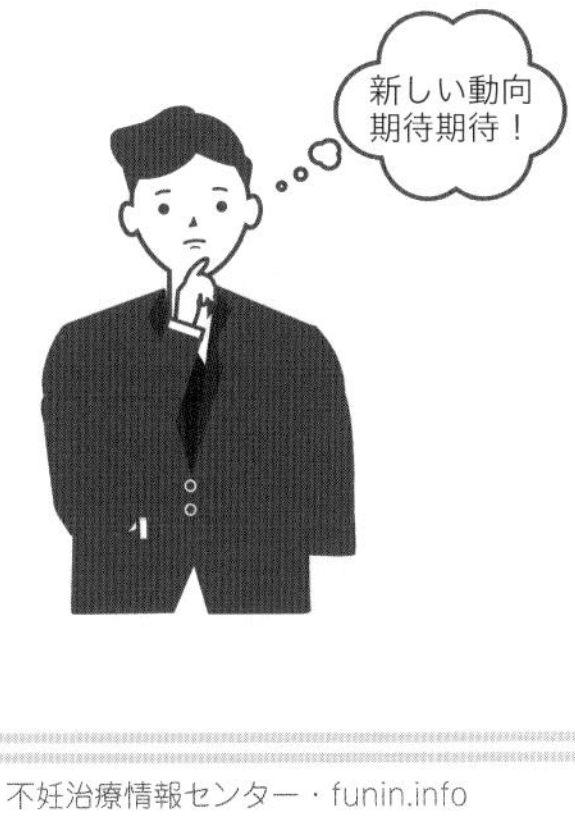

ママなり

# 応援レシピ

recipe

winter 2024

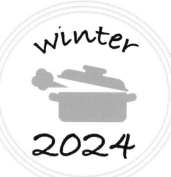

## ― 抗酸化作用のある食べ物 ―

老化や疾病の原因となる、活性酸素を防止し消去してくれるのが抗酸化作用です。抗酸化作用を持つ食品を摂り、活性酸素の抑制に努めましょう。

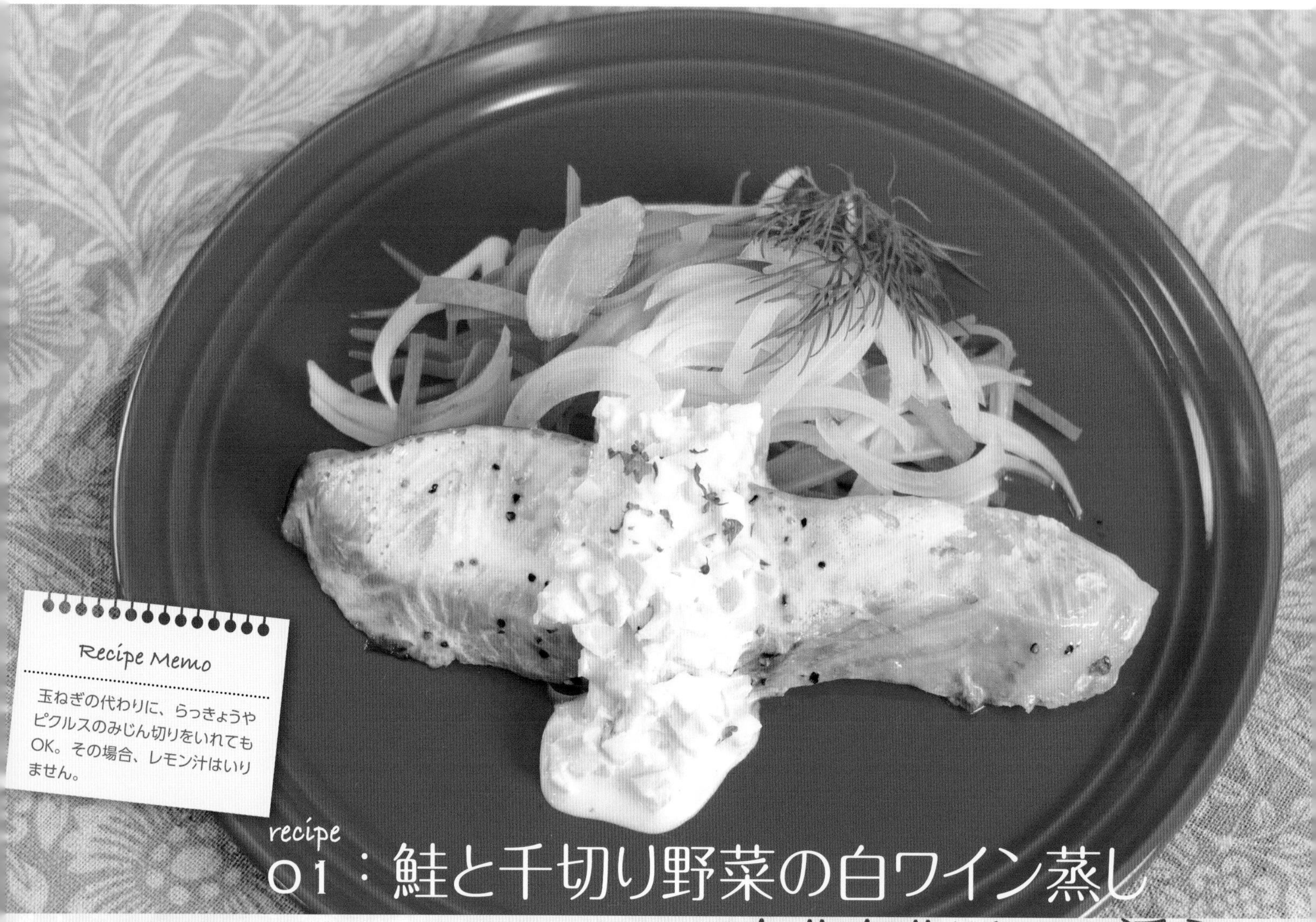

Recipe Memo

玉ねぎの代わりに、らっきょうやピクルスのみじん切りをいれてもOK。その場合、レモン汁はいりません。

## recipe 01：鮭と千切り野菜の白ワイン蒸し タルタルソース添え

### 材料［2人分］

- 生鮭……………………………………2切
- セロリ…………………………10cm くらい
- 玉ねぎ………………………………1/4 個
- 人参 …………………………10cm くらい
- 塩コショウ…………………………… 少々
- 白ワイン……………………………… 50ｇ

タルタルソース

- 固ゆで卵……………………………………1個
- 玉ねぎみじん切り ……………1/4 個分
  (らっきょうやピクルスのみじん切りで代用可 大さじ 1くらい その場合はレモン汁不要)
- マヨネーズ…………………………大さじ 1.5
- レモン汁 ( 玉ねぎの場合 )………小さじ1
- 塩コショウ…………………………………少々
- パセリみじん切り …………………… 少々

### 作り方

1. 固ゆで卵を作る。鍋に水と卵を入れ、水から火にかけ 15 分放置。茹で上がったら水に取り、殻にヒビを入れておき、冷ましておく。
2. 鮭に塩コショウし、玉ねぎは薄めのくし切り、人参とセロリは千切りにする。
3. フライパンに 2 の野菜を敷き、鮭を並べて白ワインを加え、蓋をして 5 ～ 6 分蒸し焼きにする。
4. ゆで卵は殻を剥き、ボウルに入れフォークで細かく切る。みじん切り玉ねぎとマヨネーズ、レモン汁、塩コショウを加えよく混ぜ、タルタルソースを作る。
5. 3 の野菜と鮭を皿に盛り、タルタルソースをかけ、刻んだパセリをふりかけて完成。

recipe
02
# キャロットラペ

### 材料［2人分］

- 人参……………………………………… 1本
- アーモンドスライス ………………大さじ1
- 塩…………………………………ひとつまみ
- ☆オリーブオイル………………小さじ2
-   レモン汁…………………………小さじ1

### 作り方

1. 人参は千切りにして耐熱容器に入れ、塩を振りよく混ぜておく。ラップなしでレンジで1分半加熱する。
2. アーモンドスライスはフライパンで軽く炒る。
3. 粗熱が取れたら、1の人参にアーモンドスライスを加え、☆で和える。

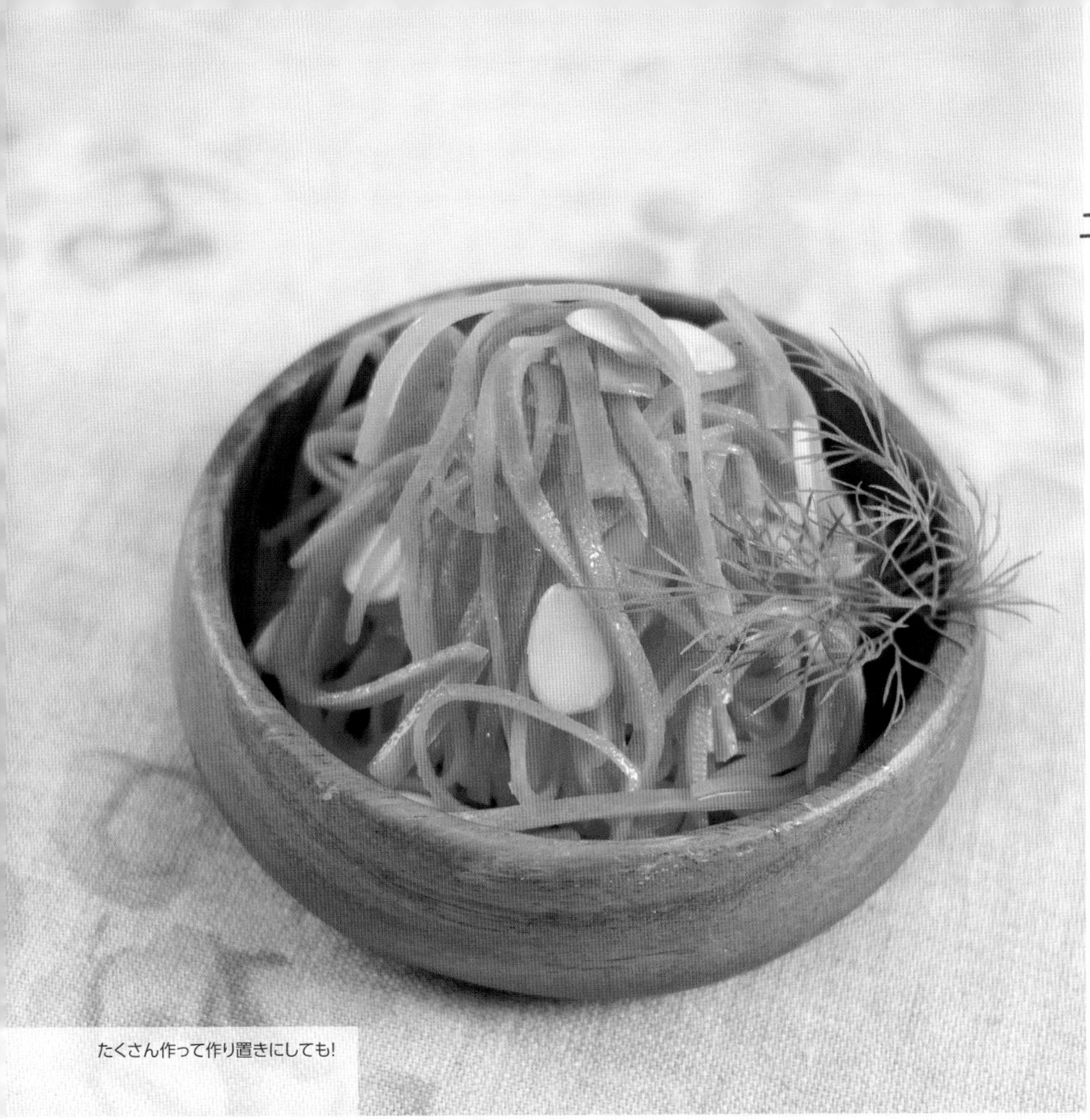

たくさん作って作り置きにしても!

recipe
03
# 春菊の胡麻和え

### 材料［2人分］

- 春菊 ……………………………1/2束
- 塩………………………… 小さじ1/2
- 胡麻(黒でも白でも)……………10g
- 砂糖 ………………………………10g
- 醤油 ………………………………10g

(胡麻和えの和え衣は1:1:1です)

### 作り方

1. 胡麻をフライパンで煎り、ミルがあればすりごまに、無ければすりこぎで擂るか、包丁で切り胡麻にする。(すりごまを買ってもいいですが、このひと手間で香りが全然違いますし、消化吸収も良くなります)
2. ボウルに1の胡麻と砂糖、醤油を合わせる。水分が足りないポロポロ状態で大丈夫。あとで野菜から出た水分でちょうどよくなる。
3. 鍋に湯を沸かし、塩を入れ、食べやすい大きさに切った春菊を茎から入れ、ひと煮立ちさせてザルに空け、冷水に取る。
4. 粗熱が取れたら両手でギュッと水分を絞り、2のボウルに入れる。
5. 春菊と和え衣をよく混ぜて完成。

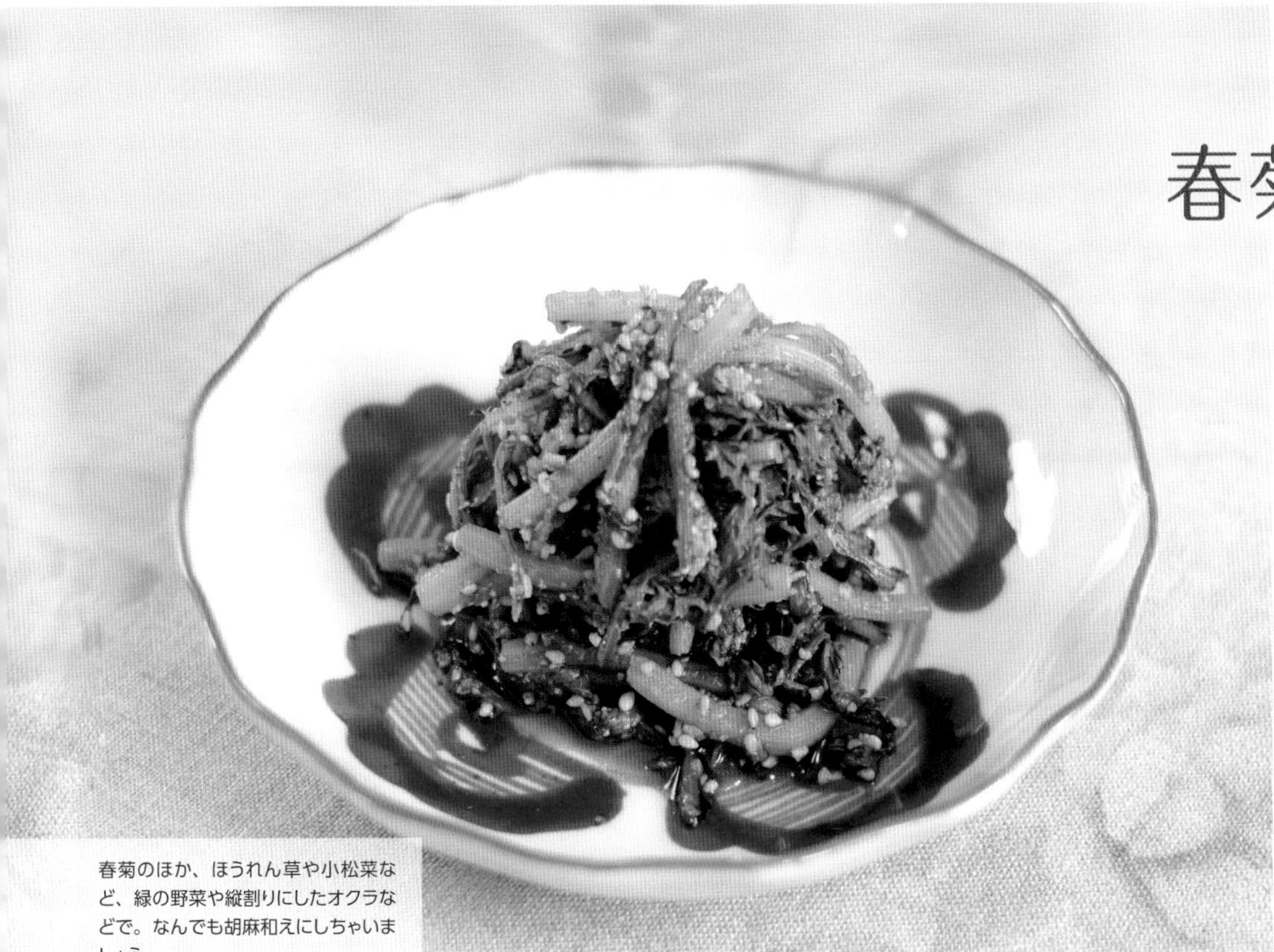

春菊のほか、ほうれん草や小松菜など、緑の野菜や縦割りにしたオクラなどで。なんでも胡麻和えにしちゃいましょう。

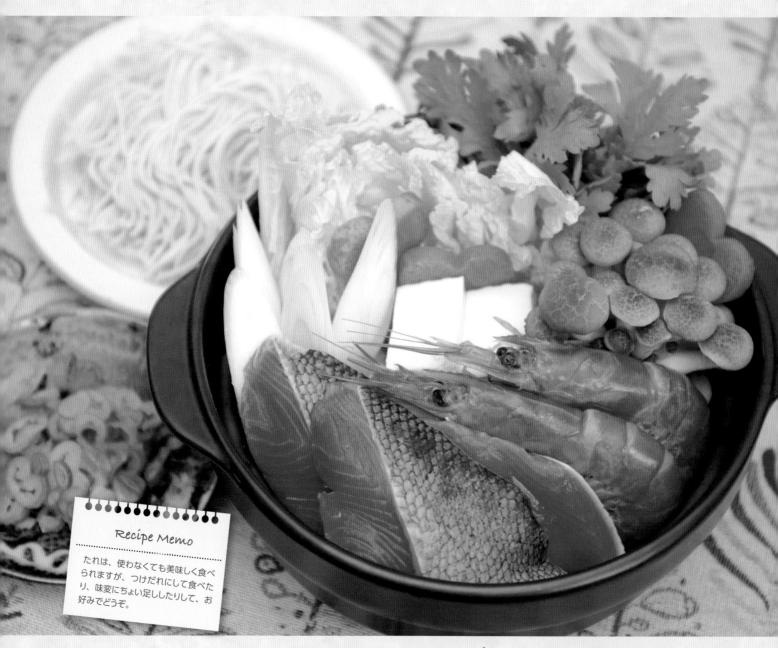

# recipe 04：エビとたっぷり野菜の寄せ鍋

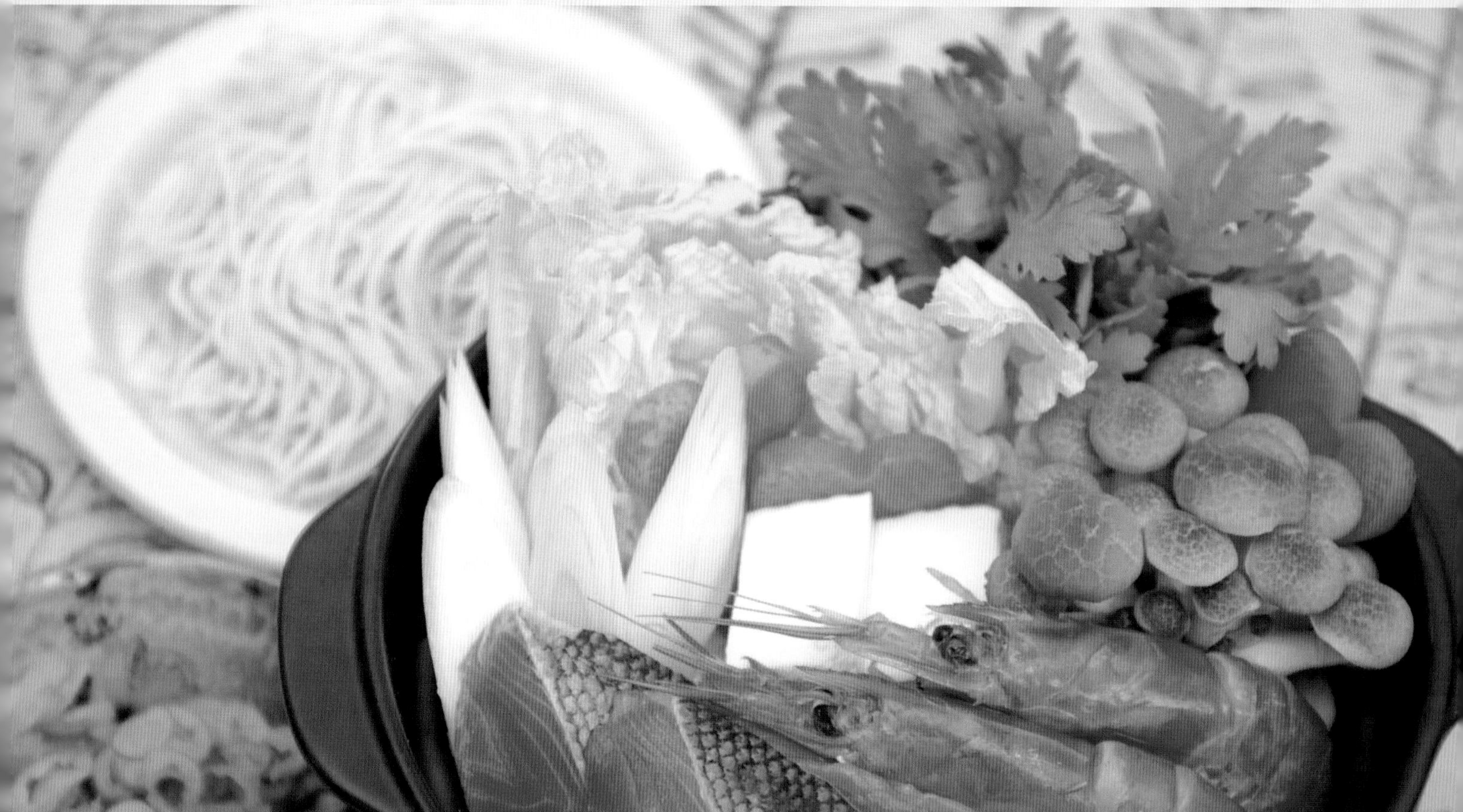

**Recipe Memo**

たれは、使わなくても美味しく食べられますが、つけだれにして食べたり、味変にちょい足ししたりして、お好みでどうぞ。

## 材料［2人分］

エビ……………………………2尾
鮭………………………………2切
白菜……………………………2枚
長ネギ…………………………1本
（青い部分も使います）
人参……………………………100g
大根………………3センチくらい

春菊……………………………100g
豆腐……………………………1丁
好きなきのこ …………………100g
だし昆布……………10cmくらい
水…………………………… 360cc
☆酒…………………………大さじ1
　塩 ……………………………小さじ1
　醤油 …………………………小さじ1

たれ（お好みで）
柚子やレモンなど柑橘果汁
醤油を合わせる

鍋の〆
中華麺やご飯などお好みで

## 作り方

1. 土鍋に水と昆布を入れ 10 分浸しておく（夕食の鍋のためにお昼から浸けておくと、とても美味しい出汁が出ます）。
2. 白菜は食べやすい大きさに、大根と人参はいちょう切り、長ネギの白い部分は斜め切り、青い部分は小口切りに、春菊ときのこ、豆腐は食べやすい大きさに切る。
3. 根菜類を入れ、火をつける。昆布は取り出さずそのまま具として食べる。
4. ひと煮立ちしたら☆を入れ、春菊とネギの青い部分以外の野菜を入れる。
5. 鍋は蓋をしてもうひと煮立ちさせる。
6. 鮭とエビ、豆腐、最後に春菊を入れ蓋を閉める。
煮立ったら完成。
7. 〆は、鍋の具をあらかた取ってからチューブのおろし生姜（分量外）を入れ、麺を加える。麺のパッケージのゆで時間通りに煮たら、塩コショウごま油で香り付けして、取っておいた長ネギの青い部分を振って完成。

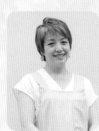

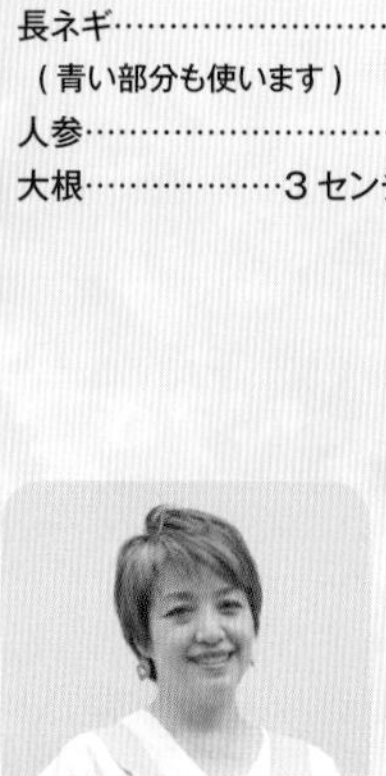


Profile

栄養士＆食育インストラクター
眞部やよいさん


栄養士として高齢者施設や大学病院などで勤務。

不妊治療に専念するために退職してからは、家族の健康と妊娠しやすいからだづくり＆妊娠に不足しがちな栄養素（私は、特にビタミンDでした！）を考えながら、日々レシピを考案しました。

栄養はできるだけ食品から摂取すること、1日1万歩目標に歩き始めてからは卵子の質も良くなったように思ってます。

不妊治療4年目にして、待望の妊娠！

栄養士として、また赤ちゃんを願う未来のママたちを想って、妊活応援レシピをお届けします。

# recipe 05：お豆腐プリン 2種

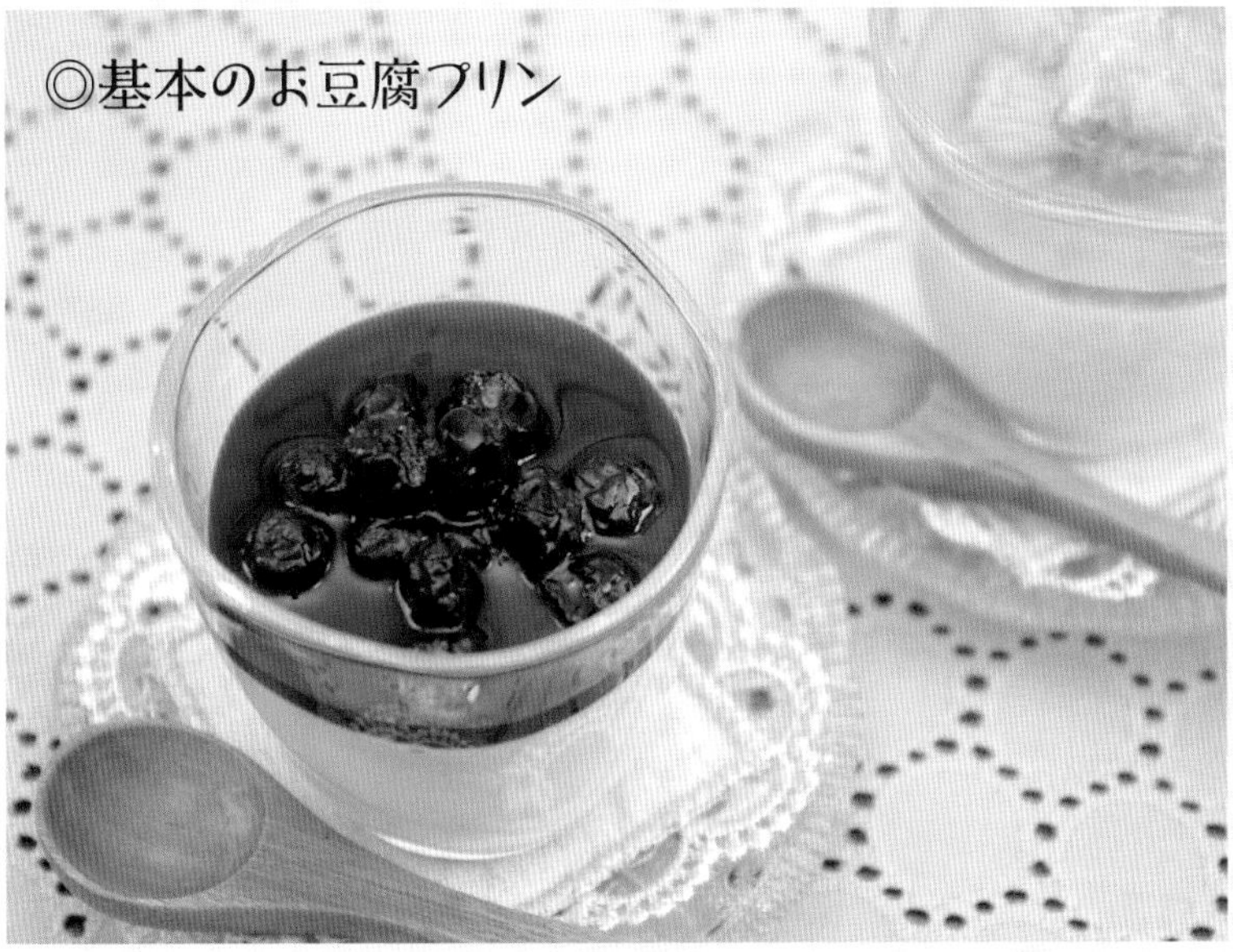


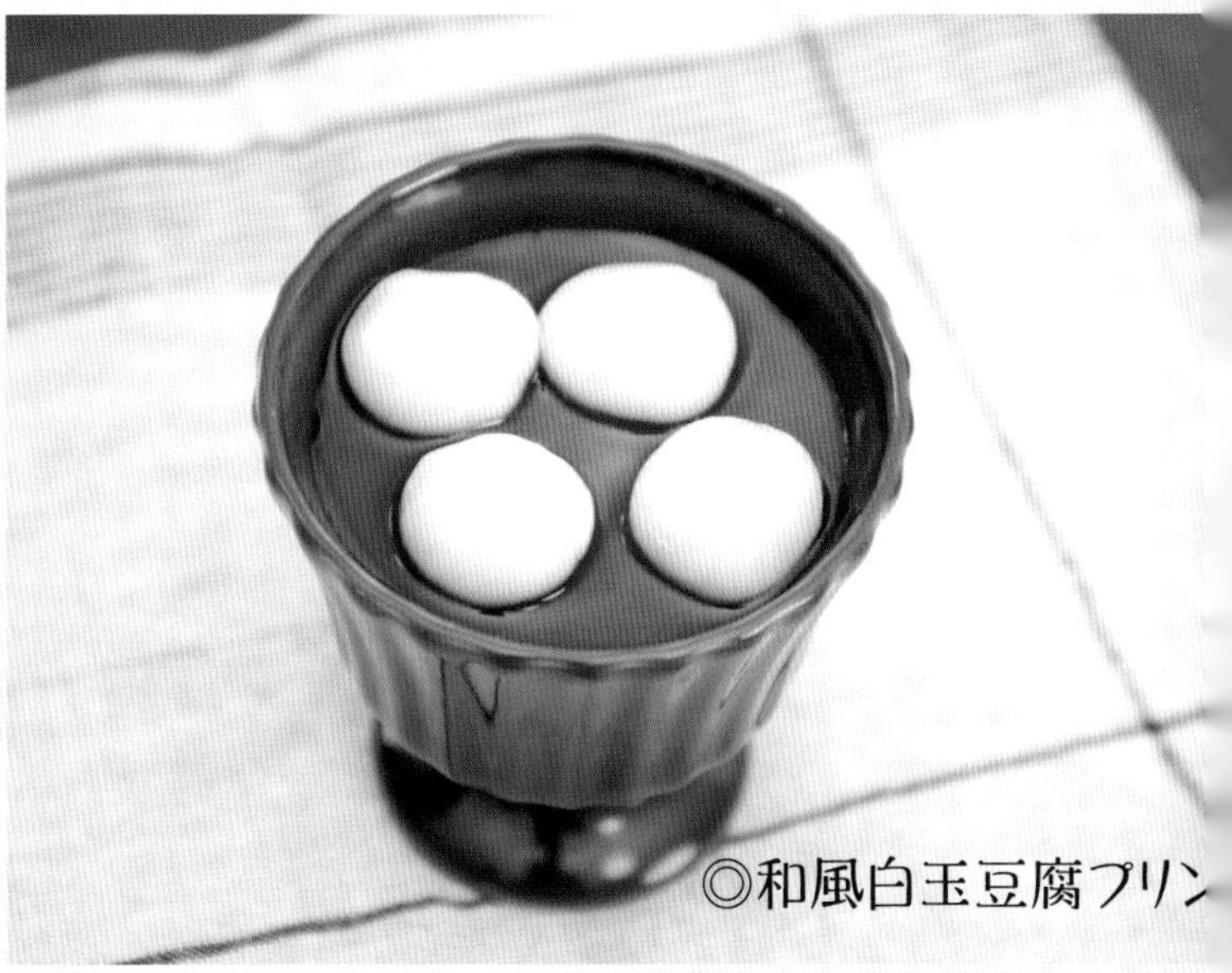


### ◎基本のお豆腐プリン

**材料［2人分］**

絹ごし豆腐……… 1丁(300g)
豆乳………………………… 100g
砂糖……………………大さじ2
バニラエッセンス …………少々
ゼラチン………………………5g
(50g の水でふやかす)

・ブルーベリーソース
冷凍ブルーベリーを 1/2 カップ、グラニュー糖大さじ 2、レモン汁小さじ 1 を混ぜ、30 分おく。

**作り方**

1. ミキサーにゼラチン以外を入れ、滑らかになるまでよく混ぜる。
2. ゼラチンは水を入れふやかしてから 30 秒レンチンして溶かしておく。
3. 固まらないうちに 1 と 2 をよく混ぜ、好きな容器に移し冷蔵庫でよく冷やす。

・はちみつレモンソース
レモンの皮を剥き、実を取り出し、はちみつ大さじ 2 と混ぜ 30 分おく。

### ◎和風白玉豆腐プリン

**材料［2人分］**

絹ごし豆腐 ………………200g
甘酒……………………… 200g
きな粉…………………大さじ2
粉ゼラチン…………………… 5g

黒蜜、白玉適宜量

**作り方**

1. 豆腐プリンを基本のお豆腐プリンの要領で作る。(豆乳、砂糖の代わりに甘酒を使っています)。
2. 白玉を作る。ボウルに白玉粉 40g を入れ、水を大さじ 2 と 1/2 を少しずつ加えて混ぜる。10 等分して丸め、真ん中を凹ませる。
3. 沸騰したお湯でだんごを茹で、浮いてきてから 2 ～ 3 分したら氷水に取る。
4. 豆腐プリンの上に飾り、黒蜜をかける。

## 抗酸化作用のある食べ物の色について

呼吸で体内に入った酸素のうち、数パーセントが活性酸素となります。この活性酸素が異常に増えると、体内の脂質の酸化を促進し、老化や疾病の原因となるのです。活性酸素による酸化を防いでくれるのが抗酸化作用で、これらは色素を含む食品に多く含まれます。

### 植物性の色素は2種類

植物性の色素は脂溶性と水溶性に分けられます。脂溶性には緑色のクロロフィル系色素、橙色や黄色のカロテノイド系色素があり、炒めたり揚げたり、油と一緒に摂取すると吸収が良くなります。

一方、水溶性には黄色と白色のフラボノイド系、赤・紫・青色のアントシアニン系があります。フラボノイド系は体内の滞在時間が短いため、少しずつこまめに摂るとよいでしょう。

最近は品種改良により、オレンジ色の白菜、紫色の水菜、にんじん、ジャガイモなどが出回り、それぞれ栄養素が追加されています。抗酸化作用も強くなりそうです。

Ⅰ：脂溶性…①クロロフィル系色素
②カロテノイド系色素

Ⅱ：水溶性…③フラボノイド系色素 ○
④アントシアニン系色素

①クロロフィル系色素
クロロフィルという色素は植物の葉緑素のことで、緑黄色野菜にカロテノイドと共に含まれています。
・抗酸化作用
・コレステロール低下作用
・高血圧改善作用

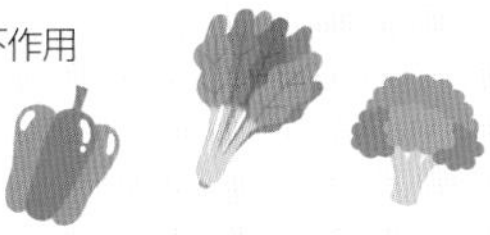

②カロテノイド系色素
人参、トマト、カボチャなど赤色や黄色の野菜に含まれています。
カロテノイドは、カロテン類とキサントフィル類に分類されます。
・活性酸素消去作用
・抗酸化作用
・抗がん作用
・免疫力増強作用

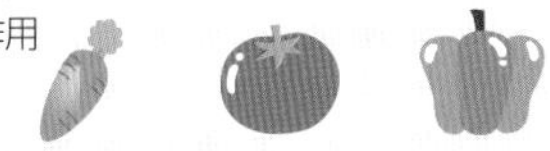

③フラボノイド系色素
無色または淡黄色の水溶性色素で果実、柑橘、白色野菜(淡色野菜)に含まれています。
・抗酸化作用
・抗変異原性作用(遺伝子が変化しないようにする作用)
・免疫調節作用
・コレステロール低下作用
・血圧降下作用
・エストロゲン様作用(イソフラボン)

④アントシアニン系色素
アントシアニンは赤色、青色、紫色などを呈する花や果実の色素で、赤かぶ、赤紫蘇、ナス、赤キャベツなどに含まれています。食べられませんが、秋の紅葉はこの色素です。
・抗酸化作用
・抗変異原性作用
・抗腫瘍作用
・抗炎症作用
・コレステロール低下作用
・視機能改善作用

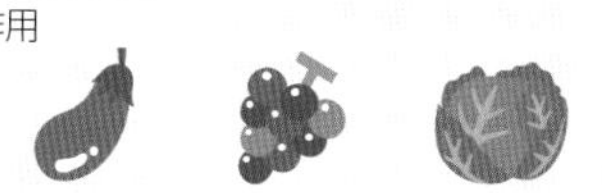

### 動物性色素

食肉の色(赤色)、魚介類(赤色、青色(加熱前))、卵(黄色)、乳や乳製品の色(黄色、白色)があります。

美容にも良いアスタキサンチンは化粧品にも添加されていますが、食品からも摂取できます。

真鯛の皮、鮭、エビ、カニ、魚卵などに含まれています。

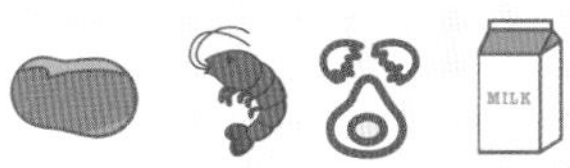

**不妊治療の効果や技術の進歩に期待を寄せる一方、何か自分で出来ることはないかな・・・**

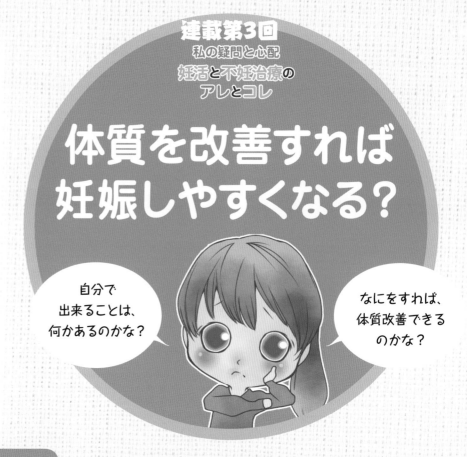

連載第3回
私の疑問と心配
妊活と不妊治療のアレとコレ

# 体質を改善すれば妊娠しやすくなる？

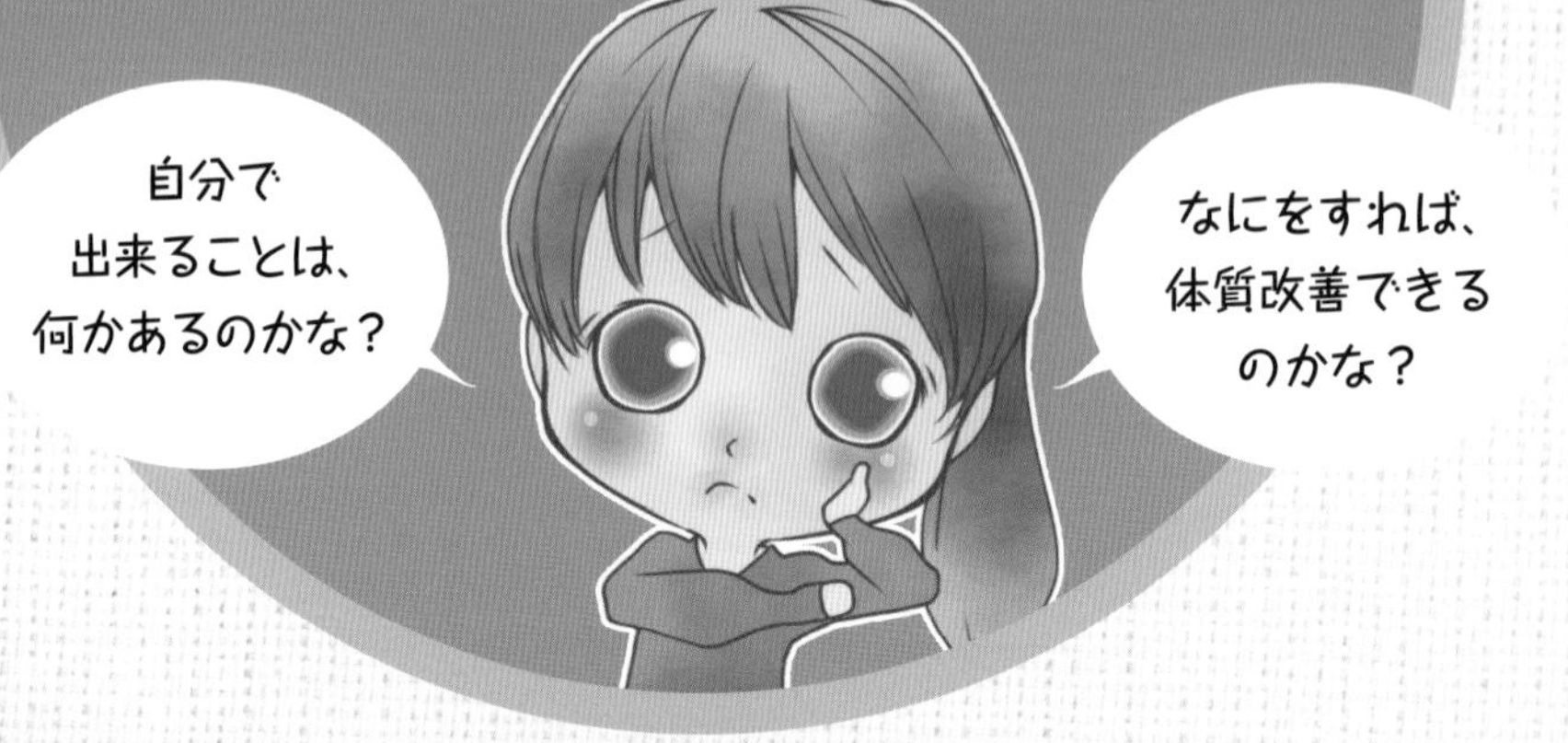
自分で出来ることは、何かあるのかな？
なにをすれば、体質改善できるのかな？

仕事、家事、通院と日々頑張り、「今回こそは…」と願うも、なかなか赤ちゃんを授かることが出来ず、何度も落ち込み、つらい気持ちを乗り越えてきたことでしょう…。

そんな中で、治療に期待はしているけれど、他に何か自分で出来ることはないかな…と模索している方も多くいらっしゃると思います。

妊娠しやすいからだには「健康的なからだ」が必要不可欠です。
今よりもより良い体質へと改善することが出来れば、妊娠に繋がる可能性も増えるでしょう。

また、体質を整えることで、不妊治療をより効果的にする期待もできるでしょう。

赤ちゃんを望んだその日から、自分の体に関心を持ち、いろいろ気遣っていると思いますが、今一度、自分の体と向き合ってみませんか？

今回は、どのように体質を改善すれば良いのか、4つのポイントをお話します。

## TRY 1

## 漢方の力を借りよう！

漢方はいくつもの生薬を組み合わせて作られる治療効果のある医薬品です。身体のバランスを整えて、身体の不調を改善することが期待できます。

妊娠していくときに大きく関係のある月経不順や冷え症などの身体の不調は、出来るだけ早めに改善していく必要があり、漢方は良い治療法となるかもしれません。

また、すでに不妊治療を受けていてもなかなか効果が出ない、治療の身体への負担が大きい、治療がなかなか受けられない、もしくは検査をしても原因がわからない…などの方にとっても、妊娠に近づく良策となるでしょう。

今では一般の婦人科をはじめ、不妊治療に漢方を取り入れている施設も少なくありません。漢方に詳しい医師・薬剤師に相談をして、自分の体質や症状に合ったものを調合してもらいましょう！

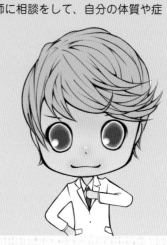

**補中益気湯**
(ほちゅうえっきとう)
虚弱体質、食欲不振、子宮下垂、全身の疲労、倦怠、無力感などに

**八味地黄丸**
(はちみじおうがん)
冷え症、むくみ、泌尿器生殖器および腰以下の運動器の症状、性機能低下などに

**当帰芍薬散**
(とうきしゃくやくさん)
月経不順、月経困難症、不妊症、習慣性流産、産後・流産後の不調、足腰の冷えなどに

**加味逍遙散**
(かみしょうようさん)
血の道症、冷え症、月経不順、月経困難症、不眠症、軽症うつ状態などに

**温経湯**
(うんけいとう)
月経不順、月経困難症、不妊症、月経過多、足腰の冷えなどに

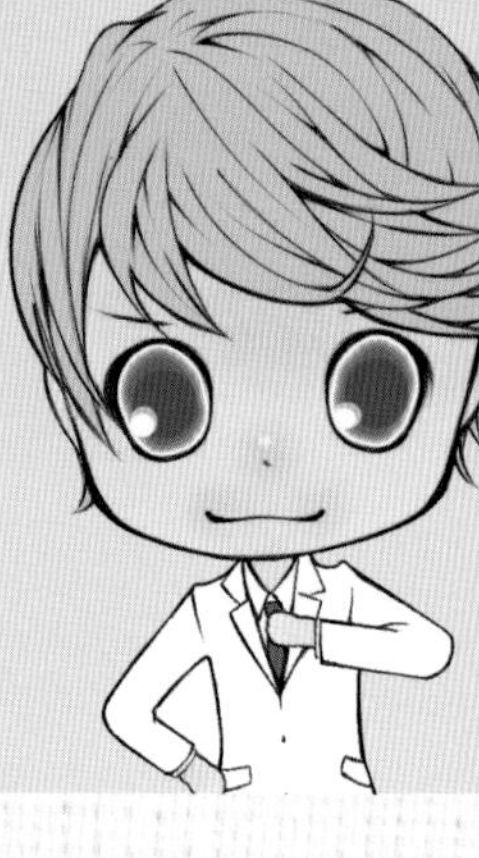

## TRY 2

# サプリメントを活用しよう！

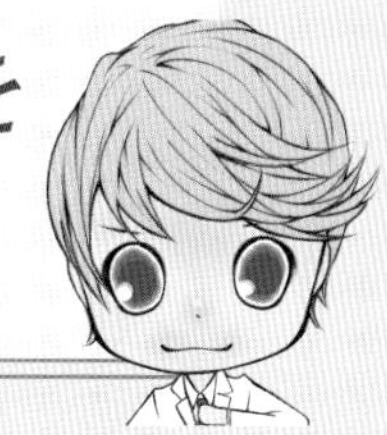

サプリメントは、日々の食生活だけでは不足しがちな栄養素を補うものです。

普段の食事から十分な栄養が摂れている方は、必ずしも積極的にサプリメントを摂る必要はありませんが、妊活期・妊娠期に積極的に摂っておきたい栄養素については、不足しやすいので注意が必要です。

サプリメントを上手に活用し、栄養バランスのとれた体へと、改善の手助けをしてもらいましょう！

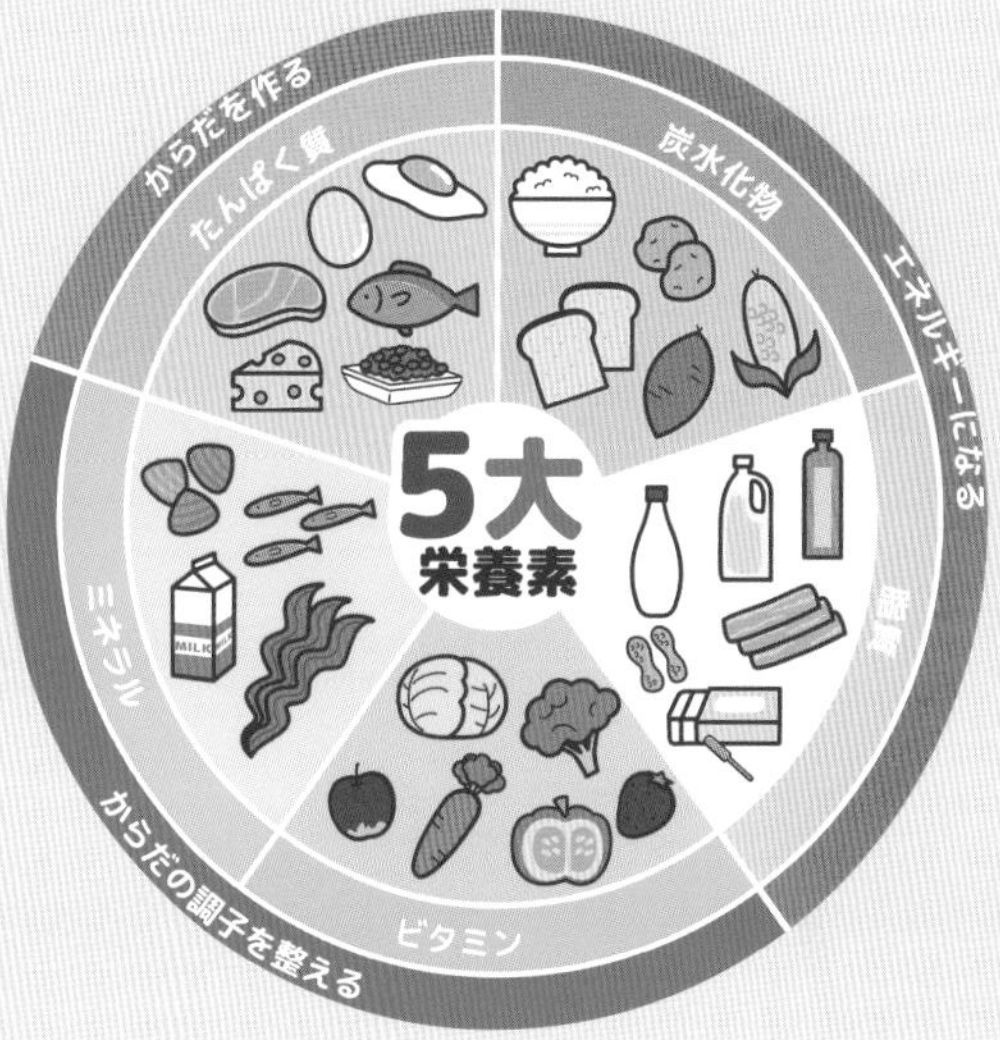


## TRY 3

# 運動をして血のめぐりを良くしよう！

適度な運動は、筋肉量を増やし、基礎代謝＆代謝効率を向上させ、血のめぐりを良くすることが出来ます。

血のめぐりが良いことは、免疫力を活性化させ、腸内環境の改善やストレス解消に繋がり、不妊因子を減少させ妊娠力を高める効果が期待できるので、とても大切なことです。

また、栄養が含まれた血液を、十分に卵巣や子宮に届けることも大切です。細い血管が多い手足がポカポカしていれば、卵巣や子宮などの内臓も十分に温まっている合図になります。

過度な運動はかえってストレスの原因になりますし、活性酸素の関係で妊娠しやすい体質からは遠ざかってしまう可能性があります。

日常生活の中で行っていることに、少し負荷をかけて運動効率をあげたり、心身ともにリフレッシュできる範囲で体を動かしてみましょう。

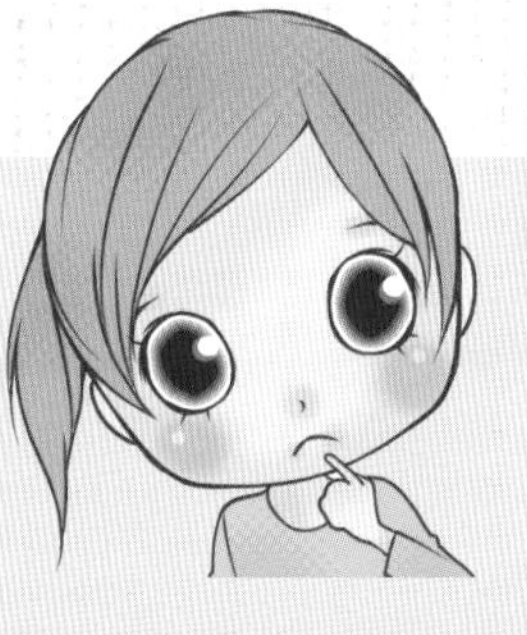

## TRY 4

# 全ての原動力は心の健康！

妊娠しやすい体質へ改善するには、自分の心と体に関心を持ち、生活、運動、食生活、睡眠、休息、心、嗜好品をトータルで見直す必要があります。

ここでキーとなるのが、心です。心の健康が全ての原動力に繋がるからです。

妊活期には、様々な感情が押し寄せて、進み具合によっては、悲しくなったり、辛くなったり、今までは平気だったことの一つひとつが気になってしまうこともあるかと思います。

自分の普段の思考傾向などを理解し、上手く折り合いをつけて、リラックスできる空間を作ってみましょう。

一度形成された生活習慣を改善するには多くの時間がかかることも理解し、焦らずにゆっくり、より良い生活へと変えていきましょう。辛いときは休むことも大切です。子供を授かりたい気持ちが大きく、自分を犠牲にしてしまいがちですが、心を壊してまで頑張らなければならないことはありません。人生で一番大切なのは心の健康だということを忘れないでいてくださいね。

妊娠しやすい
からだづくり

ママ&パパになりたい ふたりのために

# 大事な栄養素はなに？

パパの健康と精子の健康のために！
ママの元気な卵子とフカフカの子宮内膜を育てるために！
大事な栄養素を紹介します。紹介する以外にも、
カルシウム、ラクトフェリンなど、まだまだ大切な栄養素があります。
けれど、どの栄養素もバランス良く十分に摂取することは、
１日のことでも大変です。まずは、１週間や１カ月という長い期間で考え、
栄養素が云々よりも、いろいろな食品を偏りなく、
たくさんの種類をまんべんなく摂るように心がけましょう。
それでも足りないな、偏っているなと感じたら、サプリメントを上手に使いましょう。

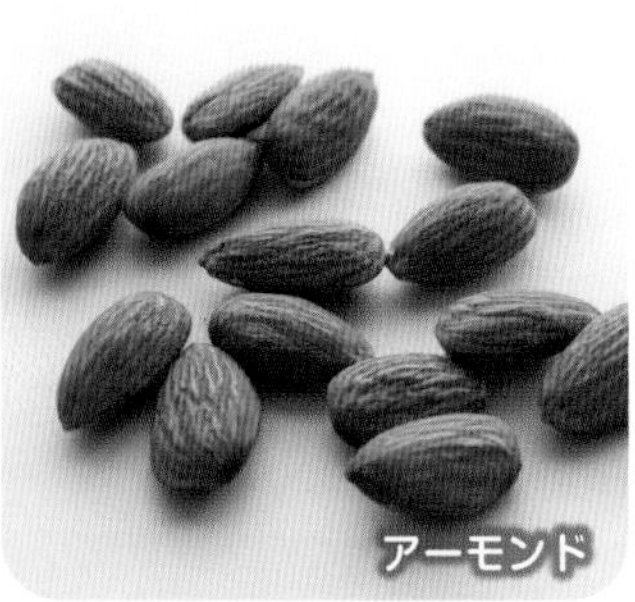
アーモンド

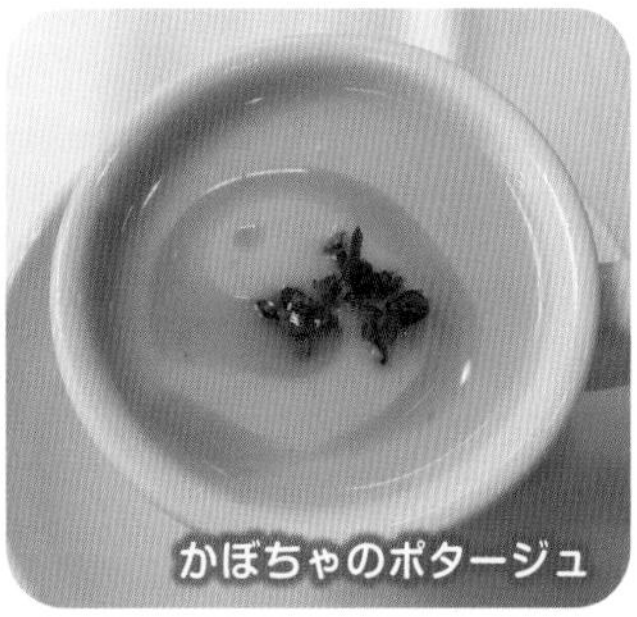
かぼちゃのポタージュ

## ビタミンE

活性酸素に弱い卵子や精子を守ることが期待できます。また、女性では、月経前症候群や月経不順などを改善する効果もあります。かぼちゃなどの緑黄色野菜やアーモンドなどの豆類に多く含まれているので、小腹が空いたらアーモンドなどのナッツ類をおやつにしましょう。

日光

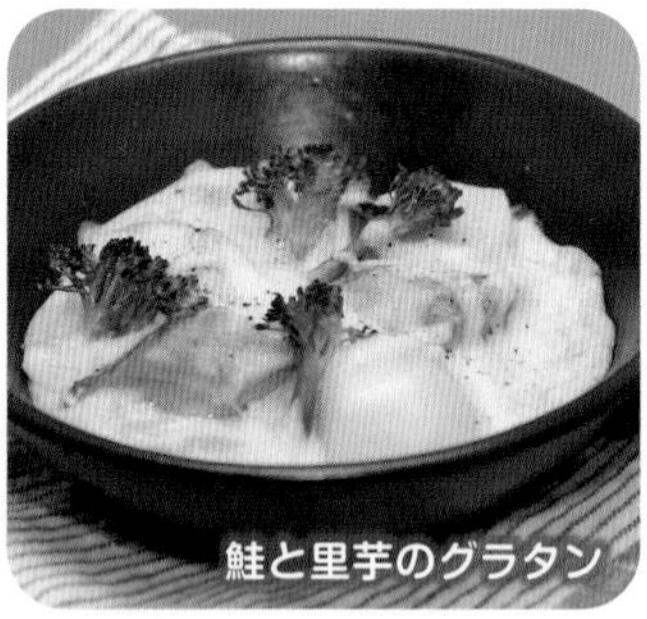
鮭と里芋のグラタン

## ビタミンD

女性はビタミンDが不足すると着床しにくくなる、男性は精液所見が低下する要因になるというデータがあります。ビタミンDは、紫外線を浴びることでつくられます。日焼けに注意しながら日光を浴びましょう。また、魚介類にも多く含まれています。

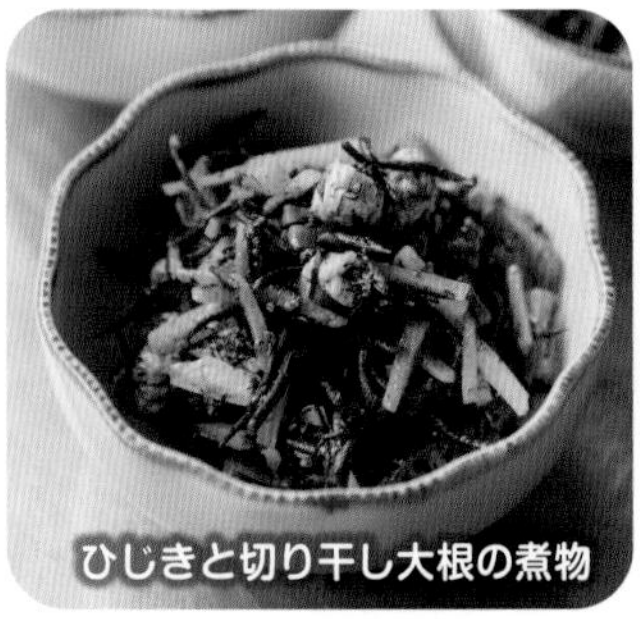
ひじきと切り干し大根の煮物

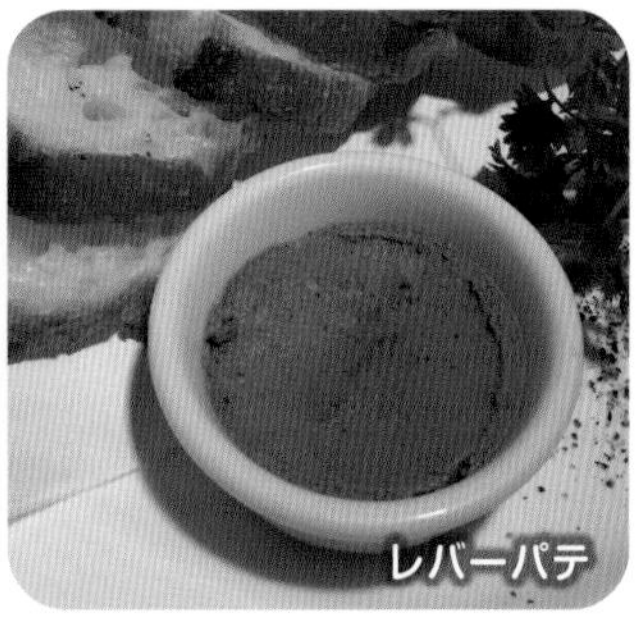
レバーパテ

## 鉄

受精後の胚が順調に細胞分裂を繰り返すために重要な成分です。女性は、月経のたびに不足しがちになる栄養素ですから、摂取を心がけましょう。レバーやひじきなどに多く含まれています。

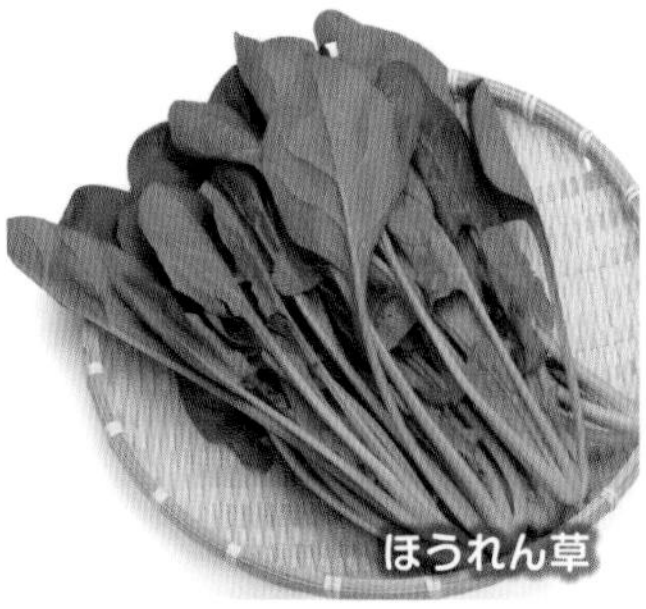
ほうれん草

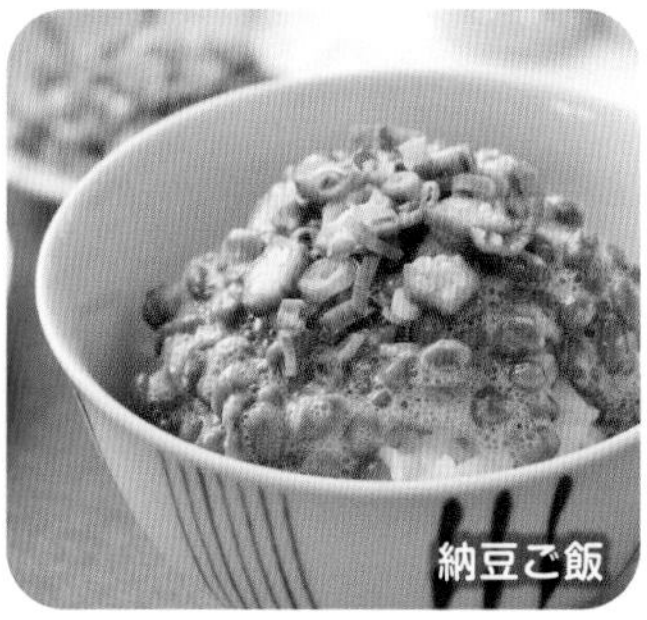
納豆ご飯

## 葉酸

造血作用があり、血流が改善することにより、精子や卵子の活性化が期待されます。胎児に起こる神経管閉鎖障害を予防するために、女性は妊娠前からの摂取が呼びかけられています。緑黄色野菜や納豆などに含まれています。

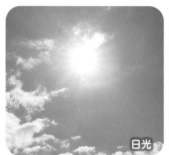

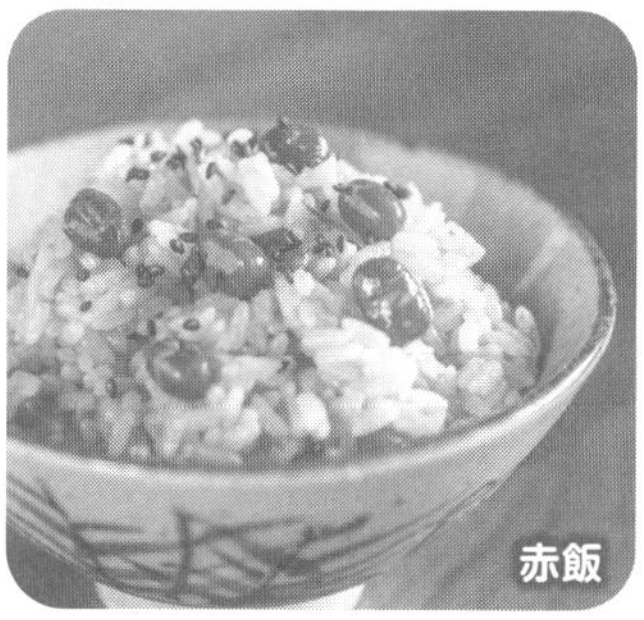
赤飯

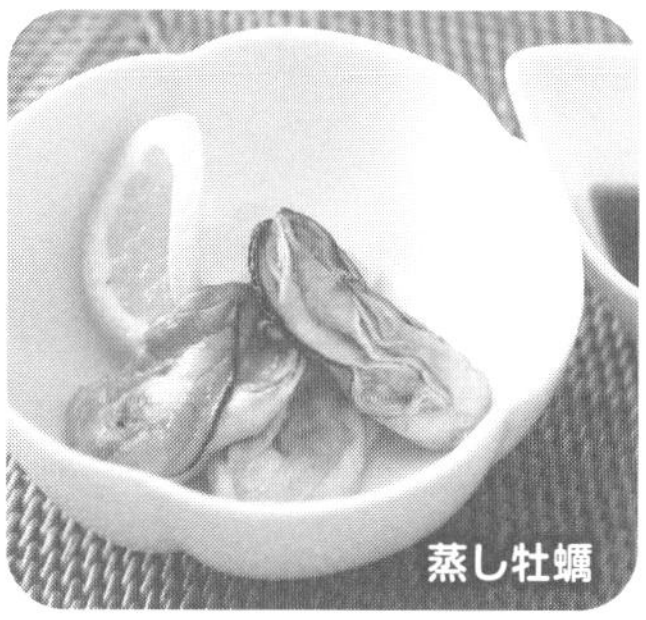
蒸し牡蠣

## 亜鉛

生殖機能を正常に維持するために重要な成分で、毎日つくられる精子には大切な栄養素です。また、受精後の胚が順調に細胞分裂を繰り返すために重要な成分です。亜鉛といえば牡蠣！ですが、小豆やゴマにも含まれています。

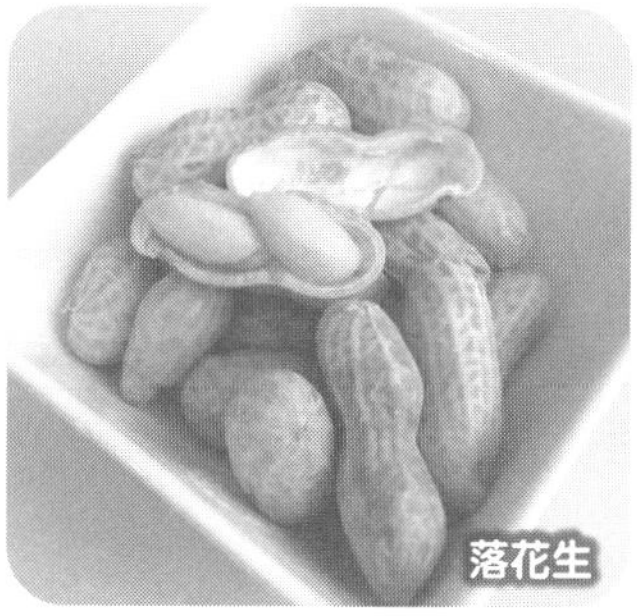
落花生

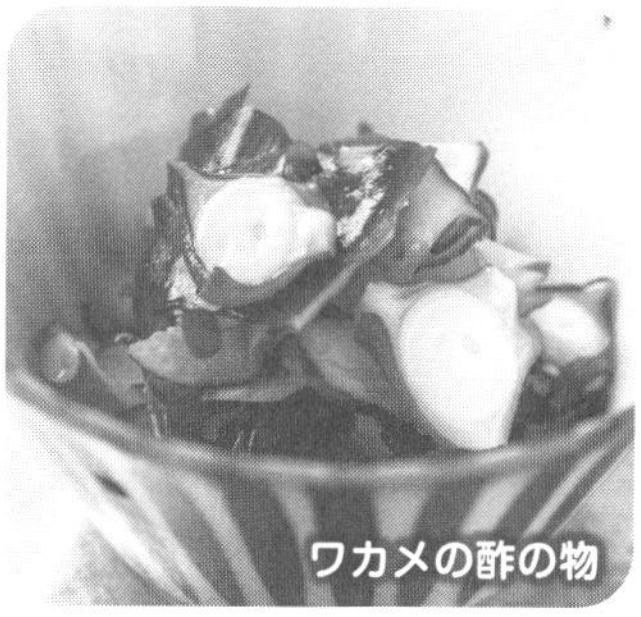
ワカメの酢の物

## マグネシウム

人体に欠かせない必須ミネラルで、体内のミネラルバランスをコントロールする重要な役割を持っています。精神を安定させる働きもあり、不足すると疲れやすくなるなどの症状があります。ワカメや落花生などに多く含まれています。

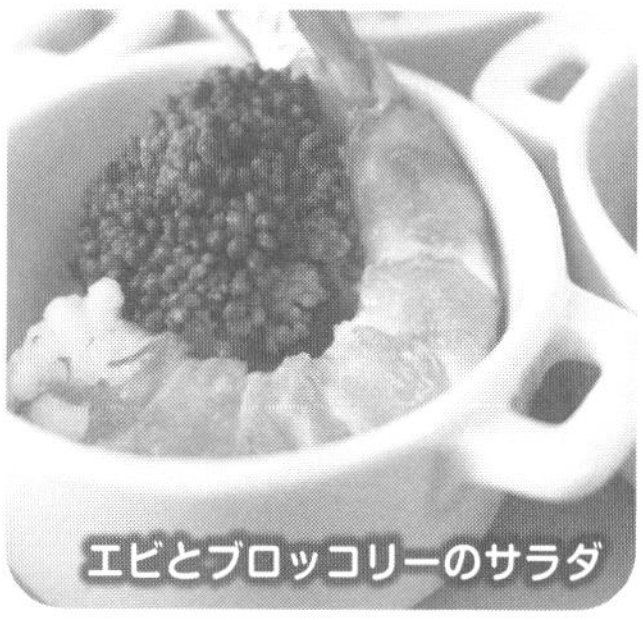
エビとブロッコリーのサラダ

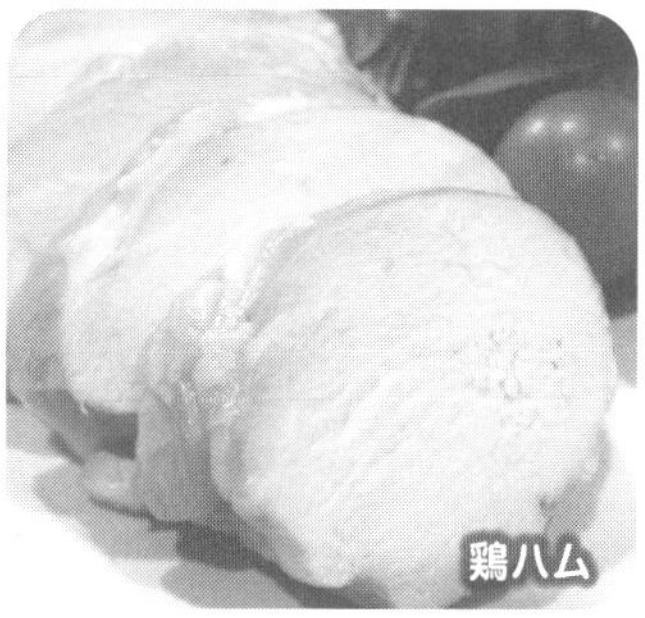
鶏ハム

## アルギニン

免疫力を高め、筋肉を強化します。また、血管を広げ、血流を通りやすくする役目もあります。精子数を増やし、精子を活動的にするために必要な成分で、ED（勃起不全）障害改善効果も期待できます。魚や肉など、たんぱく質の豊富な食品に含まれています。

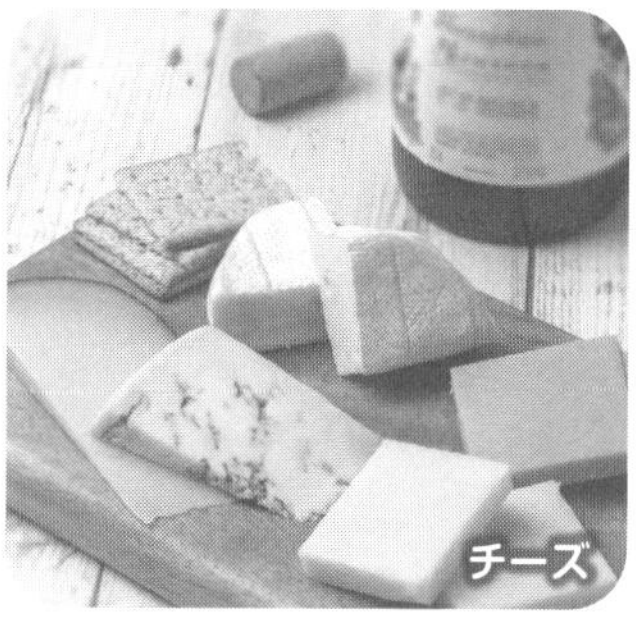
チーズ

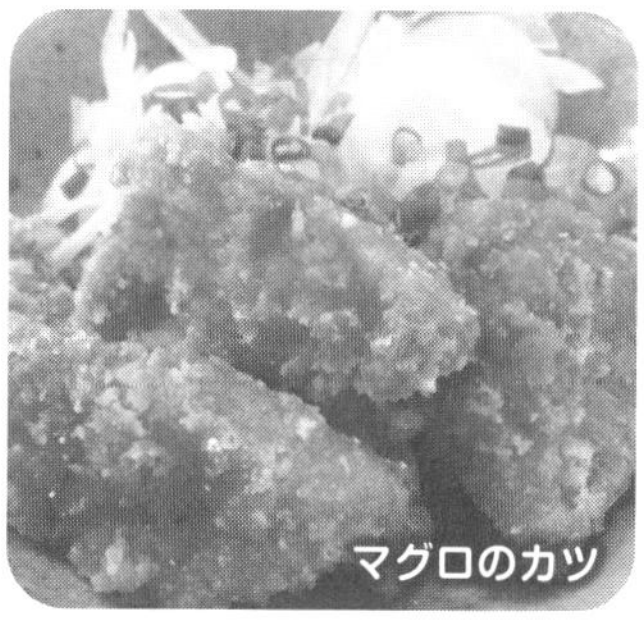
マグロのカツ

## ビタミンB12

葉酸と協力して、赤血球が正常に分化するのを助ける作用があるため、葉酸と一緒に補給することで貧血症状の改善が期待できます。マグロの赤身やチーズなどに含まれています。

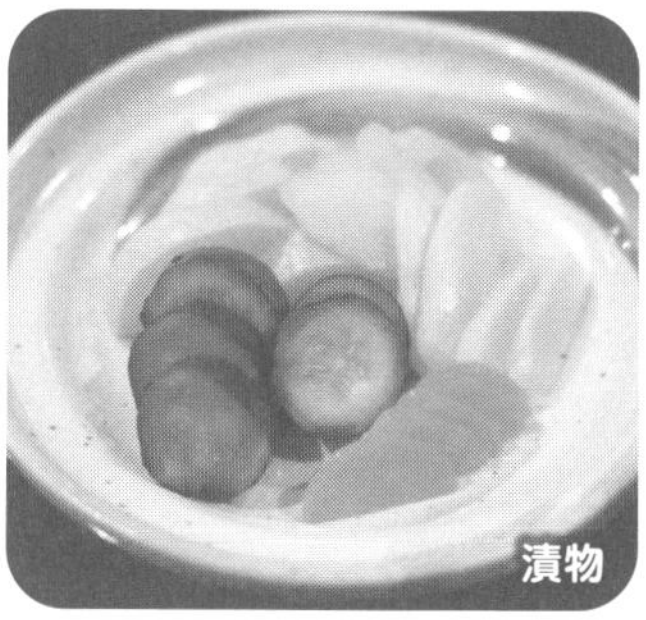
漬物

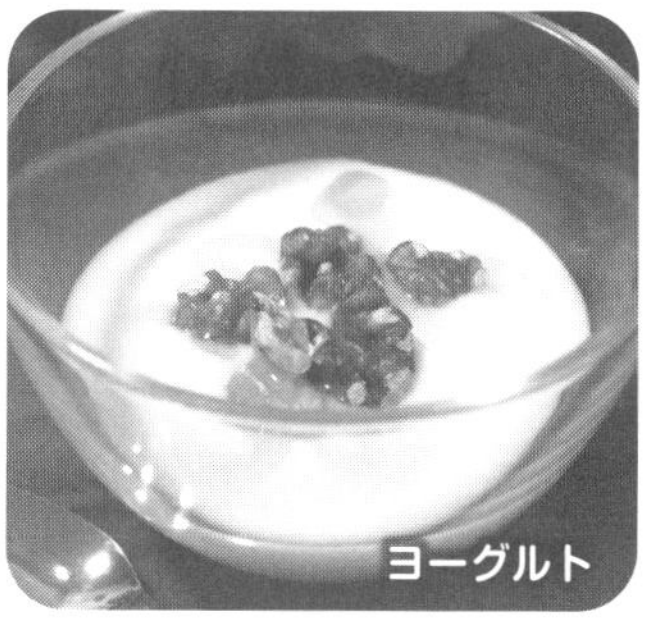
ヨーグルト

## 乳酸菌

腸内環境を整えることにより、体の調子がよくなり、活力があがります。また、悪玉菌の増殖を防ぎ、栄養の吸収を良くする働きもあります。漬物、チーズ、ヨーグルトなどに豊富に含まれています。

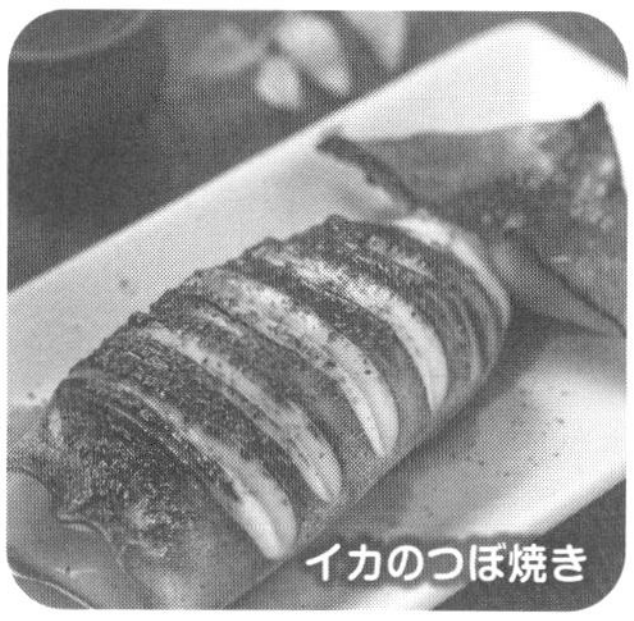
イカのつぼ焼き

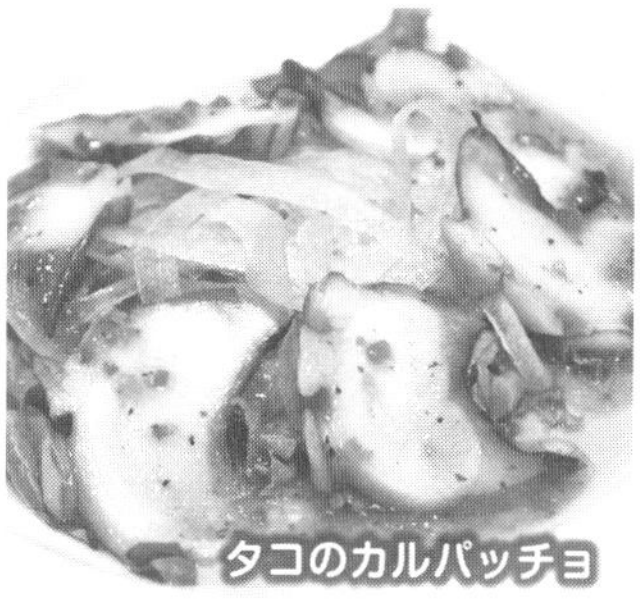
タコのカルパッチョ

## タウリン

コレステロールの代謝を促し、血液をサラサラにする効果のあるタウリンは精巣上体に豊富にあり、不足すると精子の質の低下が心配されます。元気な精子を卵子に届けるために重要な栄養素です。タコやイカなどに豊富に含まれています。

# 朝食を
# 見直してみましょう！

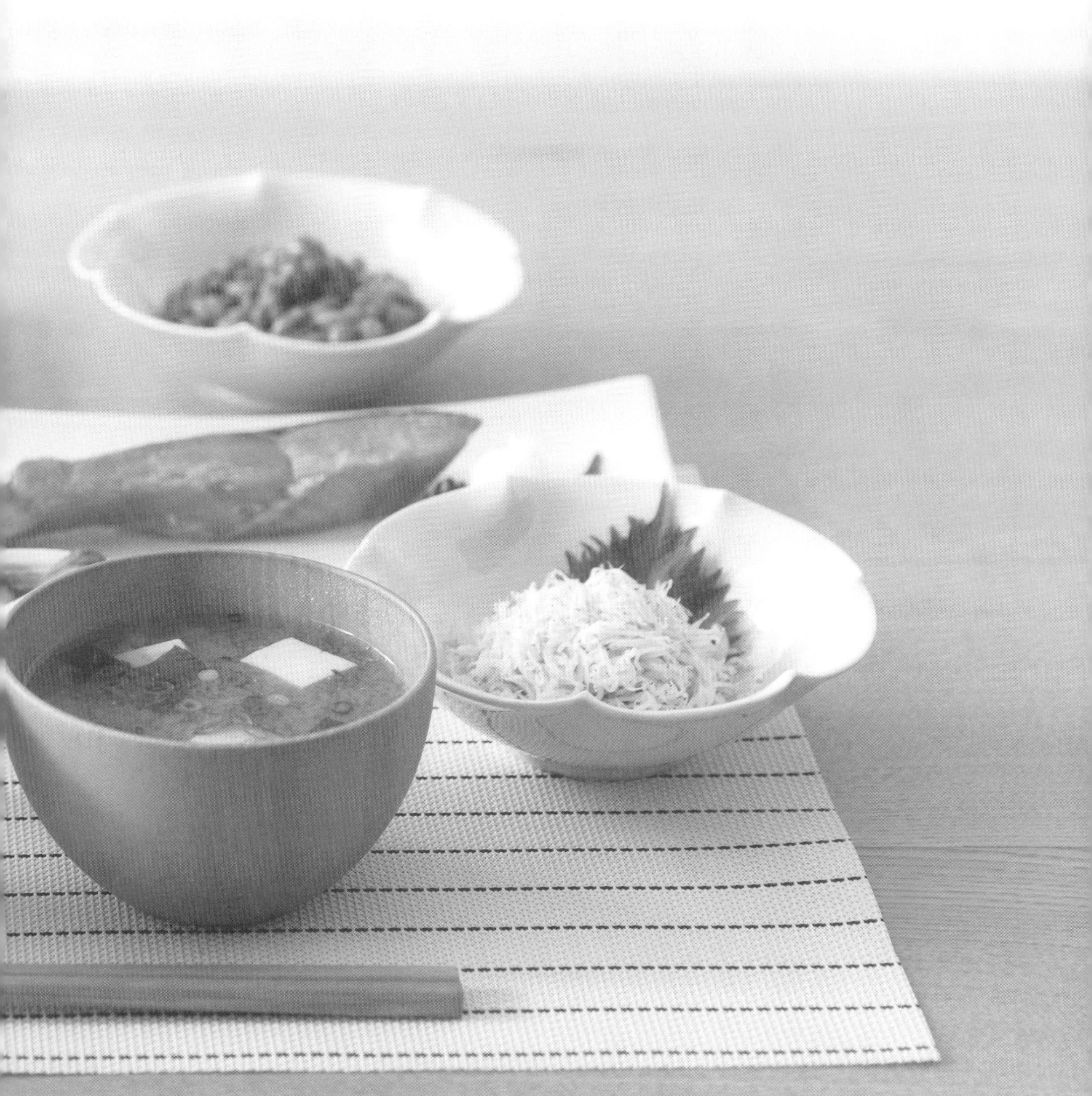

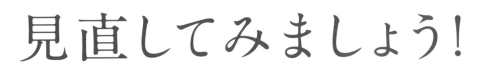

朝ごはんは、元気な1日をスタートさせるスイッチになります。
とりあえず、今朝のご飯に反省のある人はサラっと流して、
明日の朝ご飯を考えましょう！

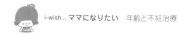

朝ごはんを食べると、活動量がアップします。
体温が上がりやすくなります。
そして、腸がよく動き、細胞が元気になります。
もちろん卵子も精子も細胞です！

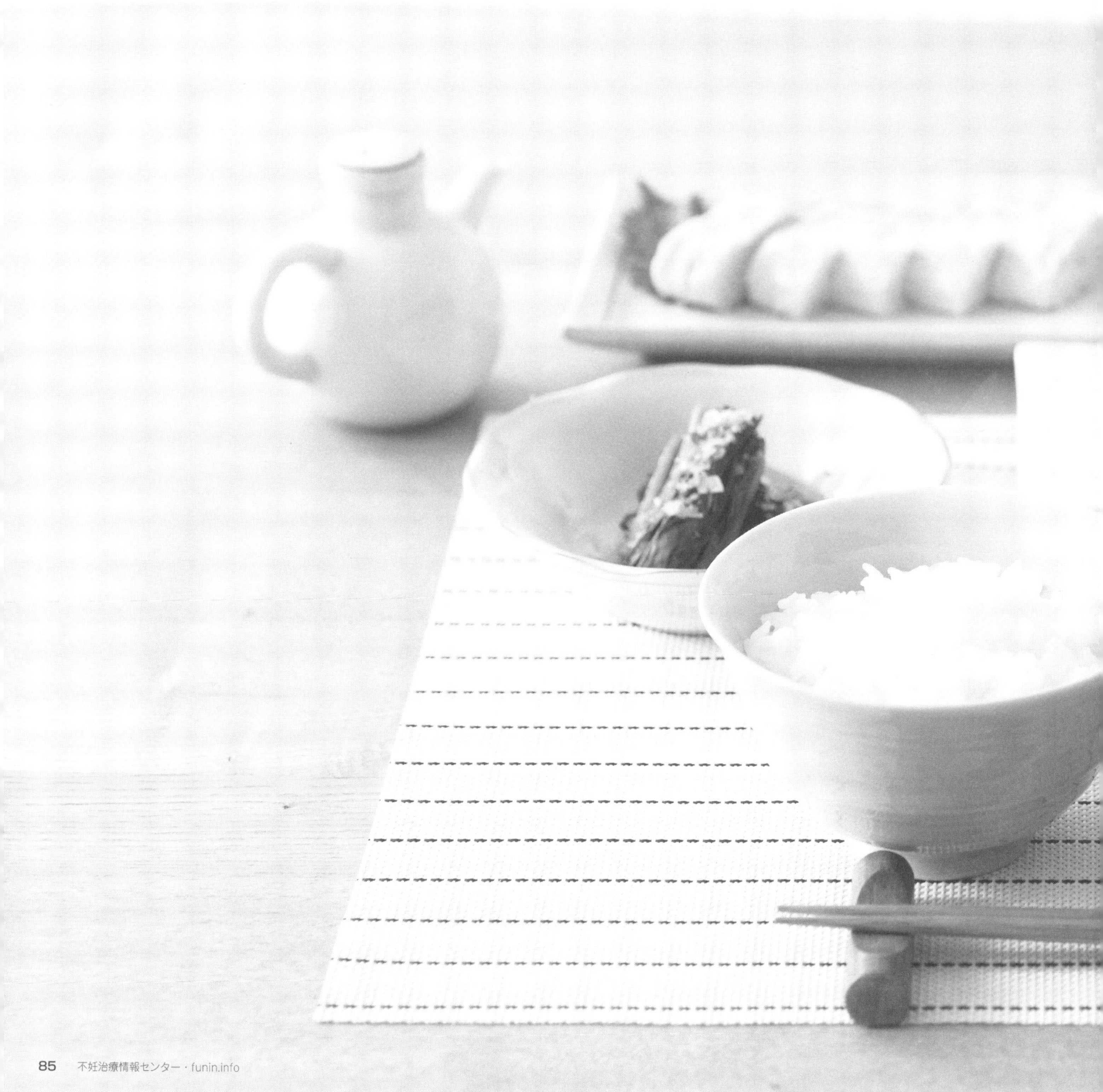

from 2003

# ママなり談話室

本コーナーは、サイト（ホームページ／ www.funin.info）に日々寄せられる相談とそれに対するお返事を抜粋したものです。

不妊治療で悩まれる方は全国に多くいらっしゃいます。私たちは、みなさまが少しでも不安や心配なく妊活や治療に臨めるよう願っています。

## 相談の内容

1 検査で何も異常が見当たらないのに、何が原因で妊娠できないの？

2 必ず桑実胚で発育が止まります。卵子の質が完璧ではないからですか？

3 チョコレート嚢胞の手術後、卵子の状態が悪くなる？そんな状態でも卵子凍結はできるの？

4 7日目の胚盤胞を2個戻すか、1個戻すかで悩んでいます。

5 自然周期での凍結融解胚移植について不安です。

6 高温期と低温期でほとんど体温が変わらず、排卵できているのか不安です。

7 排卵日の計算方法について教えてください。

8 顕微授精で第1子を出産しました。一人っ子は寂しいだろうなぁと思っていますが、2人目ができません。

9 年齢的にも身体的にも焦りがあります。先生の提案通り、治療を進めて良いのでしょうか？

10 通院で仕事を休むようになってから陰口を言われるようになり、仕事へ行くのが辛いです。

11 不妊の原因がわからない不安… 治療の痛み… 医師や看護師の失言により、メンタルが限界です。このまま通い続けて良いか悩んでいます。

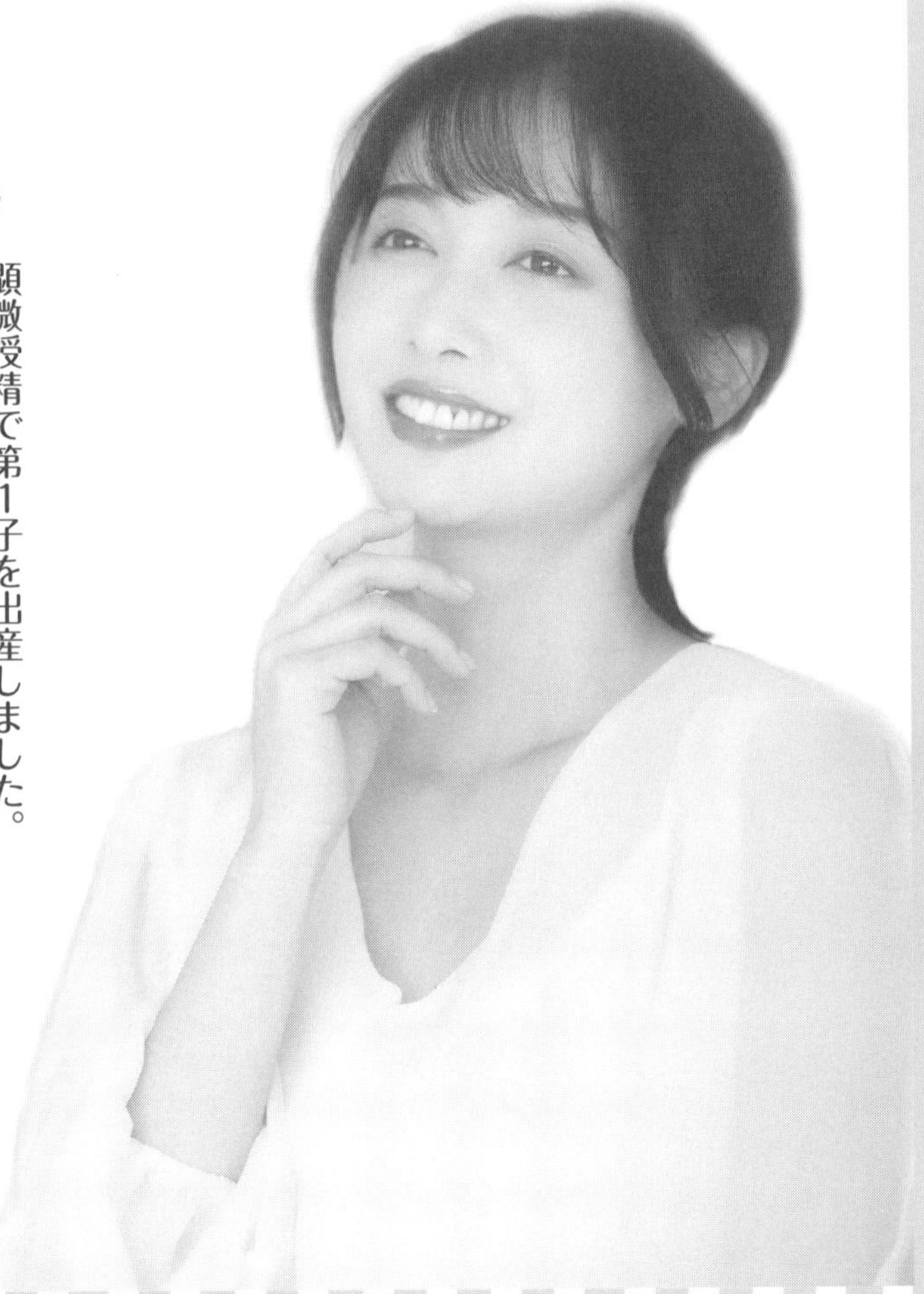

## 1 検査で何も異常が見当たらないのに、何が原因で妊娠できないの？

31〜35歳・愛知県

**今年で結婚5年目、35歳の夫と2人暮らしです。**

**私は、もともと子どもを欲しいと思っていませんでしたが、年齢的なタイムリミットを考え、取り組むなら今しかないと思い、妊活を始めました。**

**一般婦人科にて卵管造影、卵管通水検査、精液検査などを行い、全て正常だったので、数回タイミング療法に取り組みましたが、妊娠できませんでした。**

**今年の6月に、もう少し専門的な病院へ転院しました。年齢的に人工授精をおこなうなら3回までとのアドバイスをいただき、6月に1回目、7月に2回目の人工授精をしましたが、上手くいきませんでした。明後日、3回目の人工授精の予定です。**

**本日通院した際、次回で成功すればいいですが、もし失敗した場合はステップアップ（体外受精など）を考えなくてはいけないこと、それに伴う同意書などの説明を受けました。**

**通院を始めて、内診や注射、服薬など、たくさん行いましたが、上手くいかず、精神的に追い詰められています。注射は筋肉注射のため毎回とても痛く、身体的にも限界を感じています。**

**検査数値は全て正常、何も異常が見当たらないのに、なぜ上手くいかないのか、つらくなってしまいました。**

**一体何が原因で、妊娠することができないのでしょうか。**

### お返事

日本生殖医学会の指針として、人工授精の治療周期は4回から6回としています。統計的に、人工授精で妊娠成立した人は、治療周期3回以内であることが多かったとわかっています。

しかし、年齢的な要因や残された卵子の数（AMH値）、またこれまでの妊活期間によっては、早めに体外受精の検討を勧められるケースもあります。

あなたのように、検査の結果に何も問題がなかった場合でも、タイミング療法から人工授精、体外受精へと治療をステップアップさせることがあります。

ではなぜ、検査で問題が見つからないにも関わらず妊娠しないのかについては、これまで行ってきた検査では妊娠を難しくしている、または妊娠を妨げる原因の全てまでは、わからないからです。検査で問題がないイコール自然妊娠できる、人工授精で妊娠できるとは限りません。検査で問題がないのに、実際には妊娠できていないという事実がある訳ですから、検査では明らかにならなかったところに何らかの問題を抱えていると考えた方が妥当です。その問題には卵子、そして卵管采や精子などがあります。

●卵子の問題

月経周期ごと、十数個の卵胞が両卵巣で発育を始めます。卵胞の中に卵子がありますが、この卵胞が十分に発育し、成熟することが重要です。卵胞の発育は、エコー検査で診ることができ、成熟度はホルモン検査から知ることができます。

しかし、卵胞の中に卵子が入っていない空胞の周期もあります。また、卵子の質は卵子ごとに違います。赤ちゃんにつながる質の良い卵子であることが重要ですが、卵子の質は年齢とともに低下し、受精や胚発育に影響します。これらは検査ではわかりません。その他に、卵胞が十分に発育しなかったり、成熟卵子が排卵されない周期もあります。これも受精や胚発育に影響します。

●卵管采の問題

排卵された卵子は、卵管の先端の部分にある卵管采が卵管へと取り込みます。

卵管采は排卵時には卵巣を覆い、排卵された卵子を取り込むと考えられていますが、卵管采がほかの臓器と癒着していたり、卵管采の先が水腫などで閉じていたりすると卵子をキャッチできず、精子と出会うことができません。

卵管采の形や機能については、卵管造影検査でもわかりません。そのため、検査で何も問題がないのに、タイミング療法で長期間妊娠できない場合は、卵管采に問題があると考えられるケースも少なくありません。

●精子の問題

卵子は、卵管膨大部で精子と出会い、受精します。精子の数や運動率に問題がなくても、受精する機能や能力に問題があることもあります。これは、精液検査ではわかりません。

受精後、順調に胚発育するためには精子の質も重要です。

この他にも、子宮環境の問題などもあります。今までの検査では確認できないことがあり、これらは治療を進めていく中で、原因や要因がわかることもあります。このようなことから、医師は体外受精に関することを説明したのではないかと思います。今後どうするかについてはご主人様ともよく相談しましょう。

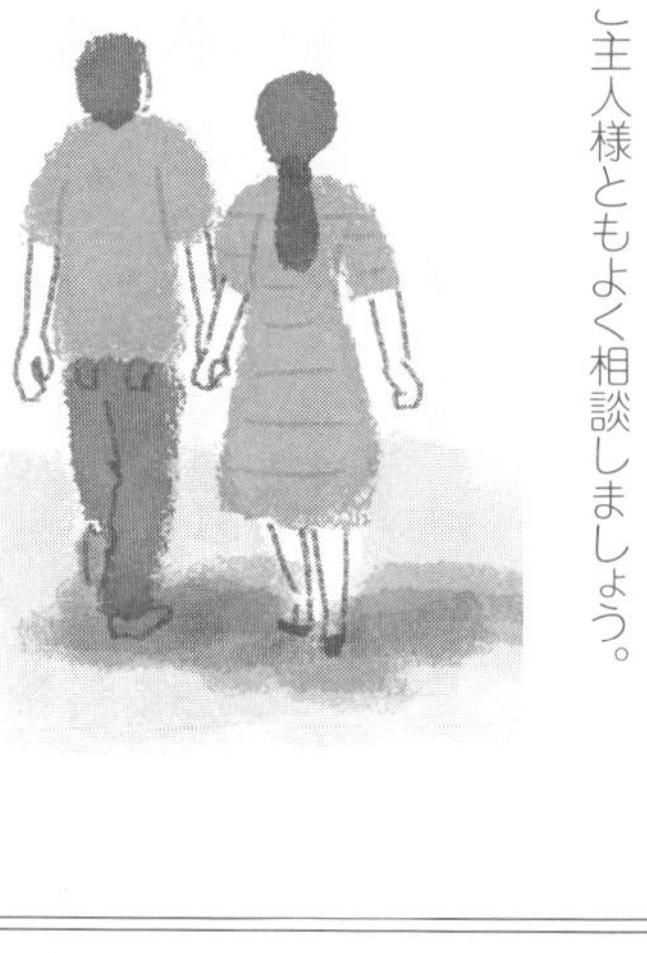

## 2 必ず桑実胚で発育が止まります。卵子の質が完璧ではないからですか？

31〜35歳・福岡県

**今まで4回採卵し（ショート2回、アンタゴニスト、クロミッド＋hMG注射数回の併用）、合計で25個以上の正常受精卵ができましたが、そのどれもが必ず桑実胚（4日目）で分割停止します。**

**3日目までは、グレード1、2となる状態ですが、その後、発育が止まってしまいます。**

**次の採卵は、ロング法にて少しでも卵の質が上がればいいなぁということで、それを目的に刺激開始予定ですが、卵子の質が完璧ではないから胚発育が止まってしまうのでしょうか？**

**卵子の質が完璧になれば、解決するのでしょうか？**

### お返事

受精卵の分割がD4、桑実胚で止まってしまうのですね。

体外受精の場合、卵子に対して数十万匹の精子を振りかけ、その中の1個の精子が卵子の中に入り受精が起きます。受精した後の分割は、受精卵の生命力ということになりますので、考えられることとして、受精卵に何か問題が起きていたということが考えられます。その場合、正確には受精卵の染色体を検査しないとわかりません。

年齢的には良質な卵子が回収されると思うのですが、精子側・卵子側のどちらに問題があってのことなのかは、確認することができません。

桑実胚まで発育していることから考えると、精子の選択、選別方法が気になるところです。体外受精ではなく、顕微授精で精子の倍率を上げて精子を選別する（IMSI）、ヒアルロン酸を含んだ培養液で精子の選別をする、またはマイクロ流動体を用いて選別をする方法などがあります。または培養環境を変えてみる（タイムラプスや培養液の種類）ことも相談されてはいかがでしょうか。

また、採卵数が多ければ、スプリットICSI（体外受精（通常媒精：ふりかけ法）と顕微授精の半々）を考えても良いのではないでしょうか。

## 3 チョコレート嚢胞の手術後、卵子の状態が悪くなる？そんな状態でも卵子凍結はできるの？

36〜40歳・岐阜県

**チョコレート嚢胞があるため、9月に腫瘍摘出の手術をします。その際に主治医から、「手術後は卵子の状態が悪くなる可能性がある」と言われました。**

**現状の卵子の状態を検査した結果は、年齢の割には元気だとのことです。**

**現在、私は未婚で予定もありません。今後、妊娠を望むのかどうかもわかりません。**

**そんな状態でも、卵子の凍結はできるのでしょうか？　また、その場合はどのような流れになるのでしょうか。**

**ホームページには詳細が記載されてないため、どう調べるべきか、わからない状態です。**

**ちなみに、子宮内膜症の手術をする病院では、凍結保存はおこなっていないそうです。**

### お返事

チョコレート嚢腫の手術の予定があり、その前に未受精卵子の凍結を考えているのですね。

未受精卵子の凍結は可能ですが、全施設で行っているわけではありません。卵子凍結は、年齢が若いほど良質な卵子の凍結が可能となります。

方法としては、卵子を回収するための排卵誘発を行い、成熟卵子を回収し凍結保存します。排卵誘発方法は施設の方針によって異なります。できるだけ多くの卵子を回収したほうが、良質な卵子が凍結できる可能性が高くなります。

凍結期間については、施設の確認が必要となり、採卵するための費用は自己負担になります。凍結に関しても、個数によって費用が異なるため、確認してください。

妊娠を希望した時に、回収した卵子を解凍（融解）し、受精をしますが、受精の方法は顕微授精となります。

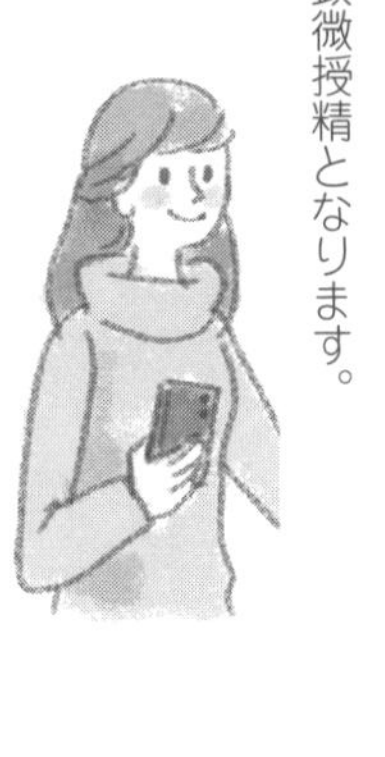

## 4

# 7日目の胚盤胞を2個戻すか、1個戻すかで悩んでいます。

41〜45歳・静岡県

9月に凍結胚盤胞融解胚移植の予定で準備に入っているのですが、7日目の胚盤胞を2個戻すか、1個戻すかで悩んでおります。

染色体の検査はしておりません。

年齢的にも妊娠するのが難しいことと、7日目の胚盤胞ということを考えると、2個でも良いと思いますが、もし多胎妊娠になってしまったら…と不安で決められずにいます。

それから、病院の予約がいっぱいということから、凍結胚移植を次の生理予定日あたりに決められました。

先生は、エストラーナテープで調整できるので、生理開始日の8月21日から10日目の8月30日に貼り始め、移植日は9月18日と言っています。

移植日が遅いと感じ、大丈夫なのか不安で調べてみると、他の方とはだいぶズレているように思い不安です。

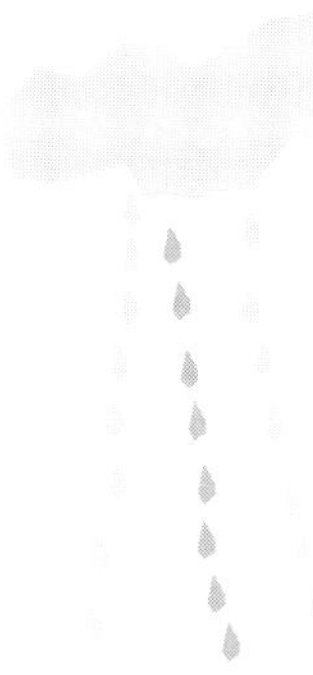

## お返事

融解胚移植についての相談ですね。

受精7日目の受精卵を、単一で移植するか、2個胚移植するか迷っていらっしゃるのですね。

胚盤胞のステージやグレードが良いのであれば、単一胚での移植が良いのではないかと思います。保険診療の場合は、移植回数制限があるため、最近では2個胚移植するケースが多くなっているようです。ただし、2個胚移植したからといって、妊娠率が倍になるわけではなく、2個のうち1個が着床できれば良いとの考えもあります。

あなたがご心配されているように、多胎妊娠の可能性は否定できませんので、ご心配でしたら単一での胚移植をお勧めします。

移植日は、エストラーナテープを使用しているので、日程調整が利きます。18日予定での胚移植は問題ないかと考えます。ホルモン剤を用いて調整をしていますので、実際の月経サイクルの着床日とは異なります。

ご不明な点は再度医師に確認し、安心して治療を受けましょう。

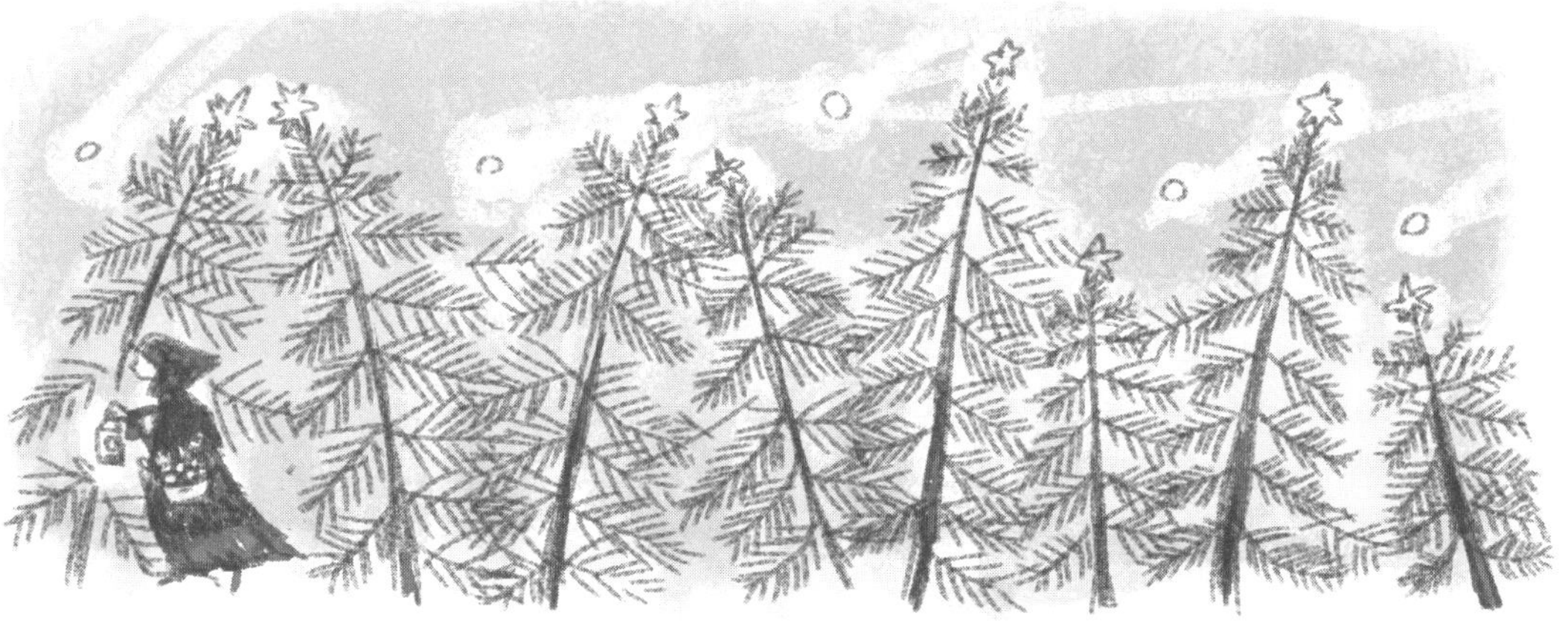

## 胚の発育

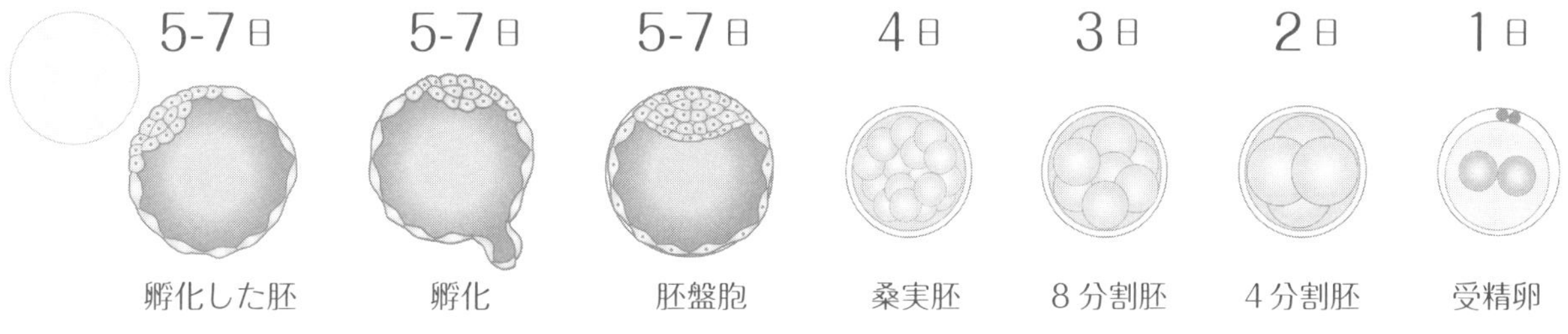

## 5 自然周期の凍結融解胚移植について不安です。

26～30歳・東京都

**体外受精を行い、自然周期での移植1回目はhCG2.0にて陰性でした。2回目も自然周期での移植となり、病院での排卵日の特定で不安に思うことがあります。**

**1回目移植の排卵日は10日で、15日19時に移植を実施しました。**

**排卵日の3日前から排卵検査薬を朝晩使用していました。10日の朝一まで排卵検査薬では陰性、10日の18時30分頃病院の血液検査（Prog1・47）とエコーで、まもなく排卵とのことでした。**

**その後、hCG注射をして帰宅しました。帰宅して30分後の排卵検査薬は、陽性でした。**

**11日8時、病院の血液検査でProg1・97、エコーでは卵胞がありましたが、排卵後に残っているものとのことでした。**

**検査薬とのズレとProgの数値がそこまで変わっていないことや卵胞が残っていたことから、排卵日は10日で合っていたのか不安です。**

**判定日に、排卵日の特定に不安があるのでホルモン補充で移植の希望を伝えましたが、間違いないとのことで自然周期の移植となりました。**

**2回目の移植に備えてできることがあればアドバイスをいただきたいです。**

### お返事

自然周期の凍結融解胚移植で、排卵予測日が合っていたのかと心配になりますね。

10日の超音波所見では間もなく排卵との予測、排卵が近くなるとLHホルモンが放出され、その後黄体ホルモン分泌量が上昇してきます。

卵胞径は成熟卵胞の大きさが確認されたのだと思いますし、hCGを注射し、排卵の引き金もひいているので、黄体ホルモン分泌量は上昇してくるでしょう。

排卵日が10日でも11日でも大きく変わることはないかと思います。凍結融解胚ですので、移植する時の状態が整っていれば問題ないかと思います。

ご不明な点は直接医師と話し、納得されるのが良いでしょう。

次の凍結融解胚移植については、ホルモン補充周期で移植されてはいかがでしょうか。

ホルモン剤を用いることで子宮内膜も厚くなり、排卵が起こらないので、スケジュールが予測できるようになります。

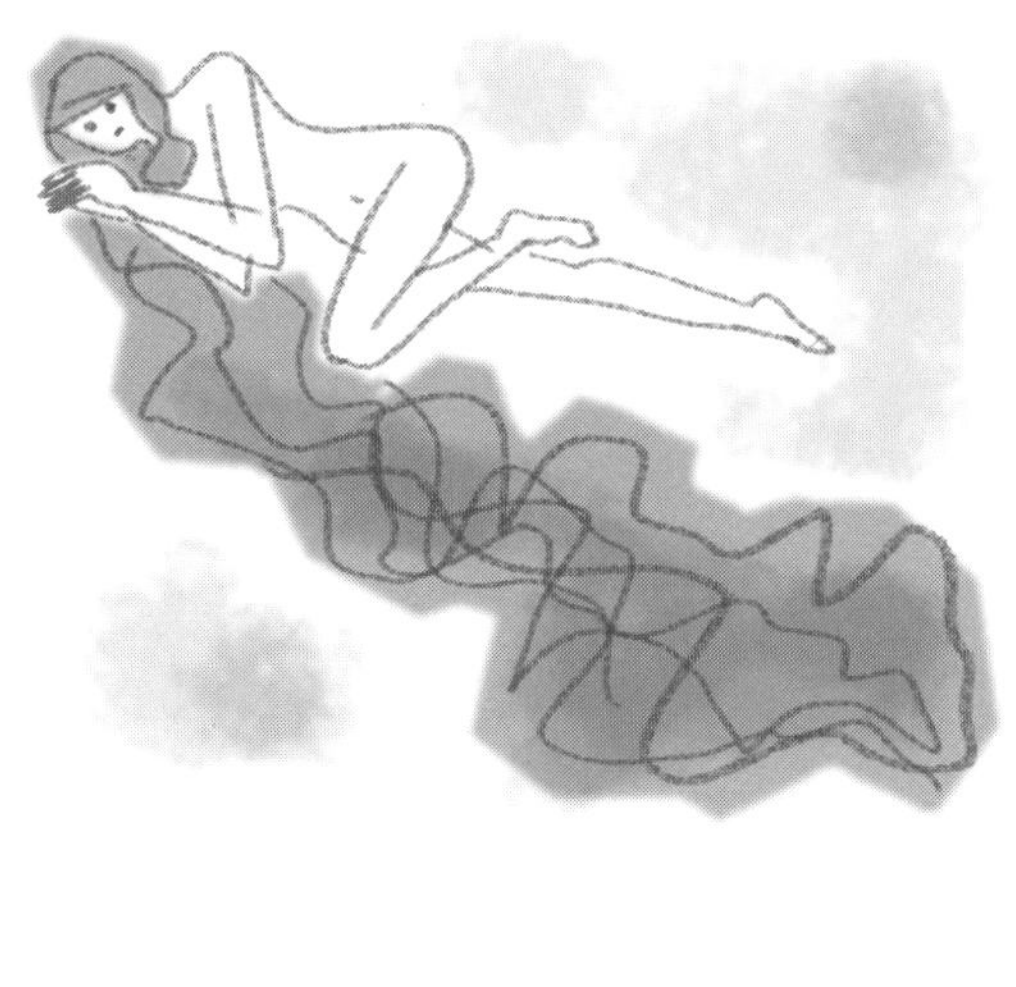

## 6 高温期と低温期でほとんど体温が変わらず、排卵できているのか不安です。

26～30歳・宮城県

**妊娠を希望しているのですが、なかなか上手くいきません。**

**基礎体温も毎日測っているのですが、高温期と低温期でほとんど温度が変わらず、排卵できているのか不安になります。どこの病院で、どんな検査をしたらいいのか、どれぐらいのお金がかかるか、そもそも土日でも検査はやってくれるのかなど、知りたいことが沢山ありすぎて悶々としています。どうしたらいいのでしょうか。**

### お返事

基礎体温が一相性で排卵しているのか心配なのですね。

通常、生理が始まった頃の基礎体温は、低温期に卵胞が発育し、排卵が起きると基礎体温は上昇し、高温期になります。

低温期と高温期の温度差は0.3度以上とされています。この温度変化が出ていない場合、排卵していないか、黄体機能障害を疑います。

基礎体温だけでは診断はできませんので、不妊治療を行っている施設を受診してご相談されるのがよいと考えます。

診療時間は施設によって異なります。お近くの施設をいくつかリストアップし、診療時間・費用などもホームページなどに掲載されていますので、確認されると良いでしょう。

体外受精などの高度生殖医療は、日曜祝日でも診療を行うこともありますが、一般不妊の場合、日曜祝日は診察しないという施設もあります。

費用についても、保険適用範囲内で検査ができるものと、自己負担で検査をおこなう項目もありますので、合わせてご相談されると良いでしょう。

また、月に数回の診察は必要になってきますので、できるだけ自宅に近い場所にある施設か、職場に近い施設がよいと思われます。

不妊治療も検査の結果によってスタートが違ってきますので、早めに検査だけでも受けられると良いですね。

## 7 排卵日の計算方法について教えてください。

41～45歳・東京都

**排卵日は、周期マイナス14日計算でしょうか? 例えば、25日周期だと、25ー14で合っていますか?**

### お返事

排卵日についての質問ですね。

排卵日は月経サイクル（生理が始まってから次の生理が始まるまでの期間）で、28日周期の人であれば、おおよそ14日目前後が排卵になりますが、卵胞の発育によって排卵日は変わってきますので、目安が14日目前後ということになります。

25日周期であれば、排卵日はおおよそ10～12日目あたりになり、計算上では合っています。

基礎体温表でおおよその排卵日を予測することができますし、市販の排卵検査薬なども活用されると良いと思います。

## 8 顕微授精で第1子を出産しました。一人っ子は寂しいだろうなぁと思っていますが、2人目が出来ません。

41～45歳・群馬県

**顕微授精で妊娠して、2022年2月9日に帝王切開で、無事元気な男の子を出産しました。息子は1歳4カ月になります。**

**凍結胚がもう1つあるので、2023年6月6日に胚移植し、6月17日に妊娠判定日でしたが、今回は妊娠しておりませんでした。**

**今回がダメだったら兄弟は作らずに、一人息子を一生懸命育てようと決めました。しかし、兄弟がいないとかわいそうだし、一人っ子は寂しいだろうなぁと思ってしまい、葛藤しています。**

### お返事

顕微授精を行い、生まれたお子さんは現在1歳4カ月になるのですね。おめでとうございます。

一人っ子では寂しい思いをするだろうから、できれば兄弟を作ってあげたいと考えているのですね。

2022年から体外受精にも保険が適用されるようになりましたね。今回の凍結胚は保険診療だったのでしょうか。

43歳未満であれば、保険診療にて3回胚移植を行うことができます。今回が1回目の胚移植であれば、あと2回、保険診療にて胚移植が可能ですので、それを期限にして治療するのも良いのではないかと思います。

今、治療をせずに諦めて、後悔するのであれば、今できることをしておいたほうが、納得ができるのではないでしょうか。

ご主人様ともよく話し合いをしてみましょう。

いずれにしても、後悔しないようにしてくださいね。

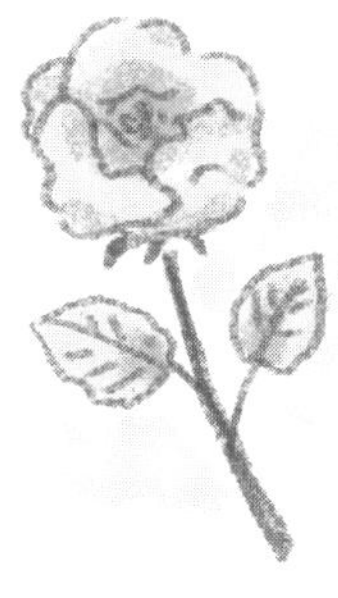

9

# 年齢的にも身体的にも焦りがあります。先生の提案通り、治療を進めていいのでしょうか？

36〜40歳・埼玉県

2人目の不妊治療を続けて5年くらい過ぎました。

　2021年に初めて体外受精をしてすぐ妊娠できたのですが、9週で繋留流産でした。その後、再度採卵をして移植したのですが、同じように9週で繋留流産してしまいました。

　残りの凍結胚は移植しても着床すらせず、今年6月再度採卵しました。

　先生の提案で、今回は新鮮胚移植をしてみることに急遽決まりましたが、移植も着床もしませんでした。他の受精卵も凍結までできるレベルまで育ちませんでした。

　不妊鍼灸、サンビーマーに6月から通っていますが、もしまた採卵からスタートするなら、今通院中の不妊治療クリニックの先生からの提案で、「クリニックにあるサンビーマーを3カ月レンタルし使い続けて、体調も卵の調子も整えてから、採卵してみてはどうか」と提案がありました。

　今年40歳になるので、年齢的にも身体的にも焦りがありますし、タイムリミットが迫ってきている気がして、不安です。

　3カ月後に先生の言う通りに良い卵が採れたとしても、「また途中で繋留流産してしまったら…」「そもそも、もう良い卵が採れなかったら…」と考えてしまいますし、3カ月は長く感じます。また、年齢的にその3カ月が無駄になってしまうのではないかという不安もあり迷っています。

　鍼灸の先生からは、「3カ月はもったいないし、個人的には微妙だと思った。転院してみたら？」とも言われました。自分自身も3カ月後の採卵という提案に、確かに不安を感じました。

　今までの治療歴や私の年齢を考慮した上での、先生からの提案だと、分かってはいますが、不安や心配だらけです。しかし、今転院をする勇気もないので、先生の提案通りにやってみるしか道はないのですが、モヤモヤとしてしまい、こちらで客観的な意見が聞けたらと思って相談させていただきました。

　治療をしたから…、続けていたから…、絶対授かるわけではないことはよく分かっていますが、可能性があるのなら頑張ってみたいと思います。

## お返事

2人目を希望し、5年経過されたのですね。

　稽留流産9週を2回経験され、6月の新鮮胚移植では妊娠成立しなかったのですね。

　今後の方針としては、サンビーマーを3カ月レンタルし、子宮内の状態を整えようとのことなのですね。

　実際にどれだけの効果が得られているのか、サンビーマーを使用した人の妊娠率など説明を受け、それからどうするかを決めてもいいのではないでしょうか。

　確かに3カ月何も治療をしないということに、少し不安を感じるということは理解できますが、今までと同じ治療方法ではなく、何かを変えることで良い結果に結びつく可能性もあります。

　また、不妊治療をしている医師にはいろいろな考え方がありますので、別の施設の医師の考えも参考にするのも良いかと思います。

　現実的なこととしては、偶発的に9週で流産を繰り返すということももちろんありますが、着床前診断なども方法としてはあるかと思いますので、それも相談されてみてはいかがでしょうか。

　しかし、この検査をおこなう場合には保険適用ではなく、自己負担になってしまい、費用はかなりかかってしまいます。

　新鮮胚移植よりは、凍結受精卵融解胚移植の方が妊娠率は高いので、今後は胚盤胞凍結を検討されるとよいのかもしれません。

　焦る気持ちも理解できますが、あまり気負い過ぎずに、納得のいく治療ができるように応援しております。

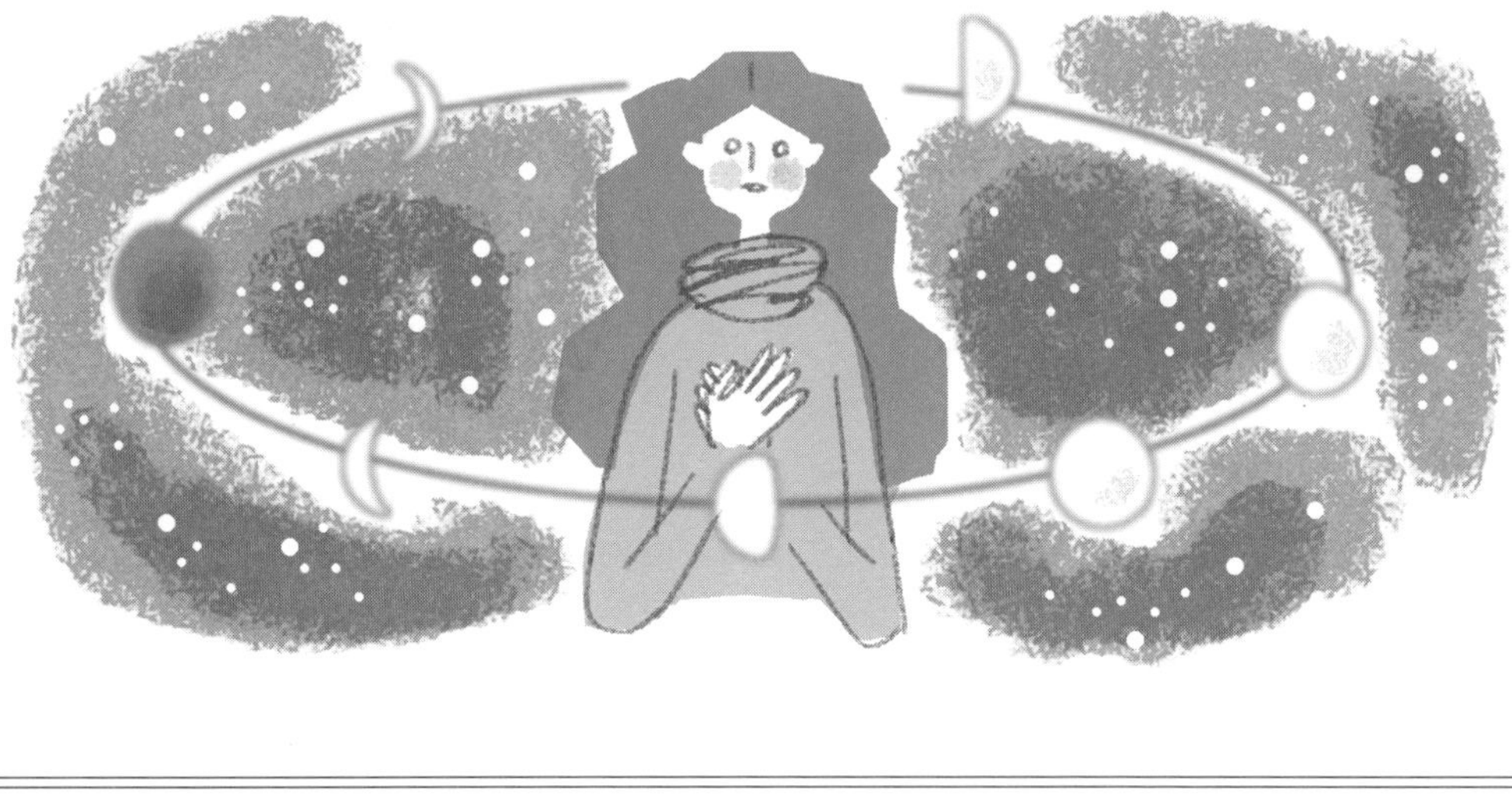

# 10 通院で仕事を休むようになってから陰口を言われるようになり、仕事へ行くのが辛いです。

26〜30歳・岡山県

不妊治療を始めてから、好きだった仕事を辞めたいと強く思うようになってきました。

不妊治療がストレスと言うよりは、職場の人間関係が原因です。

人工授精をしていた頃は、病院が職場から近かったため、仕事終わりに病院へ行っていたので休むことはありませんでした。しかし、体外受精へステップアップすることになり、不妊専門病院に転院し、片道2時間ほどかかるようになり、仕事を休むようになりました。

それから陰口を言われるようになりました。

「どうせ妊娠したら仕事を休むなり辞めるなりするのだから、いっそのこと早く辞めて欲しい」と…。

私だって辞められるのなら、さっさと辞めたいです。

でも不妊治療に今後どれだけ時間がかかるか、お金がかかるか分からないので辞めるに辞められません。毎日、仕事へ行くのが辛いです。

## お返事

職場の人が不妊治療を理解してくれないのですね。

片道2時間かけての通院、そして通院のたびに会社を休むとなると、身体的にも精神的にも大変なことでしょう。

不妊治療はゴールの見えない治療と言われていますが、治療を続けないと良い結果に繋がらないというのが現実です。

だからといって、毎月、治療をしなければならないわけではありませんので、比較的仕事が休みやすい時期に集中して、あるいは、職場に負担がかかってしまう時期には、少し治療をお休みして、仕事に専念という方法もあります。

陰口を言ってくる相手は、同僚ですか？ 同僚ならば、あなたが直接というよりも、上司に事情を説明し、上司から伝えてもらうと良いですね。

ただし、これは上司が不妊治療に理解がある場合です。

少子化対策の一環として、「不妊治療を受けながら働き続けられる職場作りのためのマニュアル」などもありますので、企業側にも何らかの対策を講じてもらうことができれば良いのですが、そのあたりはいかがでしょうか。

不妊治療の期間だけでなく、妊娠、出産、育児まで続くことで、女性なら、いつか行く道、通る道と考えれば、時期は違えどお互い様なのですが、その時々で実際に仕事が増えたり、負担に思ったりすると口に出してしまう人もいることでしょう。

治療をする人は「休みが多くなってご心配をおかけしています」という態度も大切ですし、会社の人たちは「いつか私も通る道だから（私も通ってきた道だから）」と受け入れる姿勢も大切です。どちらの態度も尊重することができればいいのですが、疲れた時には無理せず、お休みすることも必要です。

自分のペースで…。応援しております。

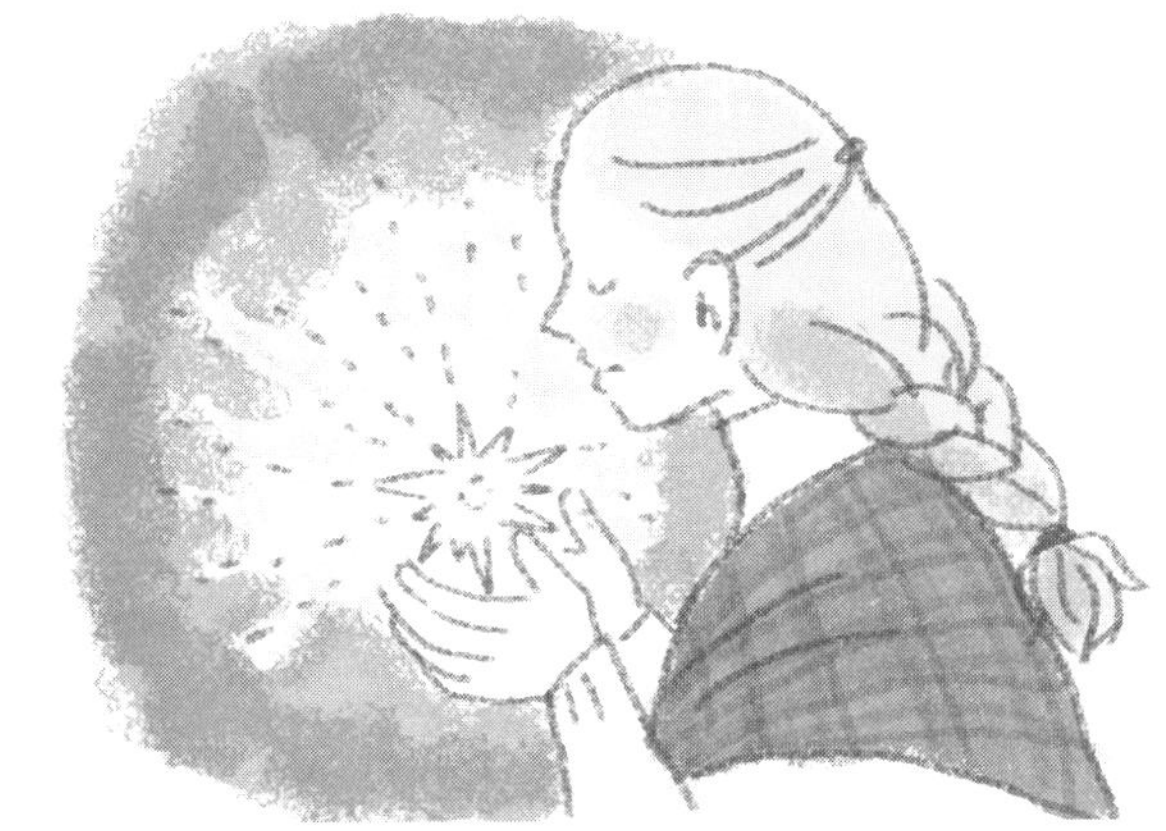

### 働き方改革で、企業に 不妊治療への理解をアピール

企業において、まだまだ不妊症への理解は足りないようです。そのため、患者さんにとっては不妊治療にうまく取り組むことが難しかったり、嫌な思いをしている人も少なくないようです。デリケートな話題だけに、不妊症ということをオープンにしたくない現状もあり、余計に調整は企業にとっても難しいのかもしれません。やはり、何よりも理解が大切です。

11

# 不妊の原因がわからない不安…治療の痛み…医師や看護師の失言により、メンタルが限界です。このまま通い続けて良いか悩んでいます。

36～40歳・岩手県

不妊治療をして約2年が経ちました。

タイミング療法2回、人工授精7回、採卵2回を行いました。先日2回目の採卵を終えたばかりです。

1度目の採卵で、7個取れましたが、変性卵が多く凍結せず、2度目の採卵を勧められました。

2度目の採卵では、20個取れましたが、全て変性卵でどれも使えないと言われ、今回も凍結せず終わりました。

私の卵巣は、右は正常な位置にありますが、左は子宮の上に癒着しているようで、採卵時、左は子宮を通り卵巣に刺して採卵しました。

1度目の採卵では、麻酔があまり効いておらず、泣くほど辛かったです。激痛で拷問かと思いました。

2度目の採卵時は、麻酔の量を増やしてもらいました。先生からは、こんなに採卵して正常な卵子が1つも取れないのはかなり珍しい、と言われました。

不妊の原因も何かわからず、不安な日々です。いつもの内診のエコーの時も、結構痛いです。

先生からは、通院してから一度も名前を呼んでいただいたことがなく、寄り添う言葉も安心するような言葉も、かけてもらったことがありません。

また、新しい看護師さんが多く、私は卵子凍結はしていないのに、「次回は凍結した卵子の話です」とか、待合室では私の隣にいた妊娠された方に、「おめでとうございます！ 産まれたら教えてくださいね！」と言っているのが聞こえて、辛い思いをしました。

内診の部屋に入ると、前の方が妊娠されていたのでしょう…、赤ちゃんのエコーが映し出されていました。

私のメンタルも限界です。

家からも近く、通いやすい不妊治療専門クリニックですが、このままここに通い続けてよいのか悩んでいます。

## お返事

片側の卵巣が採卵しにくい場所にあり、つらい思いをされましたね。

1回目、2回目とも変性卵で胚を凍結することができなかったのですね。不妊の原因については、変性卵が挙げられるのではないでしょうか。

卵子の状態があまりよくないようですが、何か対策はしていますか?

これといった特効薬などはないのですが、卵子の細胞を活性化させるためのサプリメントを摂るなど、補助的な対策はされると良いかと思います。

排卵誘発方法も、同じことを繰り返すのではなく、別の方法も取り入れることにより、良質な卵子が回収できるかもしれませんね。

通院してから、医師から名前を一度も呼ばれたことがないとは、どういうことでしょうか。

診察室に入ったときに、名前の確認はしていないのでしょうか。それでは不安になりますね。看護師の言葉にも、つらい思いをされましたね。診察室や相談室などではなく、待合室など多くの人がいる前では、気をつけなければなりませんよね。

診療体制はクリニックによって違いますので、このまま辛い思いをされるよりは、転院しても良いと思います。自分と相性の良く、そして相談しやすい医師やスタッフがいるところのほうが、安心して治療を受けることができると思いますが、それには通ってみなければわからないこともあります。

ご主人様ともよく相談して決められてくださいね。

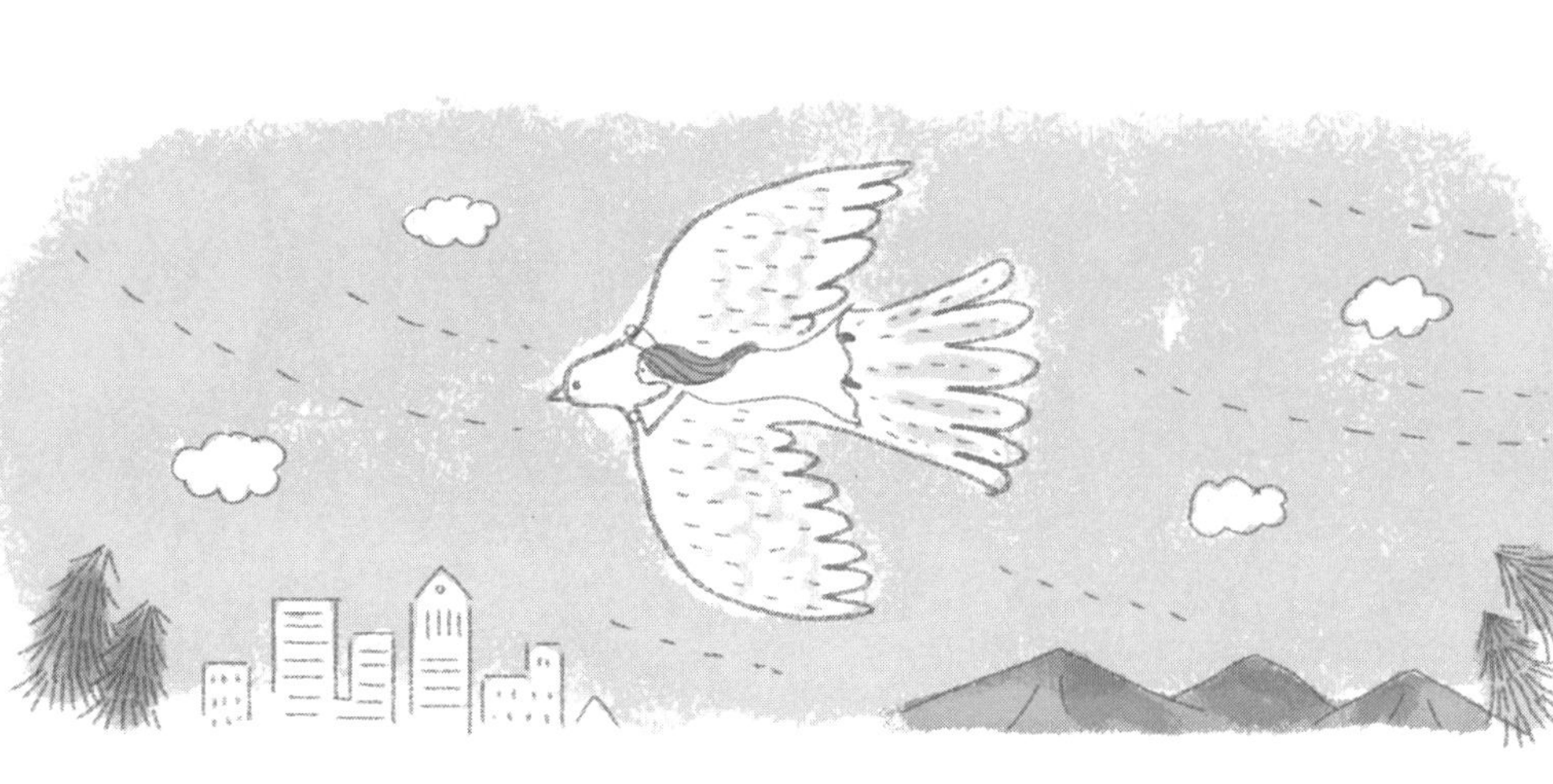

2023年11月時点(当センター調べ)
注：変更が生じる場合があります。詳しくは各治療施設のオフィシャルHPなどでご確認ください。

# 全国の不妊治療<br>病院＆クリニック

## あなたの街で不妊治療を受けるための病院＆クリニック案内です。<br>どこの病院に行こうかな？　望む治療が受けられるかな？<br>病院選びの参考に！！

- 全国を6地方に分け、人工授精以上の不妊治療を行っている病院＆クリニックを一覧にしています。

- クリニック名の前にある ● 印は日本産科婦人科学会に登録のある生殖補助医療実施施設を元に、当センターのアンケート調査から体外受精実施施設として確認がとれた病院・クリニックを掲載しています。詳しくは直接各施設にお問合せください。

- ピックアップクリニックとして、診療や治療に関する24項目をあげて案内する病院＆クリニックがあります。各項目のチェックは、
  **○…実施している ●…常に力を入れて実施している △…検討中である ×…実施していない**
  で表記をしています。(保険診療に関しては、実施している○ か、実施していない× で表記しています)
  また、自由診療における体外受精費用、顕微授精費用の目安も案内しています。

### ピックアップクリニックの紹介例

❖ あいうえおクリニック　**あい市**
Tel.000-000-0000　あい市うえお北町 3-2-7　since 1988.4

| 診療日 | 月 | 火 | 水 | 木 | 金 | 土 | 日 | 祝祭日 |
|---|---|---|---|---|---|---|---|---|
| am | ● | ● | ● | ● | ● | ● | - | - |
| pm | ▲ | ● | - | ● | ▲ | - | - | - |

予約受付時間　8　9　10　11　12　13　14　15　16　17　18　19　20　21 時

▲月・金曜日の午後は 15:00 ～ 17:00

自由診療の料金
体外受精費用　27万～38万円
顕微授精費用　35万～45万円

| | | |
|---|---|---|
| 保険：一般不妊治療 … ○ | 自由：体外受精 ……… ● | タイムラプス型インキュベーター ● |
| 保険：体外受精 ……… ○ | 自由：顕微授精 ……… ● | ERA検査 …………… ○ |
| 保険：顕微授精 ……… ○ | 調節卵巣刺激法 ……… ● | EMMA・ALICE検査 … ○ |
| 男性不妊…○連携施設あり | 低刺激・自然周期法 … ○ | SEET法 …………… ○ |
| 不育症 ………………… ● | 着床不全 …………… ● | 子宮内膜スクラッチ … ○ |
| 漢方薬の扱い ………… ○ | 勉強会・説明会 ……… ● | PRP ………………… △ |
| 治療費の公開 ………… ○ | PICSI ……………… △ | PGT-A ……………… × |
| 妊婦健診……○ 10週まで | IMSI ………………… ● | 子宮内フローラ検査 … ○ |

[各項目のチェックについて]　○ … 実施している　● … 常に力を入れて実施している　△ … 検討中である　× … 実施していない

# 北海道・東北地方

## 北海道

● エナ麻生 ART クリニック
Tel.011-792-8850　札幌市北区

● さっぽろ ART クリニック
Tel.011-700-5880　札幌市北区

● 北海道大学病院
Tel.011-716-1161　札幌市北区

● さっぽろ ART クリニック n24
Tel.011-792-6691　札幌市北区

● 札幌白石産科婦人科病院
Tel.011-862-7211　札幌市白石区

● 青葉産婦人科クリニック
Tel.011-893-3207　札幌市厚別区

● 五輪橋マタニティクリニック
Tel.011-585-3110　札幌市南区

● 手稲渓仁会病院
Tel.011-681-8111　札幌市手稲区

● セントベビークリニック
Tel.011-215-0880　札幌市中央区

● 金山生殖医療クリニック
Tel.011-200-1122　札幌市中央区

円山レディースクリニック
Tel.011-614-0800　札幌市中央区

● 時計台記念病院
Tel.011-251-2221　札幌市中央区

● 神谷レディースクリニック
Tel.011-231-2722　札幌市中央区

● 札幌厚生病院
Tel.011-261-5331　札幌市中央区

● 斗南病院
Tel.011-231-2121　札幌市中央区

● 札幌医科大学医学部付属病院
Tel.011-611-2111　札幌市中央区

● 中央メディカルクリニック
Tel.011-222-0120　札幌市中央区

● おおこうち産科婦人科
Tel.011-233-4103　札幌市中央区

福住産科婦人科クリニック
Tel.011-836-1188　札幌市豊平区

● KKR 札幌医療センター
Tel.011-822-1811　札幌市豊平区

● 美加レディースクリニック
Tel.011-833-7773　札幌市豊平区

琴似産科婦人科クリニック
Tel.011-612-5611　札幌市西区

● 札幌東豊病院
Tel.011-704-3911　札幌市東区

● 秋山記念病院
Tel.0138-46-6660　函館市石川町

製鉄記念室蘭病院
Tel.0143-44-4650　室蘭市知利別町

● 岩城産婦人科
Tel.0144-38-3800　苫小牧市緑町

● とまこまいレディースクリニック
Tel.0144-73-5353　苫小牧市弥生町

● レディースクリニックぬまのはた
Tel.0144-53-0303　苫小牧市北栄町

● 森産科婦人科病院
Tel.0166-22-6125　旭川市７条

● みずうち産科婦人科医院
Tel.0166-31-6713　旭川市豊岡

● 旭川医科大学附属病院
Tel.0166-65-2111　旭川市緑が丘

帯広厚生病院
Tel.0155-65-0101　帯広市西６条

● おびひろ ART クリニック
Tel.0155-67-1162　帯広市東３条

釧路赤十字病院
Tel.0154-22-7171　釧路市新栄町

● 足立産婦人科クリニック
Tel.0154-25-7788　釧路市中園町

● 北見レディースクリニック
Tel.0157-31-0303　北見市大通東

● 中村記念愛成病院
Tel.0157-24-8131　北見市高栄東町

## 青森県

● エフ．クリニック
Tel.017-729-4103　青森市浜田

● レディスクリニック・セントセシリア
Tel.017-738-0321　青森市筒井八ツ橋

青森県立中央病院
Tel.017-726-8111　青森市東造道

● 八戸クリニック
Tel.0178-22-7725　八戸市柏崎

● 婦人科　さかもとともみクリニック
Tel.0172-29-5080　弘前市早稲田

● 弘前大学医学部付属病院
Tel.0172-33-5111　弘前市本町

安斎レディスクリニック
Tel.0173-33-1103　五所川原市一ツ谷

## 岩手県

● 岩手医科大学附属病院 内丸メディカルセンター
Tel.019-613-6111　盛岡市内丸

● 京野アートクリニック盛岡
Tel.019-613-4124　盛岡市盛岡駅前通

畑山レディスクリニック
Tel.019-613-7004　盛岡市北飯岡

産科婦人科吉田医院
Tel.019-622-9433　盛岡市若園町

平間産婦人科
Tel.0197-24-6601　奥州市水沢太白通り

岩手県立二戸病院
Tel.0195-23-2191　二戸市堀野

## 秋田県

藤盛レィディーズクリニック
Tel.018-884-3939　秋田市東通仲町

中通総合病院
Tel.018-833-1122　秋田市南通みその町

● 秋田大学医学部附属病院
Tel.018-834-1111　秋田市本道

● 清水産婦人科クリニック
Tel.018-893-5655　秋田市広面

市立秋田総合病院
Tel.018-823-4171　秋田市川元松丘町

秋田赤十字病院
Tel.018-829-5000　秋田市上北手猿田

あきたレディースクリニック安田
Tel.018-857-4055　秋田市土崎港中央

池田産婦人科クリニック
Tel.0183-73-0100　湯沢市字両神

● 大曲母子医院
Tel.0187-63-2288　大仙市大曲福住町

佐藤レディースクリニック
Tel.0187-86-0311　大仙市戸蒔

大館市立総合病院
Tel.0186-42-5370　大館市豊町

## 山形県

山形市立病院済生館
Tel.023-625-5555　山形市七日町

● 山形大手町ARTクリニック川越医院
Tel.023-641-6467　山形市大手町

● 山形済生病院
Tel.023-682-1111　山形市沖町

レディースクリニック高山
Tel.023-674-0815　山形市嶋北

● 山形大学医学部附属病院
Tel.023-628-1122　山形市飯田西

国井クリニック
Tel.0237-84-4103　寒河江市大字中郷

● ゆめクリニック
Tel.0238-26-1537　米沢市東

米沢市立病院
Tel.0238-22-2450　米沢市相生町

● すこやかレディースクリニック
Tel.0235-22-8418　鶴岡市東原町

たんぽぽクリニック
Tel.0235-25-6000　鶴岡市日枝鳥居上

山形県立河北病院
Tel.0237-73-3131　西村山郡河北町

## 宮城県

● 京野アートクリニック仙台
Tel.022-722-8841　仙台市青葉区

● 東北大学病院
Tel.022-717-7000　仙台市青葉区

産科婦人科メリーレディースクリニック
Tel.022-391-0315　仙台市青葉区

● たんぽぽレディースクリニック あすと長町
Tel.022-738-7753　仙台市太白区

● 仙台ソレイユ母子クリニック
Tel.022-248-5001　仙台市太白区

● 仙台 ART クリニック
Tel.022-791-8851　仙台市宮城野区

うつみレディスクリニック
Tel.0225-84-2868　東松島市赤井

大井産婦人科医院
Tel.022-362-3231　塩竈市新富町

● スズキ記念病院
Tel.0223-23-3111　岩沼市里の杜

## 福島県

● いちかわクリニック
Tel.024-554-0303　福島市南矢野目

● 福島県立医科大学附属病院
Tel.024-547-1111　福島市光が丘

● アートクリニック産婦人科
Tel.024-523-1132　福島市栄町

福島赤十字病院
Tel.024-534-6101　福島市入江町

あべウイメンズクリニック
Tel.024-923-4188　郡山市富久山町

● ひさこファミリークリニック
Tel.024-952-4415　郡山市中ノ目

太田西ノ内病院
Tel.024-925-1188　郡山市西ノ内

寿泉堂綜合病院
Tel.024-932-6363　郡山市駅前

● あみウイメンズクリニック
Tel.0242-37-1456　会津若松市八角町

● 会津中央病院
Tel.0242-25-1515　会津若松市鶴賀町

● いわき婦人科
Tel.0246-27-2885　いわき市内郷綴町

# PICK UP!

## 北海道地方 / ピックアップ クリニック

北海道

### ❖ 金山生殖医療クリニック

札幌市

Tel.011-200-1122　札幌市中央区北１条西 4-1-1 三甲大通り公園ビル 2F　since 2017.4

| 診療日 | 月 | 火 | 水 | 木 | 金 | 土 | 日 | 祝祭日 |
|---|---|---|---|---|---|---|---|---|
| am | ● | ● | ● | ● | ● | ● | ▲ | - |
| pm | ● | ★ | - | ★ | ● | - | - | - |

月・金曜午前 7:45 ～ 15:00、★火・木曜午前 7:45 ～ 13:00、午後 16:00 ～ 19:00、水・土曜 13:00 まで、▲日曜はHPをご確認ください。　予約は WEB にて 24時間受付。

| 予約受付時間 | 8 | 9 | 10 | 11 | 12 | 13 | 14 | 15 | 16 | 17 | 18 | 19 | 20 | 21 時 |
|---|---|---|---|---|---|---|---|---|---|---|---|---|---|---|

自由診療の料金

体外受精費用　26 万円～
顕微授精費用　31 万円～

| | | |
|---|---|---|
| 保険：一般不妊治療 … ○ | 自由：体外受精 ……… ● | タイムラプス型インキュベーター ● |
| 保険：体外受精 ……… ○ | 自由：顕微授精 ……… ● | ERA検査 …………… ○ |
| 保険：顕微授精 ……… ○ | 調節卵巣刺激法 ……… ○ | EMMA・ALICE検査 … ○ |
| 男性不妊…○連携施設あり | 低刺激・自然周期法 … ● | SEET法 ……………… × |
| 不育症 ………………… ● | 着床不全 ……………… ● | 子宮内膜スクラッチ … ○ |
| 漢方薬の扱い ……… ○ | 勉強会・説明会 ……… △ | PRP ………………… × |
| 治療費の公開 ……… ○ | PICSI ………………… × | PGT-A ……………… × |
| 妊婦健診 …………… × | IMSI…………………… × | 子宮内フローラ検査 … ○ |

［各項目のチェックについて］　○ … 実施している　● … 常に力を入れて実施している　△ … 検討中である　× … 実施していない

# PICK UP!

## 東北地方 / ピックアップ クリニック

福島県

### ❖ あみウイメンズクリニック

会津若松市

since 2004.10

Tel.0242-37-1456　会津若松市八角町 4-21

自由診療の料金

HP を参照
https://ami-clinic.jp/

| 診療日 | | 月 | 火 | 水 | 木 | 金 | 土 | 日 | 祝祭日 |
|---|---|---|---|---|---|---|---|---|---|
| | am | ● | ● | ● | - | ● | ● | - | - |
| | pm | ● | ● | ● | - | ● | - | - | - |

予約受付時間　8　9　10　11　12　13　14　15　16　17　18　19　20　21 時

※完全予約制

保険：一般不妊治療 … ○
保険：体外受精 ……… ○
保険：顕微授精 ……… ○
男性不妊…○連携施設あり
不育症 ………………… ○
漢方薬の扱い ………… ○
治療費の公開 ………… ○
妊婦健診……○ 26 週まで

自由：体外受精 ……… ●
自由：顕微授精 ……… ●
調節卵巣刺激法 ……… ●
低刺激・自然周期法 … ○
着床不全 ……………… ○
勉強会・説明会 ……… △
PICSI ………………… ×
IMSI…………………… ×

タイムラプス型インキュベーター ×
ERA検査 …………… ×
EMMA・ALICE検査 … ×
SEET法 ……………… ○
子宮内膜スクラッチ … ○
PRP…………………… ×
PGT-A ………………… ×
子宮内フローラ検査 … ×

関東

# 関東地方

## 茨城県

● いがらしクリニック
Tel.0297-62-0936　龍ヶ崎市栄町

● 筑波大学附属病院
Tel.029-853-3900　つくば市天久保

● つくば ART クリニック
Tel.029-863-6111　つくば市竹園

● つくば木場公園クリニック
Tel.029-886-4124　つくば市松野木

● 筑波学園病院
Tel.029-836-1355　つくば市上横場

● 遠藤産婦人科医院
Tel.0296-20-1000　筑西市中舘

● 根本産婦人科医院
Tel.0296-77-0431　笠間市八雲

● おおぬき ART クリニック水戸
Tel.029-231-1124　水戸市三の丸

江幡産婦人科病院
Tel.029-224-3223　水戸市備前町

● 石渡産婦人科病院
Tel.029-221-2553　水戸市上水戸

植野産婦人科医院
Tel.029-221-2513　水戸市五軒町

岩崎病院
Tel.029-241-8700　水戸市笠原町

● 小塙医院
Tel.0299-58-3185　小美玉市田木谷

原レディスクリニック
Tel.029-276-9577　ひたちなか市笹野町

● 福地レディースクリニック
Tel.0294-27-7521　日立市鹿島町

## 栃木県

● 中田ウィメンズ＆ART クリニック
Tel.028-614-1100　宇都宮市馬場通り

宇都宮中央クリニック
Tel.028-636-1121　宇都宮市中央

● 平尾産婦人科医院
Tel.028-648-5222　宇都宮市鶴田

福泉医院
Tel.028-639-1122　宇都宮市下栗

● ちかざわレディスクリニック
Tel.028-638-2380　宇都宮市城東

高橋あきら産婦人科医院
Tel.028-663-1103　宇都宮市東今泉

かしわぶち産婦人科
Tel.028-663-3715　宇都宮市海道町

済生会 宇都宮病院
Tel.028-626-5500　宇都宮市竹林町

● 独協医科大学病院
Tel.0282-86-1111　下都賀郡壬生町

● 那須赤十字病院
Tel.0287-23-1122　大田原市中田原

● 匠レディースクリニック
Tel.0283-21-0003　佐野市奈良渕町

佐野厚生総合病院
Tel.0283-22-5222　佐野市堀米町

● 城山公園すずきクリニック
Tel.0283-22-0195　佐野市久保町

● 中央クリニック
Tel.0285-40-1121　下野市薬師寺

● 自治医科大学附属病院
Tel.0285-44-2111　下野市薬師寺

石塚産婦人科
Tel.0287-36-6231　那須塩原市三島

● 国際医療福祉大学病院
Tel.0287-37-2221　那須塩原市井口

## 群馬県

セントラル・レディース・クリニック
Tel.027-326-7711　高崎市東町

● 高崎 ART クリニック
Tel.027-310-7701　高崎市あら町

産科婦人科舘出張　佐藤病院
Tel.027-322-2243　高崎市若松町

● セキールレディースクリニック
Tel.027-330-2200　高崎市栄町

矢崎医院
Tel.027-344-3511　高崎市剣崎町

● 上条女性クリニック
Tel.027-345-1221　高崎市栗崎町

公立富岡総合病院
Tel.0274-63-2111　富岡市富岡

● JCHO 群馬中央病院
Tel.027-221-8165　前橋市紅雲町

● 群馬大学医学部附属病院
Tel.027-220-7111　前橋市昭和町

● 横田マタニティーホスピタル
Tel.027-219-4103　前橋市下小出町

● いまいウイメンズクリニック
Tel.027-221-1000　前橋市東片貝町

前橋協立病院
Tel.027-265-3511　前橋市朝倉町

● HILLS LADIES CLINIC( 神岡産婦人科医院)
Tel.027-253-4152　前橋市総社町

● ときざわレディスクリニック
Tel.0276-60-2580　太田市小舞木町

クリニックオガワ
Tel.0279-22-1377　渋川市石原

宇津木医院
Tel.0270-64-7878　佐波郡玉村町

## 埼玉県

● セントウィメンズクリニック
Tel.048-871-1771　さいたま市浦和区

● おおのたウィメンズクリニック 埼玉大宮
Tel.048-783-2218　さいたま市大宮区

● 秋山レディースクリニック
Tel.048-663-0005　さいたま市大宮区

● 大宮レディスクリニック
Tel.048-648-1657　さいたま市大宮区

● かしわざき産婦人科
Tel.048-641-8077　さいたま市大宮区

● あらかきウィメンズクリニック
Tel.048-838-1107　さいたま市南区

● 丸山記念総合病院
Tel.048-757-3511　さいたま市岩槻区

● 大和たまごクリニック
Tel.048-757-8100　さいたま市岩槻区

● ソフィア祐子レディースクリニック
Tel.048-253-7877　川口市西川口

● 永井マザーズホスピタル
Tel.048-959-1311　三郷市上彦名

● 産婦人科菅原病院
Tel.048-964-3321　越谷市越谷

● ゆうレディースクリニック
Tel.048-967-3122　越谷市南越谷

● 獨協医科大学埼玉医療センター
Tel.048-965-1111　越谷市南越谷

● スピカレディースクリニック
Tel.0480-65-7750　加須市南篠崎

● 中村レディスクリニック
Tel.048-562-3505　羽生市中岩瀬

● 埼玉医科大学病院
Tel.049-276-1297　入間郡毛呂山町

● 埼玉医科大学総合医療センター
Tel.049-228-3674　川越市鴨田

● 恵愛生殖医療医院
Tel.048-485-1185　和光市本町

● 大塚産婦人科小児科医院
Tel.048-479-7802　新座市片山

● ウィメンズクリニックふじみ野
Tel.049-293-8210　富士見市ふじみ野西

● ミューズレディスクリニック
Tel.049-256-8656　ふじみ野市霞ケ丘

● 吉田産科婦人科医院
Tel.04-2932-8781　入間市野田

● 瀬戸病院
Tel.04-2922-0221　所沢市金山町

● さくらレディスクリニック
Tel.04-2992-0371　所沢市くすのき台

● 熊谷総合病院
Tel.048-521-0065　熊谷市中西

平田クリニック
Tel.048-526-1171　熊谷市肥塚

Women's Clinic ひらしま産婦人科
Tel.048-722-1103　上尾市原市

上尾中央総合病院
Tel.048-773-1111　上尾市柏座

みやざきクリニック
Tel.0493-72-2233　比企郡小川町

## 千葉県

● 高橋ウイメンズクリニック
Tel.043-243-8024　千葉市中央区

● 千葉メディカルセンター
Tel.043-261-5111　千葉市中央区

● 千葉大学医学部附属病院
Tel.043-226-2121　千葉市中央区

● 亀田 IVF クリニック幕張
Tel.043-296-8141　千葉市美浜区

● みやけウィメンズクリニック
Tel.043-293-3500　千葉市緑区

川崎レディースクリニック
Tel.04-7155-3451　流山市東初石

● おおたかの森 ART クリニック
Tel. 04-7170-1541　流山市おおたかの森

ジュノ・ヴェスタクリニック八田
Tel.047-385-3281　松戸市牧の原

● 大川レディースクリニック
Tel.047-341-3011　松戸市馬橋

松戸市立総合医療センター
Tel.047-712-2511　松戸市千駄堀

● 鎌ヶ谷 ART クリニック
Tel.047-442-3377　鎌ヶ谷市新鎌ヶ谷

● 本八幡レディースクリニック
Tel.047-322-7755　市川市八幡

● 東京歯科大学市川総合病院
Tel.047-322-0151　市川市菅野

● 西船橋こやまウィメンズクリニック
Tel.047-495-2050　船橋市印内町

北原産婦人科
Tel.047-465-5501　船橋市習志野台

● … 体外受精以上の生殖補助医療実施施設

● はなおか IVF クリニック品川
Tel.03-5759-5112　品川区大崎

● 昭和大学病院
Tel.03-3784-8000　品川区旗の台

● 東邦大学医療センター大森病院
Tel.03-3762-4151　大田区大森西

とちぎクリニック
Tel.03-3777-7712　大田区山王

● キネマアートクリニック
Tel.03-5480-1940　大田区蒲田

● ファティリティクリニック東京
Tel.03-3477-0369　渋谷区東

日本赤十字社医療センター
Tel.03-3400-1311　渋谷区広尾

● torch clinic
Tel.03-6467-7910　渋谷区恵比寿

● 恵比寿ウィメンズクリニック
Tel.03-6452-4277　渋谷区恵比寿南

恵比寿つじクリニック ＜男性不妊専門＞
Tel.03-5768-7883　渋谷区恵比寿南

● 桜十字ウイメンズクリニック渋谷
Tel.03-5728-6626　渋谷区宇田川町

● アートラボクリニック渋谷
Tel.03-3780-8080　渋谷区宇田川町

● フェニックスアートクリニック
Tel.03-3405-1101　渋谷区千駄ヶ谷

● はらメディカルクリニック
Tel.03-3356-4211　渋谷区千駄ヶ谷

篠原クリニック
Tel.03-3377-6633　渋谷区笹塚

みやぎしレディースクリニック
Tel.03-5731-8866　目黒区八雲

● とくおかレディースクリニック
Tel.03-5701-1722　目黒区中根

● 峯レディースクリニック
Tel.03-5731-8161　目黒区自由が丘

● 育良クリニック
Tel.03-3792-4103　目黒区上目黒

● 目黒レディースクリニック
LineID.@296kumet　目黒区目黒

● 三軒茶屋ウィメンズクリニック
Tel.03-5779-7155　世田谷区太子堂

● 三軒茶屋 ART レディースクリニック
Tel.03-6450-7588　世田谷区三軒茶屋

● 梅ヶ丘産婦人科
Tel.03-3429-6036　世田谷区梅丘

● 国立成育医療研究センター 周産期･母性診療センター
Tel.03-3416-0181　世田谷区大蔵

● ローズレディースクリニック
Tel.03-3703-0114　世田谷区等々力

● 陣内ウィメンズクリニック
Tel.03-3722-2255　世田谷区奥沢

● 田園都市レディースクリニック二子玉川分院
Tel.03-3707-2455　世田谷区玉川

にしなレディースクリニック
Tel.03-5797-3247　世田谷区用賀

用賀レディースクリニック
Tel.03-5491-5137　世田谷区上用賀

池ノ上産婦人科
Tel.03-3467-4608　世田谷区北沢

竹下レディスクリニック ＜不育症専門＞
Tel.03-6834-2830　新宿区左門町

● 慶應義塾大学病院
Tel.03-3353-1211　新宿区信濃町

● にしたん ARTクリニック 新宿院
Tel.0120-542-202　新宿区新宿

● 杉山産婦人科 新宿
Tel.03-5381-3000　新宿区西新宿

● 東京医科大学病院
Tel.03-3342-6111　新宿区西新宿

● 新宿 ARTクリニック
Tel.03-5324-5577　新宿区西新宿

● うつみやす子レディースクリニック
Tel.03-3368-3781　新宿区西新宿

● 加藤レディスクリニック
Tel.03-3366-3777　新宿区西新宿

● 国立国際医療研究センター病院
Tel.03-3202-7181　新宿区戸山

● 東京女子医科大学 産婦人科・母子総合医療センター
Tel.03-3353-8111　新宿区河田町

東京山手メディカルセンター
Tel.03-3364-0251　新宿区百人町

● 桜の芽クリニック
Tel.03-6908-7740　新宿区高田馬場

新中野女性クリニック
Tel.03-3384-3281　中野区本町

河北総合病院
Tel.03-3339-2121　杉並区阿佐谷北

銀座ウイメンズクリニック
Tel.03-5537-7600　中央区銀座

● 虎の門病院
Tel.03-3588-1111　港区虎ノ門

● 東京 AMH クリニック銀座
Tel.03-3573-4124　港区新橋

● 新橋夢クリニック
Tel.03-3593-2121　港区新橋

● 東京慈恵会医科大学附属病院
Tel.03-3433-1111　港区西新橋

● 芝公園かみやまクリニック
Tel.03-6414-5641　港区芝

● リプロダクションクリニック東京
Tel.03-6228-5352　港区東新橋

● 六本木レディースクリニック
Tel.0120-853-999　港区六本木

● 麻布モンテアールレディースクリニック
Tel.03-6804-3208　港区麻布十番

● 赤坂見附宮崎産婦人科
Tel.03-3478-6443　港区元赤坂

美馬レディースクリニック
Tel.03-6277-7397　港区赤坂

● 赤坂レディースクリニック
Tel.03-5545-4123　港区赤坂

● 山王病院 女性センター / リプロダクション・婦人科内視鏡治療部門
Tel.03-3402-3151　港区赤坂

● クリニック ドゥ ランジュ
Tel.03-5413-8067　港区北青山

● 表参道 ART クリニック
Tel.03-6433-5461　港区北青山

たて山レディスクリニック
Tel.03-3408-5526　港区南青山

● 東京 HART クリニック
Tel.03-5766-3660　港区南青山

● 北里研究所病院
Tel.03-3444-6161　港区白金

● 京野アートクリニック高輪
Tel.03-6408-4124　港区高輪

● 城南レディスクリニック品川
Tel.03-3440-5562　港区高輪

● 浅田レディース品川クリニック
Tel.03-3472-2203　港区港南

● にしたん ART クリニック 品川院
Tel.03-6712-3355　港区港南

● 秋葉原 ART Clinic
Tel.03-5807-6888　台東区上野

● よしひろウィメンズクリニック上野院
Tel.03-3834-8996　台東区東上野

あさくさ産婦人科クリニック
Tel.03-3844-9236　台東区西浅草

● 日本医科大学付属病院 女性診療科
Tel.03-3822-2131　文京区千駄木

● 順天堂大学医学部附属順天堂医院
Tel.03-3813-3111　文京区本郷

● 東京大学医学部附属病院
Tel.03-3815-5411　文京区本郷

● 東京医科歯科大学病院
Tel.03-5803-5684　文京区湯島

中野レディースクリニック
Tel.03-5390-6030　北区王子

東京北医療センター
Tel.03-5963-3311　北区赤羽台

● 日暮里レディースクリニック
Tel.03-5615-1181　荒川区西日暮里

● 臼井医院 婦人科 リプロダクション外来
Tel.03-3605-0381　足立区東和

● 北千住 ART クリニック
Tel.03-6806-1808　足立区千住

池上レディースクリニック
Tel.03-5838-0228　足立区伊興

アーク米山クリニック
Tel.03-3849-3333　足立区西新井栄町

● 真島クリニック
Tel.03-3849-4127　足立区関原

● あいウイメンズクリニック
Tel.03-3829-2522　墨田区錦糸

大倉医院
Tel.03-3611-4077　墨田区墨田

● 木場公園クリニック・分院
Tel.03-5245-4122　江東区木場

東峯婦人クリニック
Tel.03-3630-0303　江東区木場

● 五の橋レディスクリニック
Tel.03-5836-2600　江東区亀戸

● 京野アートクリニック品川
Tel.03-6277-4124　品川区北品川

● クリニック飯塚
Tel.03-3495-8761　品川区西五反田

## 千葉県

共立習志野台病院
Tel.047-466-3018　船橋市習志野台

● 船橋駅前レディースクリニック
Tel.047-426-0077　船橋市本町

● 津田沼 IVF クリニック
Tel.047-455-3111　船橋市前原西

● くぼのや IVF クリニック
Tel.04-7136-2601　柏市柏

● 中野レディースクリニック
Tel.04-7162-0345　柏市柏

● さくらウィメンズクリニック
Tel.047-700-7077　浦安市北栄

● パークシティ吉田レディースクリニック
Tel.047-316-3321　浦安市明海

● 順天堂大学医学部附属浦安病院
Tel.047-353-3111　浦安市富岡

● そうクリニック
Tel.043-424-1103　四街道市大日

● 東邦大学医療センター佐倉病院
Tel.043-462-8811　佐倉市下志津

● 高橋レディースクリニック
Tel.043-463-2129　佐倉市ユーカリが丘

● 日吉台レディースクリニック
Tel.0476-92-1103　富里市日吉台

成田赤十字病院
Tel.0476-22-2311　成田市飯田町

増田産婦人科
Tel.0479-73-1100　匝瑳市八日市場

旭中央病院
Tel.0479-63-8111　旭市イ

● 宗田マタニティクリニック
Tel.0436-24-4103　市原市根田

● 重城産婦人科小児科
Tel.0438-41-3700　木更津市万石

● 薬丸病院
Tel.0438-25-0381　木更津市富士見

ファミール産院　たてやま
Tel.0470-24-1135　館山市北条

● 亀田総合病院　ART センター
Tel.04-7092-2211　鴨川市東町

## 東京都

● 杉山産婦人科　丸の内
Tel.03-5222-1500　千代田区丸の内

あさひレディスクリニック
Tel.03-3251-3588　千代田区神田佐久間町

● 神田ウィメンズクリニック
Tel.03-6206-0065　千代田区神田鍛冶町

● 小畑会浜田病院
Tel.03-5280-1166　千代田区神田駿河台

三楽病院
Tel.03-3292-3981　千代田区神田駿河台

杉村レディースクリニック
Tel.03-3264-8686　千代田区五番町

エス・セットクリニック ＜男性不妊専門＞
Tel.03-6262-0745　千代田区神田岩本町

● 日本橋ウィメンズクリニック
Tel.03-5201-1555　中央区日本橋

● にしたん ART クリニック 日本橋院
Tel.03-6281-6990　中央区日本橋

● Natural ART Clinic 日本橋
Tel.03-6262-5757　中央区日本橋

八重洲中央クリニック
Tel.03-3270-1121　中央区日本橋

● 黒田インターナショナルメディカルリプロダクション
Tel.03-3555-5650　中央区新川

こやまレディースクリニック
Tel.03-5859-5975　中央区勝どき

● 聖路加国際病院
Tel.03-3541-5151　中央区明石町

● 銀座こうのとりレディースクリニック
Tel.03-5159-2077　中央区銀座

● さくら・はるねクリニック銀座
Tel.03-5250-6850　中央区銀座

● 両角レディースクリニック
Tel.03-5159-1101　中央区銀座

● オーク銀座レデイースクリニック
Tel.03-3567-0099　中央区銀座

HM レディースクリニック銀座
Tel.03-6264-4105　中央区銀座

● 銀座レデイースクリニック
Tel.03-3535-1117　中央区銀座

● 楠原ウィメンズクリニック
Tel.03-6274-6433　中央区銀座

● 銀座すずらん通りレディスクリニック
Tel.03-3569-7711　中央区銀座

元町宮地クリニック＜男性不妊専門＞
Tel.045-263-9115　横浜市中区

● 馬車道レディスクリニック
Tel.045-228-1680　横浜市中区

● メディカルパーク横浜
Tel.045-232-4741　横浜市中区

● 横浜市立大学附属市民総合医療センター
Tel.045-261-5656　横浜市南区

● 福田ウイメンズクリニック
Tel.045-825-5525　横浜市戸塚区

塩崎産婦人科
Tel.046-889-1103　三浦市南下浦町

● 愛育レディーズクリニック
Tel.046-277-3316　大和市南林間

塩塚クリニック
Tel.046-228-4628　厚木市旭町

● 海老名レディースクリニック不妊センター
Tel.046-236-1105　海老名市中央

● 矢内原ウィメンズクリニック
Tel.0467-50-0112　鎌倉市大船

● 小田原レディスクリニック
Tel.0465-35-1103　小田原市城山

● 湘南レディースクリニック
Tel.0466-55-5066　藤沢市鵠沼花沢町

● 山下湘南夢クリニック
Tel.0466-55-5011　藤沢市鵠沼石上

● メディカルパーク湘南
Tel.0466-41-0331　藤沢市湘南台

● 神奈川ARTクリニック
Tel.042-701-3855　相模原市南区

● 北里大学病院
Tel.042-778-8415　相模原市南区

● ソフィアレディスクリニック
Tel.042-776-3636　相模原市中央区

長谷川レディースクリニック
Tel.042-700-5680　相模原市緑区

● 下田産婦人科医院
Tel.0467-82-6781　茅ヶ崎市幸町

みうらレディースクリニック
Tel.0467-59-4103　茅ヶ崎市東海岸南

湘南茅ヶ崎ARTレディースクリニック
Tel.0467-81-5726　茅ヶ崎市浜見平

平塚市民病院
Tel.0463-32-0015　平塚市南原

牧野クリニック
Tel.0463-21-2364　平塚市八重咲町

● 須藤産婦人科医院
Tel.0463-77-7666　秦野市南矢名

伊勢原協同病院
Tel.0463-94-2111　伊勢原市田中

● 東海大学医学部附属病院
Tel.0463-93-1121　伊勢原市下糟屋

● … 体外受精以上の生殖補助医療実施施設

● みむろウィメンズクリニック
Tel.042-710-3609　町田市原町田

● ひろいウィメンズクリニック
Tel.042-850-9027　町田市森野

町田市民病院
Tel.042-722-2230　町田市旭町

松岡レディスクリニック
Tel.042-479-5656　東久留米市東本町

● こまちレディースクリニック
Tel.042-357-3535　多摩市落合

レディースクリニックマリアヴィラ
Tel.042-566-8827　東大和市上北台

## 神奈川県

川崎市立川崎病院
Tel.044-233-5521　川崎市川崎区

日本医科大学武蔵小杉病院
Tel.044-733-5181　川崎市中原区

● Noah ART クリニック武蔵小杉
Tel.044-739-4122　川崎市中原区

● 南生田レディースクリニック
Tel.044-930-3223　川崎市多摩区

● 新百合ヶ丘総合病院
Tel. 044-322-9991　川崎市麻生区

● 聖マリアンナ医科大学病院 生殖医療センター
Tel.044-977-8111　川崎市宮前区

● メディカルパークベイフロント横浜
Tel.045-620-6322　横浜市西区

● みなとみらい夢クリニック
Tel.045-228-3131　横浜市西区

● コシ産婦人科
Tel.045-432-2525　横浜市神奈川区

● 神奈川レディースクリニック
Tel.045-290-8666　横浜市神奈川区

● 横浜 HART クリニック
Tel.045-620-5731　横浜市神奈川区

● 菊名西口医院
Tel.045-401-6444　横浜市港北区

● アモルクリニック
Tel.045-475-1000　横浜市港北区

● なかむらアートクリニック
Tel.045-534-8534　横浜市港北区

● 綱島ゆめみ産婦人科
Tel.050-1807-0053　横浜市港北区

● CM ポートクリニック
Tel.045-948-3761　横浜市都筑区

かもい女性総合クリニック
Tel.045-929-3700　横浜市都筑区

● 産婦人科クリニック さくら
Tel.045-911-9936　横浜市青葉区

● 田園都市レディースクリニック あざみ野本院
Tel.045-905-5524　横浜市青葉区

● 済生会横浜市東部病院
Tel.045-576-3000　横浜市鶴見区

● 東京衛生アドベンチスト病院附属 めぐみクリニック
Tel.03-5335-6401　杉並区天沼

● 荻窪病院　虹クリニック
Tel.03-5335-6577　杉並区荻窪

● 明大前アートクリニック
Tel.03-3325-1155　杉並区和泉

● 慶愛クリニック
Tel.03-3987-3090　豊島区東池袋

● 松本レディースIVFクリニック
Tel.03-6907-2555　豊島区東池袋

● 池袋えざきレディースクリニック
Tel.03-5911-0034　豊島区池袋

小川クリニック
Tel.03-3951-0356　豊島区南長崎

● 帝京大学医学部附属病院
Tel.03-3964-1211　板橋区加賀

● 日本大学医学部附属板橋病院
Tel.03-3972-8111　板橋区大谷口上町

● ときわ台レディースクリニック
Tel.03-5915-5207　板橋区常盤台

渡辺産婦人科医院
Tel.03-5399-3008　板橋区高島平

● ウィメンズ・クリニック大泉学園
Tel.03-5935-1010　練馬区東大泉

● 花みずきウィメンズクリニック吉祥寺
Tel.0422-27-2965　武蔵野市吉祥寺本町

● うすだレディースクリニック
Tel.0422-28-0363　武蔵野市吉祥寺本町

● 武蔵境いわもと婦人科クリニック
Tel.0422-31-3737　武蔵野市境南町

● 杏林大学医学部附属病院
Tel.0422-47-5511　三鷹市新川

● ウィメンズクリニック神野
Tel.042-480-3105　調布市国領町

● 貝原レディースクリニック
Tel.042-426-1103　調布市布田

● 幸町 IVF クリニック
Tel.042-365-0341　府中市府中町

● 国分寺ウーマンズクリニック
Tel.042-325-4124　国分寺市本町

● ジュンレディースクリニック小平
Tel.042-329-4103　小平市喜平町

● 立川 ART レディースクリニック
Tel.042-527-1124　立川市曙町

● 井上レディスクリニック
Tel.042-529-0111　立川市富士見町

● 八王子 ART クリニック
Tel.042-649-5130　八王子市横山町

みなみ野レディースクリニック
Tel.042-632-8044　八王子市西片倉

南大沢婦人科ヒフ科クリニック
Tel.0426-74-0855　八王子市南大沢

西島産婦人科医院
Tel.0426-61-6642　八王子市千人町

# PICK UP!

## 関東地方 / ピックアップ クリニック

茨城県

### ❖ 根本産婦人科医院

**笠間市**

Tel.0296-77-0431　笠間市八雲 1 丁目 4-21

since 2000.9

| 診療日 | 月 | 火 | 水 | 木 | 金 | 土 | 日 | 祝祭日 |
|---|---|---|---|---|---|---|---|---|
| am | ● | ● | ● | - | ● | ● | - | - |
| pm | ● | ● | ● | - | ● | ● | - | - |

| 予約受付時間 | 8 | 9 | 10 | 11 | 12 | 13 | 14 | 15 | 16 | 17 | 18 | 19 | 20 | 21 時 |
|---|---|---|---|---|---|---|---|---|---|---|---|---|---|---|

自由診療の料金

体外受精費用　～30 万円
顕微授精費用　～30 万円

| | | | | | |
|---|---|---|---|---|---|
| 保険：一般不妊治療 | ○ | 自由：体外受精 | ● | タイムラプス型インキュベーター | × |
| 保険：体外受精 | ○ | 自由：顕微授精 | ● | ERA検査 | ○ |
| 保険：顕微授精 | ○ | 調節卵巣刺激法 | ● | EMMA・ALICE検査 | ○ |
| 男性不妊 | ○連携施設あり | 低刺激・自然周期法 | ● | SEET法 | ○ |
| 不育症 | ○ | 着床不全 | ○ | 子宮内膜スクラッチ | ○ |
| 漢方薬の扱い | ○ | 勉強会・説明会 | × | PRP | ● |
| 治療費の公開 | ○ | PICSI | ● | PGT-A | × |
| 妊婦健診 | ○ 40 週まで | IMSI | × | 子宮内フローラ検査 | ○ |

埼玉県

### ❖ 秋山レディースクリニック

**さいたま市**

Tel.048-663-0005　さいたま市大宮区大成町 3-542

since 2003.2

| 診療日 | 月 | 火 | 水 | 木 | 金 | 土 | 日 | 祝祭日 |
|---|---|---|---|---|---|---|---|---|
| am | ● | ● | - | ● | ● | ● | - | - |
| pm | ● | ● | - | ● | ● | - | - | - |

| 予約受付時間 | 8 | 9 | 10 | 11 | 12 | 13 | 14 | 15 | 16 | 17 | 18 | 19 | 20 | 21 時 |
|---|---|---|---|---|---|---|---|---|---|---|---|---|---|---|

自由診療の料金

体外受精費用　20 万円～
顕微授精費用　25 万円～

| | | | | | |
|---|---|---|---|---|---|
| 保険：一般不妊治療 | ○ | 自由：体外受精 | ○ | タイムラプス型インキュベーター | × |
| 保険：体外受精 | ○ | 自由：顕微授精 | ○ | ERA検査 | ○ |
| 保険：顕微授精 | ○ | 調節卵巣刺激法 | ○ | EMMA・ALICE検査 | ○ |
| 男性不妊 | × | 低刺激・自然周期法 | × | SEET法 | × |
| 不育症 | ○ | 着床不全 | ○ | 子宮内膜スクラッチ | ○ |
| 漢方薬の扱い | ○ | 勉強会・説明会 | × | PRP | × |
| 治療費の公開 | ○ | PICSI | × | PGT-A | × |
| 妊婦健診 | × | IMSI | × | 子宮内フローラ検査 | ○ |

[各項目のチェックについて]　○ … 実施している　● … 常に力を入れて実施している　△ … 検討中である　× … 実施していない

埼玉県

## ❖ 恵愛生殖医療医院

**和光市**

Tel.048-485-1185　和光市本町 3-13 タウンコートエクセル 3F　since 2009.4

| 診療日 | | 月 | 火 | 水 | 木 | 金 | 土 | 日 | 祝祭日 |
|---|---|---|---|---|---|---|---|---|---|
| | am | ● | ● | ● | ● | ● | ● | - | - |
| | pm | ● | ● | ● | ● | ● | - | - | - |

予約受付時間　8 9 10 11 12 13 14 15 16 17 18 19 20 21 時

自由診療の料金
体外受精費用　22 万円~
顕微授精費用　25 万円~

| | | |
|---|---|---|
| 保険：一般不妊治療 … ○ | 自由：体外受精 ……… ● | タイムラプス型インキュベーター ● |
| 保険：体外受精 ……… ○ | 自由：顕微授精 ……… ● | ERA検査 …………… ● |
| 保険：顕微授精 ……… ○ | 調節卵巣刺激法 ……… ● | EMMA・ALICE検査 … ● |
| 男性不妊…○連携施設あり | 低刺激・自然周期法 … ● | SEET法 ……………… ○ |
| 不育症 ………………… ○ | 着床不全 ……………… ● | 子宮内膜スクラッチ … ○ |
| 漢方薬の扱い ………… ○ | 勉強会・説明会 ……… ● | PRP …………………… ○ |
| 治療費の公開 ………… ○ | PICSI ………………… ○ | PGT-A ………………… △ |
| 妊婦健診 ……………… × | IMSI …………………… × | 子宮内フローラ検査 … ● |

千葉県

## ❖ 高橋ウイメンズクリニック

**千葉市**

Tel.043-243-8024　千葉市中央区新町18-14 千葉新町ビル6F　since 1999.4

| 診療日 | | 月 | 火 | 水 | 木 | 金 | 土 | 日 | 祝祭日 |
|---|---|---|---|---|---|---|---|---|---|
| | am | ● | ● | ● | ● | ● | ● | - | - |
| | pm | ● | ● | - | ● | ● | - | - | - |

予約受付時間　8 9 10 11 12 13 14 15 16 17 18 19 20 21

自由診療の料金
体外受精費用　25 万~35 万円
顕微授精費用　30 万~45 万円

| | | |
|---|---|---|
| 保険：一般不妊治療 … ○ | 自由：体外受精 ……… ○ | タイムラプス型インキュベーター ○ |
| 保険：体外受精 ……… ○ | 自由：顕微授精 ……… ○ | ERA検査 …………… ○ |
| 保険：顕微授精 ……… ○ | 調節卵巣刺激法 ……… ○ | EMMA・ALICE検査 … × |
| 男性不妊 ……………… ○ | 低刺激・自然周期法 … ○ | SEET法 ……………… ○ |
| 不育症 ………………… ○ | 着床不全 ……………… ○ | 子宮内膜スクラッチ … ○ |
| 漢方薬の扱い ………… ○ | 勉強会・説明会 ……… ○ | PRP …………………… ○ |
| 治療費の公開 ………… ○ | PICSI ………………… ○ | PGT-A ………………… ○ |
| 妊婦健診 ……………… × | IMSI …………………… × | 子宮内フローラ検査 … ○ |

## ❖ 西船橋こやまウィメンズクリニック

**船橋市**

Tel.047-495-2050　船橋市印内町 638-1 ビューエクセレント 2F　since 2020.1

| 診療日 | | 月 | 火 | 水 | 木 | 金 | 土 | 日 | 祝祭日 |
|---|---|---|---|---|---|---|---|---|---|
| | am | ● | ● | - | ● | ● | ● | - | ● |
| | pm | ▲ | ● | - | ● | ▲ | - | - | - |

予約受付時間　8 9 10 11 12 13 14 15 16 17 18 19 20 21 時

▲月、金曜日午後は 10:00 ~ 18:00 まで。

自由診療の料金
体外受精費用　30 万~35 万円
顕微授精費用　35 万~45 万円

| | | |
|---|---|---|
| 保険：一般不妊治療 … ○ | 自由：体外受精 ……… ● | タイムラプス型インキュベーター ● |
| 保険：体外受精 ……… ○ | 自由：顕微授精 ……… ● | ERA検査 …………… ● |
| 保険：顕微授精 ……… ○ | 調節卵巣刺激法 ……… ● | EMMA・ALICE検査 … ● |
| 男性不妊 ……………… × | 低刺激・自然周期法 … ○ | SEET法 ……………… ○ |
| 不育症 ………………… ○ | 着床不全 ……………… ○ | 子宮内膜スクラッチ … ○ |
| 漢方薬の扱い ………… × | 勉強会・説明会 ……… ○ | PRP …………………… △ |
| 治療費の公開 ………… ○ | PICSI ………………… × | PGT-A ………………… ● |
| 妊婦健診 ……………… × | IMSI …………………… × | 子宮内フローラ検査 … △ |

## ❖ 中野レディースクリニック

**柏市**

Tel.04-7162-0345　柏市柏 2-10-11-1F　since 2005.4

| 診療日 | | 月 | 火 | 水 | 木 | 金 | 土 | 日 | 祝祭日 |
|---|---|---|---|---|---|---|---|---|---|
| | am | ● | ● | ● | ● | ● | ● | - | - |
| | pm | ● | ▲ | ● | ▲ | ● | - | - | - |

予約受付時間　8 9 10 11 12 13 14 15 16 17 18 19 20 21 時

▲火・木曜は 17:00 まで

自由診療の料金
体外受精費用　40 万~50 万円
顕微授精費用　50 万~60 万円

| | | |
|---|---|---|
| 保険：一般不妊治療 … ● | 自由：体外受精 ……… ● | タイムラプス型インキュベーター ● |
| 保険：体外受精 ……… ● | 自由：顕微授精 ……… ● | ERA検査 …………… × |
| 保険：顕微授精 ……… ● | 調節卵巣刺激法 ……… ● | EMMA・ALICE検査 … × |
| 男性不妊…○連携施設あり | 低刺激・自然周期法 … ● | SEET法 ……………… ● |
| 不育症 ………………… × | 着床不全 ……………… ● | 子宮内膜スクラッチ … ○ |
| 漢方薬の扱い ………… ○ | 勉強会・説明会 ……… △ | PRP …………………… × |
| 治療費の公開 ………… ○ | PICSI ………………… × | PGT-A ………………… ● |
| 妊婦健診……● 14 週まで | IMSI …………………… × | 子宮内フローラ検査 … △ |

## ❖ パークシティ吉田レディースクリニック

**浦安市**

Tel.047-316-3321　浦安市明海 5-7-5 パークシティ東京ベイ新浦安ドクターズベイ　since 2004.5

| 診療日 | | 月 | 火 | 水 | 木 | 金 | 土 | 日 | 祝祭日 |
|---|---|---|---|---|---|---|---|---|---|
| | am | ● | ● | ● | ● | ● | ● | ▲ | ▲ |
| | pm | ● | - | ● | - | ● | - | - | - |

予約受付時間　8 9 10 11 12 13 14 15 16 17 18 19 20 21 時

▲日曜・祝日は予約診療。

自由診療の料金
体外受精費用　35 万~50 万円
顕微授精費用　—

| | | |
|---|---|---|
| 保険：一般不妊治療 … ○ | 自由：体外受精 ……… ○ | タイムラプス型インキュベーター × |
| 保険：体外受精 ……… ○ | 自由：顕微授精 ……… × | ERA検査 …………… ○ |
| 保険：顕微授精 ……… × | 調節卵巣刺激法 ……… ○ | EMMA・ALICE検査 … ○ |
| 男性不妊…○連携施設あり | 低刺激・自然周期法 … ○ | SEET法 ……………… ○ |
| 不育症 ………………… ○ | 着床不全 ……………… ○ | 子宮内膜スクラッチ … ○ |
| 漢方薬の扱い ………… ○ | 勉強会・説明会 ……… ○ | PRP …………………… × |
| 治療費の公開 ………… ○ | PICSI ………………… × | PGT-A ………………… × |
| 妊婦健診……○ 32 週まで | IMSI …………………… × | 子宮内フローラ検査 … × |

東京都

## ❖Natural ART Clinic 日本橋

**中央区**

Tel.03-6262-5757　中央区日本橋 2-7-1 東京日本橋タワー 8F　since 2016.2

| 診療日 | | 月 | 火 | 水 | 木 | 金 | 土 | 日 | 祝祭日 |
|---|---|---|---|---|---|---|---|---|---|
| | am | ● | ● | ● | ● | ● | ● | ● | ● |
| | pm | - | ● | ● | ● | ● | - | - | - |

診療受付時間　8 9 10 11 12 13 14 15 16 17 18 19 20 21 時

自由診療の料金
HP を参照

| | | |
|---|---|---|
| 保険：一般不妊治療 … ○ | 自由：体外受精 ……… ● | タイムラプス型インキュベーター ● |
| 保険：体外受精 ……… ○ | 自由：顕微授精 ……… ● | ERA検査 …………… × |
| 保険：顕微授精 ……… ○ | 調節卵巣刺激法 ……… ○ | EMMA・ALICE検査 … × |
| 男性不妊 ……………… ○ | 低刺激・自然周期法 … ● | SEET法 ……………… × |
| 不育症 ………………… × | 着床不全 ……………… ○ | 子宮内膜スクラッチ … × |
| 漢方薬の扱い ………… × | 勉強会・説明会 ……… ● | PRP …………………… × |
| 治療費の公開 ………… ○ | PICSI ………………… × | PGT-A ………………… × |
| 妊婦健診 ………○9週まで | IMSI …………………… ● | 子宮内フローラ検査 … × |

## ❖Clinique de l'Ange クリニック ドゥ ランジュ

**港区**

Tel.03-5413-8067　港区北青山 3－3－1　共和五番館 6F　since 2014.11

医師 2 名　培養士 3 名
心理士 0 名

| 診療日 | | 月 | 火 | 水 | 木 | 金 | 土 | 日 | 祝祭日 |
|---|---|---|---|---|---|---|---|---|---|
| | am | ● | ● | ● | ▲ | ● | ● | ● | ● |
| | pm | ● | ● | ● | ▲ | ● | ● | ● | ● |

予約受付時間　8 9 10 11 12 13 14 15 16 17 18 19 20 21 時

▲木曜日は代診の先生が診療します。年中無休。

料金目安
初診費用：女性　~6500 円
初診費用：男性　10,000 円~
体外受精費用　45 万~59 万円
顕微授精費用　51 万~65 万円

| | | |
|---|---|---|
| 保険：一般不妊治療 … ○ | 自由：体外受精 ……… ● | タイムラプス型インキュベーター × |
| 保険：体外受精 ……… ○ | 自由：顕微授精 ……… ● | ERA検査 …………… × |
| 保険：顕微授精 ……… ○ | 調節卵巣刺激法 ……… × | EMMA・ALICE検査 … × |
| 男性不妊…○連携施設あり | 低刺激・自然周期法 … ● | SEET法 ……………… × |
| 不育症 ………………… × | 着床不全 ……………… × | 子宮内膜スクラッチ … ○ |
| 漢方薬の扱い ………… × | 勉強会・説明会 ……… ● | PRP …………………… × |
| 治療費の公開 ………… ○ | PICSI ………………… × | PGT-A ………………… × |
| 妊婦健診……○ 14 週まで | IMSI …………………… ○ | 子宮内フローラ検査 … × |

[各項目のチェックについて]　○ … 実施している　● … 常に力を入れて実施している　△ … 検討中である　× … 実施していない

# PICK UP!

## 関東地方 / ピックアップ クリニック

東京都

### ❖ 新橋夢クリニック

港区

Tel.03-3593-2121　港区新橋 2-5-1 EXCEL 新橋　since 2007.4

| 診療日 | 月 | 火 | 水 | 木 | 金 | 土 | 日 | 祝祭日 |
|---|---|---|---|---|---|---|---|---|
| am | ● | ● | ● | ● | ● | ● | ● | ● |
| pm | ● | ● | - | ● | ● | - | - | - |

予約受付時間　8　9　10　11　12　13　14　15　16　17　18　19　20　21 時

自由診療の料金

HP を参照

| | | | | | |
|---|---|---|---|---|---|
| 保険：一般不妊治療 | ○ | 自由：体外受精 | ● | タイムラプス型インキュベーター | ● |
| 保険：体外受精 | ● | 自由：顕微授精 | ● | ERA検査 | ○ |
| 保険：顕微授精 | ● | 調節卵巣刺激法 | ○ | EMMA・ALICE検査 | ○ |
| 男性不妊 | ○ | 低刺激・自然周期法 | ● | SEET法 | × |
| 不育症 | ○ | 着床不全 | ○ | 子宮内膜スクラッチ | × |
| 漢方薬の扱い | ○ | 勉強会・説明会 | ○ | PRP | × |
| 治療費の公開 | ○ | PICSI | △ | PGT-A | ● |
| 妊婦健診 | ○ 9週まで | IMSI | △ | 子宮内フローラ検査 | ○ |

### ❖ 北千住ARTクリニック

足立区

Tel.03-6806-1808　足立区千住 1-18-9 タワーフロント北千住 4F　since 2023.6

| 診療日 | 月 | 火 | 水 | 木 | 金 | 土 | 日 | 祝祭日 |
|---|---|---|---|---|---|---|---|---|
| am | ● | ● | ● | ● | - | ● | ▲ | |
| pm | ● | ● | ● | ● | - | ● | - | - |

予約受付時間　8　9　10　11　12　13　14　15　16　17　18　19　20　21 時

WEB 予約制（不妊治療のみ）　▲：第 1、3、5日曜・祝日は診療

自由診療の料金

HP を参照

| | | | | | |
|---|---|---|---|---|---|
| 保険：一般不妊治療 | ● | 自由：体外受精 | ● | タイムラプス型インキュベーター | ● |
| 保険：体外受精 | ● | 自由：顕微授精 | ● | ERA検査 | △ |
| 保険：顕微授精 | ● | 調節卵巣刺激法 | ● | EMMA・ALICE検査 | △ |
| 男性不妊 | ○連携施設あり | 低刺激・自然周期法 | ● | SEET法 | △ |
| 不育症 | ○ | 着床不全 | ○ | 子宮内膜スクラッチ | △ |
| 漢方薬の扱い | ○ | 勉強会・説明会 | × | PRP | △ |
| 治療費の公開 | ○ | PICSI | △ | PGT-A | △ |
| 妊婦健診 | × | IMSI | △ | 子宮内フローラ検査 | △ |

### ❖ 峯レディースクリニック

目黒区

Tel.03-5731-8161　目黒区自由が丘 2-10-4 ミルシェ自由が丘 4F　since 2017.6

| 診療日 | 月 | 火 | 水 | 木 | 金 | 土 | 日 | 祝祭日 |
|---|---|---|---|---|---|---|---|---|
| am | ● | ● | ● | ● | ● | ● | - | - |
| pm | ● | ● | ● | ● | - | - | - | - |

予約受付時間　8　9　10　11　12　13　14　15　16　17　18　19　20　21 時

自由診療の料金

体外受精費用　30 万～40 万円
顕微授精費用　35 万～50 万円

| | | | | | |
|---|---|---|---|---|---|
| 保険：一般不妊治療 | ○ | 自由：体外受精 | ● | タイムラプス型インキュベーター | ● |
| 保険：体外受精 | ○ | 自由：顕微授精 | ● | ERA検査 | ● |
| 保険：顕微授精 | ○ | 調節卵巣刺激法 | ● | EMMA・ALICE検査 | ● |
| 男性不妊 | ○ | 低刺激・自然周期法 | ○ | SEET法 | × |
| 不育症 | ● | 着床不全 | ○ | 子宮内膜スクラッチ | × |
| 漢方薬の扱い | ○ | 勉強会・説明会 (WEB) | ● | PRP | ○ |
| 治療費の公開 | ● | PICSI | ○ | PGT-A | ● |
| 妊婦健診 | ○ 10週まで | IMSI | × | 子宮内フローラ検査 | × |

### ❖ 三軒茶屋ウィメンズクリニック

世田谷区

Tel.03-5779-7155　世田谷区太子堂 1-12-34-2F　since 2011.2

| 診療日 | 月 | 火 | 水 | 木 | 金 | 土 | 日 | 祝祭日 |
|---|---|---|---|---|---|---|---|---|
| am | ● | ● | ● | ● | ● | ● | - | - |
| pm | ● | ● | ● | - | ● | - | - | - |

予約受付時間　8　9　10　11　12　13　14　15　16　17　18　19　20　21 時

自由診療の料金

体外受精費用　27 万円～
顕微授精費用　35 万～45 万円

| | | | | | |
|---|---|---|---|---|---|
| 保険：一般不妊治療 | ○ | 自由：体外受精 | ● | タイムラプス型インキュベーター | ● |
| 保険：体外受精 | ○ | 自由：顕微授精 | ● | ERA検査 | ● |
| 保険：顕微授精 | ○ | 調節卵巣刺激法 | ● | EMMA・ALICE検査 | ● |
| 男性不妊 | ○連携施設あり | 低刺激・自然周期法 | ● | SEET法 | ○ |
| 不育症 | ○ | 着床不全 | ● | 子宮内膜スクラッチ | ○ |
| 漢方薬の扱い | ○ | 勉強会・説明会 | ● | PRP | ● |
| 治療費の公開 | ○ | PICSI | ○ | PGT-A | ● |
| 妊婦健診 | ○ 10週まで | IMSI | × | 子宮内フローラ検査 | × |

### ❖ にしたんARTクリニック 新宿院

新宿区

Tel.0120-542-202　新宿区新宿 3-25-1 ヒューリック新宿ビル 10F　since 2022.6

| 診療日 | 月 | 火 | 水 | 木 | 金 | 土 | 日 | 祝祭日 |
|---|---|---|---|---|---|---|---|---|
| am | ● | ● | ● | ● | ● | ● | ● | ● |
| pm | ● | ● | ● | ● | ● | ▲ | ▲ | ▲ |

予約受付時間　8　9　10　11　12　13　14　15　16　17　18　19　20　21 時

診療時間 :9:00 ～22:00、▲土・日・祝のみ午後18:00 まで
受付時間：診療最終時間の1時間前まで。

自由診療の料金

HP を参照

| | | | | | |
|---|---|---|---|---|---|
| 保険：一般不妊治療 | ● | 自由：体外受精 | ● | タイムラプス型インキュベーター | ● |
| 保険：体外受精 | ● | 自由：顕微授精 | ● | ERA検査 | ● |
| 保険：顕微授精 | ● | 調節卵巣刺激法 | ● | EMMA・ALICE検査 | ● |
| 男性不妊 | × | 低刺激・自然周期法 | ● | SEET法 | ● |
| 不育症 | ● | 着床不全 | ○ | 子宮内膜スクラッチ | ● |
| 漢方薬の扱い | × | 勉強会・説明会 | △ | PRP | × |
| 治療費の公開 | ○ | PICSI | ● | PGT-A | × |
| 妊婦健診 | × | IMSI | ● | 子宮内フローラ検査 | ○ |

### ❖ 明大前アートクリニック

杉並区

Tel.03-3325-1155　杉並区和泉 2-7-1 甘酒屋ビル 2F　since 2017.12

| 診療日 | 月 | 火 | 水 | 木 | 金 | 土 | 日 | 祝祭日 |
|---|---|---|---|---|---|---|---|---|
| am | ● | ● | ● | ● | ● | ● | - | - |
| pm | ● | ★ | ● | ★ | ● | ▲ | - | - |

予約受付時間　8　9　10　11　12　13　14　15　16　17　18　19　20　21 時

★火・木曜は 18:00 まで、▲土曜は 17:00 まで

自由診療の料金

体外受精費用　30 万～50 万円
顕微授精費用　40 万～60 万円

| | | | | | |
|---|---|---|---|---|---|
| 保険：一般不妊治療 | ○ | 自由：体外受精 | ● | タイムラプス型インキュベーター | ● |
| 保険：体外受精 | ○ | 自由：顕微授精 | ● | ERA検査 | ○ |
| 保険：顕微授精 | ○ | 調節卵巣刺激法 | ● | EMMA・ALICE検査 | ○ |
| 男性不妊 | ●連携施設あり | 低刺激・自然周期法 | ● | SEET法 | ○ |
| 不育症 | ○ | 着床不全 | ● | 子宮内膜スクラッチ | ○ |
| 漢方薬の扱い | ○ | 勉強会・説明会 | ○ | PFC-FD | ○ |
| 治療費の公開 | ○ | PICSI | ○ | PGT-A | ● |
| 妊婦健診 | ○ 8～9週まで | IMSI | × | 子宮内フローラ検査 | ○ |

### ❖ 松本レディースIVFクリニック

豊島区

Tel.03-5958-5633　豊島区東池袋 1-13-6 ロクマルゲートビル池袋 5・6F　since 1999.12

| 診療日 | 月 | 火 | 水 | 木 | 金 | 土 | 日 | 祝祭日 |
|---|---|---|---|---|---|---|---|---|
| am | ● | ● | ● | ● | ● | ★ | ▲ | ▲ |
| pm | ● | ● | - | ● | ● | ★ | - | - |

予約受付時間　8　9　10　11　12　13　14　15　16　17　18　19　20　21 時

★土曜は 8:15 ～11:30、13:45 ～16:00
▲日・祝日は 8:15 ～ 11:30（予約のみ）

自由診療の料金

体外受精費用　27 万円～
顕微授精費用　29 万円～

| | | | | | |
|---|---|---|---|---|---|
| 保険：一般不妊治療 | ○ | 自由：体外受精 | ● | タイムラプス型インキュベーター | ● |
| 保険：体外受精 | ○ | 自由：顕微授精 | ● | ERA検査 | ● |
| 保険：顕微授精 | ○ | 調節卵巣刺激法 | ● | EMMA・ALICE検査 | ● |
| 男性不妊 | ● | 低刺激・自然周期法 | ● | SEET法 | △ |
| 不育症 | ○ | 着床不全 | ● | 子宮内膜スクラッチ | × |
| 漢方薬の扱い | ● | 勉強会・説明会 | ○ | PRP | ● |
| 治療費の公開 | ● | PICSI | × | PGT-A | ● |
| 妊婦健診 | × | IMSI | × | 子宮内フローラ検査 | ● |

［各項目のチェックについて］　○ … 実施している　● … 常に力を入れて実施している　△ … 検討中である　× … 実施していない

東京都

## ❖ 幸町IVFクリニック

**府中市**

Tel.042-365-0341 府中市府中町1丁目18-17 コンテント府中1F2F since 1990.4

| 診療日 | 月 | 火 | 水 | 木 | 金 | 土 | 日 | 祝祭日 |
|---|---|---|---|---|---|---|---|---|
| am | - | ● | ● | ● | ● | ● | ● | - |
| pm | - | ● | ● | ● | ● | ▲ | ▲ | - |

予約受付時間 8 9 10 11 12 13 14 15 16 17 18 19 20 21 時

自由診療の料金
体外授精費用 27万～35万円
顕微授精費用 35万～45万円

- 保険：一般不妊治療 … △
- 保険：体外受精 ……… ○
- 保険：顕微授精 ……… ○
- 男性不妊…○連携施設あり
- 不育症 ……………… ○
- 漢方薬の扱い ……… ○
- 治療費の公開 ……… ●
- 妊婦健診……○ 10週まで
- 自由：体外受精 ……… ●
- 自由：顕微授精 ……… ●
- 調節卵巣刺激法 ……… ●
- 低刺激・自然周期法 … ●
- 着床不全 ……………… ●
- 勉強会・説明会 ……… ●
- PICSI ……………… ×
- IMSI……………… ×
- タイムラプス型インキュベーター●
- ERA検査 ……………… ●
- EMMA・ALICE検査 … ●
- SEET法 ……………… ×
- 子宮内膜スクラッチ … ○
- PRP ……………… ●
- PGT-A ……………… ●
- 子宮内フローラ検査 … ●

## ❖ みむろウィメンズクリニック

**町田市**

Tel.042-710-3609 町田市中町1-2-5 SHELL MIYAKO V 2F since 2006.7

| 診療日 | 月 | 火 | 水 | 木 | 金 | 土 | 日 | 祝祭日 |
|---|---|---|---|---|---|---|---|---|
| am | ● | ● | ● | ● | ● | ● | - | - |
| pm | ● | ▲ | ● | ▲ | ● | - | - | - |

予約受付時間 8 9 10 11 12 13 14 15 16 17 18 19 20 21 時

▲火・木曜午後は再診患者さんのための相談及び検査の時間

自由診療の料金
体外受精費用 20万円～
顕微授精費用 30万円～

- 保険：一般不妊治療 … ○
- 保険：体外受精 ……… ○
- 保険：顕微授精 ……… ○
- 男性不妊…○連携施設あり
- 不育症 ……………… ○
- 漢方薬の扱い ……… ○
- 治療費の公開 ……… ○
- 妊婦健診……○ 10週まで
- 自由：体外受精 ……… ●
- 自由：顕微授精 ……… ●
- 調節卵巣刺激法 ……… ●
- 低刺激・自然周期法 … ●
- 着床不全 ……………… ●
- 勉強会・説明会 ……… ○
- PICSI ……………… ×
- IMSI……………… ○
- タイムラプス型インキュベーター○
- ERA検査 ……………… ●
- EMMA・ALICE検査 … ○
- SEET法 ……………… ○
- 子宮内膜スクラッチ … ●
- PRP ……………… ●
- PGT-A ……………… ●
- 子宮内フローラ検査 … ●

神奈川県

## ❖ 神奈川レディースクリニック

**横浜市**

Tel.045-290-8666 横浜市神奈川区西神奈川1-11-5 ARTVISTA横浜ビル since 2003.6

| 診療日 | 月 | 火 | 水 | 木 | 金 | 土 | 日 | 祝祭日 |
|---|---|---|---|---|---|---|---|---|
| am | ● | ● | ● | ▲ | ● | ● | ▲ | ● |
| pm | ● | ● | ● | ▲ | ● | - | - | - |

予約受付時間 8 9 10 11 12 13 14 15 16 17 18 19 20 21 時

※受付順番システム導入（携帯で順番確認可能） ※土・日（第2・第4）・祝日の午前は8:30～12:00、午後休診、水曜午後は14:00～19:30 ▲木曜、第1・第3・第5日曜の午前は予約制

自由診療の料金
体外受精費用 28万円～
顕微授精費用 34万～46万円

- 保険：一般不妊治療 … ○
- 保険：体外受精 ……… ○
- 保険：顕微授精 ……… ○
- 男性不妊…●連携施設あり
- 不育症 ……………… ●
- 漢方薬の扱い ……… ○
- 治療費の公開 ……… ●
- 妊婦健診 ……………… ×
- 自由：体外受精 ……… ●
- 自由：顕微授精 ……… ●
- 調節卵巣刺激法 ……… ●
- 低刺激・自然周期法 … ●
- 着床不全 ……………… ●
- 勉強会・説明会 ……… △
- PICSI ……………… ○
- IMSI……………… ●
- タイムラプス型インキュベーター●
- ERA検査 ……………… ●
- EMMA・ALICE検査 … ●
- SEET法 ……………… ●
- 子宮内膜スクラッチ … ○
- PRP ……………… ●
- PGT-A ……………… ●
- 子宮内フローラ検査 … ●

## ❖ 馬車道レディスクリニック

**横浜市**

Tel.045-228-1680 横浜市中区相生町4-65-3 馬車道メディカルスクエア5F since 2001.4

| 診療日 | 月 | 火 | 水 | 木 | 金 | 土 | 日 | 祝祭日 |
|---|---|---|---|---|---|---|---|---|
| am | ● | - | ● | ● | ● | ● | ● | - |
| pm | ● | - | ● | ● | ● | - | - | - |

予約受付時間 8 9 10 11 12 13 14 15 16 17 18 19 20 21 時

※予約受付はWEBにて24時間対応

自由診療の料金
体外受精費用 25万～30万円
顕微授精費用 32万～37万円

- 保険：一般不妊治療 … ○
- 保険：体外受精 ……… ○
- 保険：顕微授精 ……… ○
- 男性不妊…○連携施設あり
- 不育症 ……………… ×
- 漢方薬の扱い ……… ○
- 治療費の公開 ……… ○
- 妊婦健診 ………○ 8週まで
- 自由：体外受精 ……… ○
- 自由：顕微授精 ……… ○
- 調節卵巣刺激法 ……… ○
- 低刺激・自然周期法 … ○
- 着床不全 ……………… ×
- 勉強会・説明会 ……… ○
- PICSI ……………… ×
- IMSI……………… ×
- タイムラプス型インキュベーター△
- ERA検査 ……………… ○
- EMMA・ALICE検査 … ○
- SEET法 ……………… ○
- 子宮内膜スクラッチ … ○
- PRP ……………… ×
- PGT-A ……………… ×
- 子宮内フローラ検査 … ○

## ❖ メディカルパーク横浜

**横浜市**

Tel.045-232-4741 横浜市中区桜木町1-1-8 日石横浜ビル4F since 2019.5

| 診療日 | 月 | 火 | 水 | 木 | 金 | 土 | 日 | 祝祭日 |
|---|---|---|---|---|---|---|---|---|
| am | ● | ● | ● | ● | ● | ● | - | ● |
| pm | ● | ● | ● | ● | ● | ● | - | ● |

予約受付時間 8 9 10 11 12 13 14 15 16 17 18 19 20 21 時

自由診療の料金
HPを参照
https://medicalpark-yokohama.com

- 保険：一般不妊治療 … ●
- 保険：体外受精 ……… ●
- 保険：顕微授精 ……… ●
- 男性不妊…○連携施設あり
- 不育症 ……………… ○
- 漢方薬の扱い ……… ×
- 治療費の公開 ……… ○
- 妊婦健診 ……………… ×
- 自由：体外受精 ……… ●
- 自由：顕微授精 ……… ●
- 調節卵巣刺激法 ……… ●
- 低刺激・自然周期法 … ○
- 着床不全 ……………… ○
- 勉強会・説明会 ……… △
- PICSI ……………… ○
- IMSI……………… ×
- タイムラプス型インキュベーター●
- ERA検査 ……………… ○
- EMMA・ALICE検査 … ○
- SEET法 ……………… ×
- 子宮内膜スクラッチ … ×
- PRP ……………… ×
- PGT-A ……………… ○
- 子宮内フローラ検査 … ○

## ❖ 福田ウイメンズクリニック

**横浜市**

Tel.045-825-5525 横浜市戸塚区品濃町549-2 三宅ビル7F since 1993.8

| 診療日 | 月 | 火 | 水 | 木 | 金 | 土 | 日 | 祝祭日 |
|---|---|---|---|---|---|---|---|---|
| am | ● | ● | ● | ● | ● | ● | - | - |
| pm | ● | ● | ● | - | ● | - | - | - |

予約受付時間 8 9 10 11 12 13 14 15 16 17 18 19 20 21 時

※卵巣刺激のための注射は日曜日・祝日も行います

自由診療の料金
体外受精費用 25万～30万円
顕微授精費用 30万～35万円

- 保険：一般不妊治療 … ○
- 保険：体外受精 ……… ○
- 保険：顕微授精 ……… ○
- 男性不妊…○連携施設あり
- 不育症 ……………… ○
- 漢方薬の扱い ……… ○
- 治療費の公開 ……… ○
- 妊婦健診 ……○ 8週まで
- 自由：体外受精 ……… ○
- 自由：顕微授精 ……… ○
- 調節卵巣刺激法 ……… ○
- 低刺激・自然周期法 … ○
- 着床不全 ……………… ○
- 勉強会・説明会 ……… △
- PICSI ……………… ×
- IMSI……………… ×
- タイムラプス型インキュベーター△
- ERA検査 ……………… ○
- EMMA・ALICE検査 … ○
- SEET法 ……………… ×
- 子宮内膜スクラッチ … ×
- PRP ……………… ×
- PGT-A ……………… ○
- 子宮内フローラ検査 … ○

## ❖ 湘南レディースクリニック

**藤沢市**

Tel.0466-55-5066 藤沢市鵠沼花沢町1-12 第5相澤ビル5F 6F since 2007.9

| 診療日 | 月 | 火 | 水 | 木 | 金 | 土 | 日 | 祝祭日 |
|---|---|---|---|---|---|---|---|---|
| am | ● | ● | ● | ● | ● | ● | ● | - |
| pm | ● | ● | ● | ● | ● | - | - | - |

予約受付時間 8 9 10 11 12 13 14 15 16 17 18 19 20 21 時

※予約受付はWEBにて24時間対応

自由診療の料金
体外受精費用 15万～65万円
顕微授精費用 21万～80万円

- 保険：一般不妊治療 … ○
- 保険：体外受精 ……… ○
- 保険：顕微授精 ……… ○
- 男性不妊…○連携施設あり
- 不育症 ……………… ○
- 漢方薬の扱い ……… ○
- 治療費の公開 ……… ○
- 妊婦健診……○ 32週まで
- 自由：体外受精 ……… ●
- 自由：顕微授精 ……… ●
- 調節卵巣刺激法 ……… ●
- 低刺激・自然周期法 … ●
- 着床不全 ……………… ●
- 勉強会・説明会 ……… ●
- PICSI ……………… ●
- IMSI……………… ×
- タイムラプス型インキュベーター△
- ERA検査 ……………… △
- EMMA・ALICE検査 … △
- SEET法 ……………… ●
- 子宮内膜スクラッチ … ●
- PRP ……………… △
- PGT-A ……………… △
- 子宮内フローラ検査 … ●

[各項目のチェックについて] ○…実施している ●…常に力を入れて実施している △…検討中である ×…実施していない

# 中部・東海地方

## 新潟県

● 立川綜合病院生殖医療センター　Tel.0258-33-3111　長岡市旭岡

● 長岡レディースクリニック　Tel.0258-22-7780　長岡市新保

セントポーリアウィメンズクリニック　Tel.0258-21-0800　長岡市南七日町

● 大島クリニック　Tel.025-522-2000　上越市鴨島

● 菅谷ウイメンズクリニック　Tel.025-546-7660　上越市新光町

● 源川産婦人科クリニック　Tel.025-272-5252　新潟市東区

木戸病院　Tel.025-273-2151　新潟市東区

● 新津産科婦人科クリニック　Tel.025-384-4103　新潟市江南区

● ミアグレースクリニック新潟　Tel.025-246-1122　新潟市中央区

● 産科・婦人科ロイヤルハートクリニック　Tel.025-244-1122　新潟市中央区

● 新潟大学医歯学総合病院　Tel.025-227-2320　新潟市中央区

● ART クリニック白山　Tel.025-378-3065　新潟市中央区

● 済生会新潟病院　Tel.025-233-6161　新潟市西区

荒川レディースクリニック　Tel.0256-72-2785　新潟市西蒲区

● レディスクリニック石黒　Tel.0256-33-0150　三条市荒町

● 関塚医院　Tel.0254-26-1405　新発田市小舟町

## 富山県

かみいち総合病院　Tel.076-472-1212　中新川郡上市町

● 富山赤十字病院　Tel.076-433-2222　富山市牛島本町

● 小嶋ウィメンズクリニック　Tel.076-432-1788　富山市五福

● 富山県立中央病院　Tel.0764-24-1531　富山市西長江

● 女性クリニック We! TOYAMA　Tel.076-493-5533　富山市根塚町

富山市民病院　Tel.0764-22-1112　富山市今泉北部町

高岡市民病院　Tel.0766-23-0204　高岡市宝町

● あい ART クリニック　Tel.0766-27-3311　高岡市下伏間江

済生会高岡病院　Tel.0766-21-0570　高岡市二塚

厚生連高岡病院　Tel.0766-21-3930　高岡市永楽町

黒部市民病院　Tel.0765-54-2211　黒部市三日市

● あわの産婦人科医院　Tel.0765-72-0588　下新川郡入善町

津田産婦人科医院　Tel.0763-33-3035　砺波市寿町

## 石川県

● 石川県立中央病院　Tel.076-237-8211　金沢市鞍月東

● 吉澤レディースクリニック　Tel.076-266-8155　金沢市稚日野町

あい ART クリニック金沢　Tel.050-5873-3935　金沢市堀川新町

金沢大学附属病院　Tel.076-265-2000　金沢市宝町

金沢医療センター　Tel.076-262-4161　金沢市石引

● 金沢たまごクリニック　Tel.076-237-3300　金沢市諸江町

うきた産婦人科医院　Tel.076-291-2277　金沢市新神田

● 鈴木レディスホスピタル　Tel.076-242-3155　金沢市寺町

金沢医科大学病院　Tel.076-286-2211　河北郡内灘町

やまぎしレディスクリニック　Tel.076-287-6066　野々市市藤平田

● 永遠幸レディスクリニック　Tel.0761-23-1555　小松市小島町

荒木クリニック　Tel.0761-22-0301　小松市若杉町

川北レイクサイドクリニック　Tel.0761-22-0232　小松市今江町

恵寿総合病院　Tel.0767-52-3211　七尾市富岡町

深江レディースクリニック　Tel.076-294-3336　野々市市郷町

## 福井県

● ふくい輝クリニック　Tel.0776-50-2510　福井市大願寺

● 本多レディースクリニック　Tel.0776-24-6800　福井市宝永

● 西ウイミンズクリニック　Tel.0776-33-3663　福井市木田

公立丹南病院　Tel.0778-51-2260　鯖江市三六町

● 福井大学医学部附属病院　Tel.0776-61-3111　吉田郡永平寺町

## 山梨県

● このはな産婦人科　Tel.055-225-5500　甲斐市西八幡

● 薬袋レディースクリニック　Tel.055-226-3711　甲府市飯田

● 甲府昭和婦人クリニック　Tel.055-226-5566　中巨摩郡昭和町

● 山梨大学医学部附属病院　Tel.055-273-1111　中央市下河東

## 長野県

● 吉澤産婦人科医院　Tel.026-226-8475　長野市七瀬中町

長野赤十字病院　Tel.026-226-4131　長野市若里

● 長野市民病院　Tel.026-295-1199　長野市富竹

● OKA レディースクリニック　Tel.026-285-0123　長野市下氷鉋

● 南長野医療センター篠ノ井総合病院　Tel.026-292-2261　長野市篠ノ井会

● 佐久市立国保浅間総合病院　Tel.0267-67-2295　佐久市岩村田

● 佐久平エンゼルクリニック　Tel.0267-67-5816　佐久市長土呂

● 西澤産婦人科クリニック　Tel.0265-24-3800　飯田市本町

● わかばレディス＆マタニティクリニック　Tel.0263-45-0103　松本市浅間温泉

● 信州大学医学部附属病院　Tel.0263-35-4600　松本市旭

● 北原レディースクリニック　Tel.0263-48-3186　松本市島立

● このはなクリニック　Tel.0265-98-8814　伊那市上新田

平岡産婦人科　Tel.0266-72-6133　茅野市ちの

● 諏訪マタニティークリニック　Tel.0266-28-6100　諏訪郡下諏訪町

ひろおか さくらレディースウィメンズクリニック　Tel.0263-85-0013　塩尻市広丘吉田

## 岐阜県

● 高橋産婦人科　Tel.058-263-5726　岐阜市梅ケ枝町

● 古田産科婦人科クリニック　Tel.058-265-2395　岐阜市金町

● 岐阜大学医学部附属病院　Tel.058-230-6000　岐阜市柳戸

● 操レディスホスピタル　Tel.058-233-8811　岐阜市津島町

● おおのレディースクリニック　Tel.058-233-0201　岐阜市光町

アイリスベルクリニック　Tel.058-393-1122　羽島市竹鼻町

● クリニックママ　Tel.0584-73-5111　大垣市今宿

● 大垣市民病院　Tel.0584-81-3341　大垣市南頬町

東海中央病院　Tel.0583-82-3101　各務原市蘇原東島町

久美愛厚生病院　Tel.0577-32-1115　高山市中切町

● 中西ウィメンズクリニック　Tel.0572-25-8882　多治見市大正町

とまつレディースクリニック　Tel.0574-61-1138　可児市広見

● ぎなんレディースクリニック　Tel.058-201-5760　羽島郡岐南町

● 松波総合病院　Tel.058-388-0111　羽島郡笠松町

## 静岡県

● いながきレディースクリニック　Tel.055-926-1709　沼津市宮前町

● 沼津市立病院　Tel.055-924-5100　沼津市東椎路春ノ木

● 岩端医院　Tel.055-962-1368　沼津市大手町

● かぬき岩端医院　Tel.055-932-8189　沼津市下香貫前原

こまきウィメンズクリニック　Tel.055-972-1057　三島市西若町

● 三島レディースクリニック　Tel.055-991-0770　三島市南本町

● 共立産婦人科医院　Tel.0550-82-2035　御殿場市二枚橋

● 富士市立中央病院　Tel.0545-52-1131　富士市高島町

● 長谷川産婦人科医院　Tel.0545-53-7575　富士市吉原

宮崎クリニック　Tel.0545-66-3731　富士市松岡

● 静岡市立静岡病院　Tel.054-253-3125　静岡市葵区

レディースクリニック古川　Tel.054-249-3733　静岡市葵区

● 静岡レディースクリニック　Tel.054-251-0770　静岡市葵区

● 菊池レディースクリニック　Tel.054-272-4124　静岡市葵区

● 俵 IVF クリニック　Tel.054-288-2882　静岡市駿河区

静岡市立清水病院　Tel.054-336-1111　静岡市清水区

● 焼津市立総合病院　Tel.054-623-3111　焼津市道原

● 聖隷浜松病院　Tel.053-474-2222　浜松市中区

● アクトタワークリニック　Tel.053-413-1124　浜松市中区

● 西村ウイメンズクリニック　Tel.053-479-0222　浜松市中区

水本レディスクリニック　Tel.053-433-1103　浜松市東区

● 浜松医科大学病院　Tel.053-435-2309　浜松市東区

● 聖隷三方原病院リプロダクションセンター　Tel.053-436-1251　浜松市北区

● 可睡の杜レディースクリニック　Tel.0538-49-5656　袋井市可睡の杜

● 西垣 ART クリニック　Tel.0538-33-4455　磐田市中泉

## 愛知県

● 豊橋市民病院　Tel.0532-33-6111　豊橋市青竹町

● つつじが丘ウイメンズクリニック　Tel.0532-66-5550　豊橋市つつじが丘

● 竹内ARTクリニック　Tel.0532-52-3463　豊橋市新本町

豊川市民病院　Tel.0533-86-1111　豊川市八幡町

● ART クリニックみらい　Tel.0564-24-9293　岡崎市大樹寺

稲垣レディスクリニック　Tel.0563-54-1188　西尾市横手町

● 八千代病院　Tel.0566-97-8111　安城市住吉町

ジュンレディースクリニック安城　Tel.0566-71-0308　安城市篠目町

● G&O レディスクリニック　Tel.0566-27-4103　刈谷市泉田町

●…体外受精以上の生殖補助医療実施施設

● 小牧市民病院
Tel.0568-76-4131 小牧市常普請

● 浅田レディース勝川クリニック
Tel.0568-35-2203 春日井市松新町

公立陶生病院
Tel.0561-82-5101 瀬戸市西追分町

● 中原クリニック
Tel.0561-88-0311 瀬戸市山手町

一宮市立市民病院
Tel.0586-71-1911 一宮市文京

● つかはらレディースクリニック
Tel.0586-81-8000 一宮市浅野居森野

● 可世木レディスクリニック
Tel.0586-47-7333 一宮市平和

## 三重県

● こうのとり WOMAN'S CARE クリニック
Tel.059-355-5577 四日市市諏訪栄町

慈芳産婦人科
Tel.059-353-0508 四日市市ときわ

みたき総合病院
Tel.059-330-6000 四日市市生桑町

● みのうらレディースクリニック
Tel.0593-80-0018 鈴鹿市磯山

● IVF 白子クリニック
Tel.059-388-2288 鈴鹿市南江島町

● ヨナハレディースクリニック
Tel.0594-27-1703 桑名市大字和泉イノ割

金丸産婦人科
Tel.059-229-5722 津市観音寺町

● 三重大学病院
Tel.059-232-1111 津市江戸橋

● 西山産婦人科 不妊治療センター
Tel.059-229-1200 津市栄町

● 済生会松阪総合病院
Tel.0598-51-2626 松阪市朝日町

本橋産婦人科
Tel.0596-23-4103 伊勢市一之木

武田産婦人科
Tel.0595-64-7655 名張市鴻之台

● 森川病院
Tel.0595-21-2425 伊賀市上野忍町

上野レディスクリニック
Tel.052-981-1184 名古屋市北区

平田レディースクリニック
Tel.052-914-7277 名古屋市北区

● 稲垣婦人科
Tel.052-910-5550 名古屋市北区

星ケ丘マタニティ病院
Tel.052-782-6211 名古屋市千草区

咲江レディスクリニック
Tel.052-757-0222 名古屋市千草区

● さわだウィメンズクリニック
Tel.052-788-3588 名古屋市千草区

● まるた ART クリニック
Tel.052-764-0010 名古屋市千草区

レディースクリニック山原
Tel.052-731-8181 名古屋市千草区

若葉台クリニック
Tel.052-777-2888 名古屋市名東区

● あいこ女性クリニック
Tel.052-777-8080 名古屋市名東区

● 名古屋大学医学部附属病院
Tel.052-741-2111 名古屋市昭和区

● 名古屋市立大学病院
Tel.052-851-5511 名古屋市瑞穂区

● 八事レディースクリニック
Tel.052-834-1060 名古屋市天白区

● 平針北クリニック
Tel.052-803-1103 日進市赤池町

● 森脇レディースクリニック
Tel.0561-33-5512 みよし市三好町

● 藤田医科大学病院
Tel.0562-93-2111 豊明市沓掛町

とよた美里レディースクリニック
Tel.0565-87-2237 豊田市美里

● グリーンベル ART クリニック
Tel.0120-822-229 豊田市喜多町

● トヨタ記念病院不妊センター
Tel.0565-28-0100 豊田市平和町

常滑市民病院
Tel.0569-35-3170 常滑市飛香台

● ふたばクリニック
Tel.0569-20-5000 半田市吉田町

● 原田レディースクリニック
Tel.0562-36-1103 知多市寺本新町

● 江南厚生病院
Tel.0587-51-3333 江南市高屋町

## 愛知県

セントソフィアクリニック
Tel.052-551-1595 名古屋市中村区

● にしたんARTクリニック名古屋駅前院
Tel.052-433-8776 名古屋市中村区

● 浅田レディース名古屋駅前クリニック
Tel.052-551-2203 名古屋市中村区

かとうのりこレディースクリニック
Tel.052-587-2888 名古屋市中村区

● レディースクリニックミュウ
Tel.052-551-7111 名古屋市中村区

かなくらレディスクリニック
Tel.052-587-3111 名古屋市中村区

● 名古屋第一赤十字病院
Tel.052-481-5111 名古屋市中村区

● なごや ART クリニック
Tel.052-451-1103 名古屋市中村区

● 名古屋市立大学医学部附属西部医療センター
Tel.052-991-8121 名古屋市北区

● ダイヤビルレディースクリニック
Tel.052-561-1881 名古屋市西区

川合産婦人科
Tel.052-502-1501 名古屋市西区

● 野崎クリニック
Tel.052-303-3811 名古屋市中川区

● 金山レディースクリニック
Tel.052-681-2241 名古屋市熱田区

● 山口レディスクリニック
Tel.052-823-2121 名古屋市南区

名古屋市立緑市民病院
Tel.052-892-1331 名古屋市緑区

● ロイヤルベルクリニック不妊センター
Tel.052-879-6673 名古屋市緑区

● おち夢クリニック名古屋
Tel.052-968-2203 名古屋市中区

● いくたウィメンズクリニック
Tel.052-263-1250 名古屋市中区

● 可世木婦人科 ART クリニック
Tel.052-251-8801 名古屋市中区

● 成田産婦人科
Tel.052-221-1595 名古屋市中区

● おかだウィメンズクリニック
Tel.052-683-0018 名古屋市中区

AOI 名古屋病院
Tel.052-932-7128 名古屋市東区



## PICK UP!

## 中部・東海地方 / ピックアップ クリニック

長野県

### ❖ 吉澤産婦人科医院

長野市

since 1966.2

Tel.026-226-8475 長野市七瀬中町 96

| 診療日 | 月 | 火 | 水 | 木 | 金 | 土 | 日 | 祝祭日 |
|---|---|---|---|---|---|---|---|---|
| am | ● | ● | ● | ● | ● | ● | - | - |
| pm | ● | ● | - | ● | ● | - | - | - |

予約受付時間 8 9 10 11 12 13 14 15 16 17 18 19 20 21 時

自由診療の料金

体外受精費用 27 万～35 万円
顕微授精費用 35 万～45 万円

| | | | | | |
|---|---|---|---|---|---|
| 保険：一般不妊治療 | ○ | 自由：体外受精 | ● | タイムラプス型インキュベーター | × |
| 保険：体外受精 | ○ | 自由：顕微授精 | ● | ERA検査 | ● |
| 保険：顕微授精 | ○ | 調節卵巣刺激法 | ● | EMMA・ALICE検査 | ● |
| 男性不妊 | ○ | 低刺激・自然周期法 | △ | SEET法 | × |
| 不育症 | ○ | 着床不全 | ○ | 子宮内膜スクラッチ | × |
| 漢方薬の扱い | ○ | 勉強会・説明会 | ○ | PRP | × |
| 治療費の公開 | ● | PICSI | × | PGT-A | × |
| 妊婦健診 | × | IMSI | × | 子宮内フローラ検査 | ● |

### ❖ 佐久平エンゼルクリニック

佐久市

since 2014.4

Tel.0267-67-5816 佐久市長土呂 1210-1

| 診療日 | 月 | 火 | 水 | 木 | 金 | 土 | 日 | 祝祭日 |
|---|---|---|---|---|---|---|---|---|
| am | ● | ● | ● | ● | ● | ● | ▲ | - |
| pm | ● | ● | - | ● | ● | - | - | - |

予約受付時間 8 9 10 11 12 13 14 15 16 17 18 19 20 21 時

※ WEB 予約は 24 時間受付 ▲医師が必要と判断した場合は診察、採卵等の処置を行います。

自由診療の料金

体外受精費用 27 万～45 万円
顕微授精費用 35 万～45 万円

| | | | | | |
|---|---|---|---|---|---|
| 保険：一般不妊治療 | ○ | 自由：体外受精 | ● | タイムラプス型インキュベーター | ● |
| 保険：体外受精 | ○ | 自由：顕微授精 | ● | ERA検査 | ● |
| 保険：顕微授精 | ○ | 調節卵巣刺激法 | ● | EMMA・ALICE検査 | ● |
| 男性不妊 | ● | 低刺激・自然周期法 | ● | SEET法 | ● |
| 不育症 | ● | 着床不全 | ● | 子宮内膜スクラッチ | ● |
| 漢方薬の扱い | ● | 勉強会・説明会 | ● | PRP | ● |
| 治療費の公開 | ● | PICSI | ● | PGT-A | ● |
| 妊婦健診 | ● 10週まで | IMSI | × | 子宮内フローラ検査 | ● |

[各項目のチェックについて] ○ … 実施している ● … 常に力を入れて実施している △ … 検討中である × … 実施していない

# PICK UP!

## 中部・東海地方 / ピックアップ クリニック

岐阜県

### ❖ 中西ウィメンズクリニック

**多治見市** since 2003.7

Tel.0572-25-8882　多治見市大正町 1-45

| 診療日 | 月 | 火 | 水 | 木 | 金 | 土 | 日 | 祝祭日 |
|---|---|---|---|---|---|---|---|---|
| am | ● | ● | ● | ● | ● | ● | - | - |
| pm | ● | ● | ● | - | ● | - | - | - |

予約受付時間　8　9　10　11　12　13　14　15　16　17　18　19　20　21 時

自由診療の料金
体外受精費用　40 万円～
顕微授精費用　45 万～50 万円

| | | |
|---|---|---|
| 保険：一般不妊治療 … ○ | 自由：体外受精 ……… ○ | タイムラプス型インキュベーター × |
| 保険：体外受精 ……… ○ | 自由：顕微授精 ……… ○ | ERA検査 ………… △ |
| 保険：顕微授精 ……… ○ | 調節卵巣刺激法 ……… ○ | EMMA・ALICE検査 … × |
| 男性不妊…○連携施設あり | 低刺激・自然周期法 … ○ | SEET法 ………… × |
| 不育症 ………… ○ | 着床不全 ………… △ | 子宮内膜スクラッチ … × |
| 漢方薬の扱い ……… ○ | 勉強会・説明会 ……… ○ | PRP ………… × |
| 治療費の公開 ……… ○ | PICSI ………… × | PGT-A ………… × |
| 妊婦健診………○分娩まで | IMSI………… × | 子宮内フローラ検査 … △ |

愛知県

### ❖ ダイヤビルレディースクリニック

**名古屋市** since 2004.4

Tel.052-561-1881　名古屋市西区名駅 1-1-17 名駅ダイヤメイテツビル 2F

| 診療日 | 月 | 火 | 水 | 木 | 金 | 土 | 日 | 祝祭日 |
|---|---|---|---|---|---|---|---|---|
| am | ● | ● | ● | ● | ● | ● | - | - |
| pm | ● | ● | ● | - | ● | - | - | - |

予約受付時間　8　9　10　11　12　13　14　15　16　17　18　19　20　21 時

自由診療の料金
体外受精費用　30 万～50 万円
顕微授精費用　40 万～60 万円

| | | |
|---|---|---|
| 保険：一般不妊治療 … ○ | 自由：体外受精 ……… ○ | タイムラプス型インキュベーター ○ |
| 保険：体外受精 ……… ○ | 自由：顕微授精 ……… ○ | ERA検査 ………… ○ |
| 保険：顕微授精 ……… ○ | 調節卵巣刺激法 ……… ○ | EMMA・ALICE検査 … ○ |
| 男性不妊…○連携施設あり | 低刺激・自然周期法 … ○ | SEET法 ………… ○ |
| 不育症 ………… ○ | 着床不全 ………… ○ | 子宮内膜スクラッチ … ○ |
| 漢方薬の扱い ……… ○ | 勉強会・説明会 ……… ○ | PRP ………… ○ |
| 治療費の公開 ……… ○ | PICSI ………… × | PGT-A ………… △ |
| 妊婦健診……○ 14 週まで | IMSI………… × | 子宮内フローラ検査 … ○ |

### ❖ おかだウィメンズクリニック

**名古屋市** since 2014.4

Tel.052-683-0018　名古屋市中区正木 4-8-7 れんが橋ビル 3F

| 診療日 | 月 | 火 | 水 | 木 | 金 | 土 | 日 | 祝祭日 |
|---|---|---|---|---|---|---|---|---|
| am | ● | ● | ● | ● | ● | ▲ | - | - |
| pm | ● | ● | - | ● | ● | - | - | - |

予約受付時間　8　9　10　11　12　13　14　15　16　17　18　19　20　21 時

▲土曜日は 10:00 ～ 13:00 まで

自由診療の料金
体外受精費用　50 万円～
顕微授精費用　60 万～70 万円

| | | |
|---|---|---|
| 保険：一般不妊治療 … ○ | 自由：体外受精 ……… ● | タイムラプス型インキュベーター ● |
| 保険：体外受精 ……… ○ | 自由：顕微授精 ……… ● | ERA検査 ………… ○ |
| 保険：顕微授精 ……… ○ | 調節卵巣刺激法 ……… ● | EMMA・ALICE検査 … ○ |
| 男性不妊…○連携施設あり | 低刺激・自然周期法 … ● | SEET法 ………… ○ |
| 不育症 ………… ○ | 着床不全 ………… ● | 子宮内膜スクラッチ … ○ |
| 漢方薬の扱い ……… ○ | 勉強会・説明会 ……… ● | PRP ………… × |
| 治療費の公開 ……… ○ | PICSI ………… × | PGT-A ………… × |
| 妊婦健診……○ 10 週まで | IMSI………… ● | 子宮内フローラ検査 … ○ |

### ❖ さわだウィメンズクリニック 名古屋不妊センター

**名古屋市** since 2001.4

Tel.052-788-3588　名古屋市千種区四谷通 1-18-1 RICCA11 ビル 3F

| 診療日 | 月 | 火 | 水 | 木 | 金 | 土 | 日 | 祝祭日 |
|---|---|---|---|---|---|---|---|---|
| am | ● | ● | ● | ● | ● | ● | - | - |
| pm | ● | ● | - | ● | ● | - | - | - |

予約受付時間　8　9　10　11　12　13　14　15　16　17　18　19　20　21 時

自由診療の料金
体外受精費用　40 万円～
顕微授精費用　45 万円～

| | | |
|---|---|---|
| 保険：一般不妊治療 … ○ | 自由：体外受精 ……… ● | タイムラプス型インキュベーター ● |
| 保険：体外受精 ……… ○ | 自由：顕微授精 ……… ● | ERA検査 ………… ● |
| 保険：顕微授精 ……… ○ | 調節卵巣刺激法 ……… ● | EMMA・ALICE検査 … ● |
| 男性不妊…○連携施設あり | 低刺激・自然周期法 … ● | SEET法 ………… × |
| 不育症 ………… ● | 着床不全 ………… ● | 子宮内膜スクラッチ … × |
| 漢方薬の扱い ……… ○ | 勉強会・説明会 ……… ● | PRP ………… ○ |
| 治療費の公開 ……… ● | PICSI ………… × | PGT-A ………… ● |
| 妊婦健診…… ○ 8 週まで | IMSI………… × | 子宮内フローラ検査 … × |

[各項目のチェックについて]　○ … 実施している　● … 常に力を入れて実施している　△ … 検討中である　× … 実施していない

## 近畿地方

### 滋賀県

● リプロダクション浮田クリニック
Tel.077-572-7624　大津市真野

● 木下レディースクリニック
Tel.077-526-1451　大津市打出浜

● 桂川レディースクリニック
Tel.077-511-4135　大津市御殿浜

● 竹林ウィメンズクリニック
Tel.077-547-3557　大津市大萱

● 滋賀医科大学医学部附属病院
Tel.077-548-2111　大津市瀬田月輪町

● 希望が丘クリニック
Tel.077-586-4103　野洲市三宅

甲西 野村産婦人科
Tel.0748-72-6633　湖南市柑子袋

山崎クリニック
Tel.0748-42-1135　東近江市山路町

● 神野レディスクリニック
Tel.0749-22-6216　彦根市中央町

足立レディースクリニック
Tel.0749-22-2155　彦根市佐和町

● 草津レディースクリニック
Tel.077-566-7575　草津市渋川

● 清水産婦人科
Tel.077-562-4332　草津市野村

南草津 野村病院
Tel.077-561-3788　草津市野路

産科・婦人科ハピネスバースクリニック
Tel.077-564-3101　草津市矢橋町

### 京都府

志馬クリニック四条烏丸
Tel.075-221-6821　京都市下京区

● 京都 IVF クリニック
Tel.077-526-1451　京都市下京区

南部産婦人科
Tel.075-313-6000　京都市下京区

● 醍醐渡辺クリニック
Tel.075-571-0226　京都市伏見区

● 京都府立医科大学病院
Tel.075-251-5560　京都市上京区

● 田村秀子婦人科医院
Tel.075-213-0523　京都市中京区

● 足立病院
Tel.075-253-1382　京都市中京区

京都第一赤十字病院
Tel.075-561-1121　京都市東山区

日本バプテスト病院
Tel.075-781-5191　京都市左京区

● 京都大学医学部附属病院
Tel.075-751-3712　京都市左京区

● … 体外受精以上の生殖補助医療実施施設

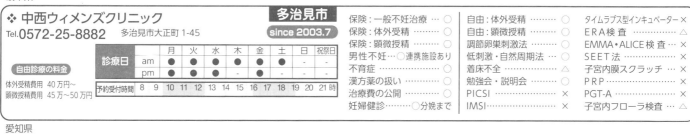

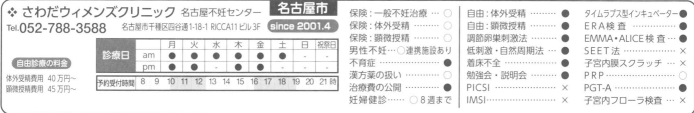

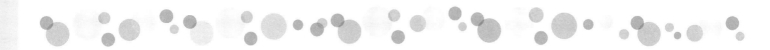

● レディース＆ARTクリニック サンタクルス ザ ニシキタ
Tel.0798-62-1188 西宮市高松町

● 英ウイメンズクリニック にしのみや院
Tel.0798-63-8723 西宮市高松町

● 兵庫医科大学病院
Tel.0798-45-6111 西宮市武庫川町

山田産婦人科
Tel.0798-41-0272 西宮市甲子園町

明和病院
Tel.0798-47-1767 西宮市上鳴尾町

木内女性クリニック
Tel.0798-63-2271 西宮市高松町

● レディースクリニック Taya
Tel.072-771-7717 伊丹市伊丹

● 近畿中央病院
Tel.072-781-3712 伊丹市車塚

● 小原ウイメンズクリニック
Tel.0797-82-1211 宝塚市山本東

● 第二協立病院 ART センター
Tel.072-758-1123 川西市栄町

● シオタニレディースクリニック
Tel.079-561-3500 三田市中央町

● 中林産婦人科
Tel.079-282-6581 姫路市白国

● koba レディースクリニック
Tel.079-223-4924 姫路市北条口

● 西川産婦人科
Tel.079-253-2195 姫路市花田町

● 親愛産婦人科
Tel.079-271-6666 姫路市網干区

久保みずきレディースクリニック 明石診療所
Tel.078-913-9811 明石市本町

二見レディースクリニック
Tel.078-942-1783 明石市二見町

● 博愛産科婦人科
Tel.078-941-8803 明石市二見町

● 親愛レディースクリニック
Tel.079-421-5511 加古川市加古川町

ちくご・ひらまつ産婦人科
Tel.079-424-5163 加古川市加古川町

● 小野レディースクリニック
Tel.0794-62-1103 小野市西本町

● 福田産婦人科麻酔科
Tel.0791-43-5357 赤穂市加里屋

● 赤穂中央病院
Tel.0791-45-7290 赤穂市惣門町

公立神崎総合病院
Tel.0790-32-1331 神崎郡神河町

## 奈良県

好川婦人科クリニック
Tel.0743-75-8600 生駒市東新町

高山クリニック
Tel.0742-35-3611 奈良市柏木町

● ASKA レディース・クリニック
Tel.0742-51-7717 奈良市北登美ヶ丘

すぎはら婦人科
Tel.0742-46-4127 奈良市中登美ヶ丘

● 富雄産婦人科
Tel.0742-43-0381 奈良市三松

● 久永婦人科クリニック
Tel.0742-32-5505 奈良市西大寺東町

● 赤崎クリニック　高度生殖医療センター
Tel.0744-43-2468 桜井市谷

桜井病院
Tel.0744-43-3541 桜井市桜井

奈良県立医科大学病院
Tel.0744-22-3051 橿原市四条町

● ミズクリニックメイワン
Tel.0744-20-0028 橿原市四条町

● 三橋仁美レディースクリニック
Tel.0743-51-1135 大和郡山市矢田町

## 和歌山県

● 日赤和歌山医療センター
Tel.073-422-4171 和歌山市小松原通

● うつのみやレディースクリニック
Tel.073-474-1987 和歌山市美園町

● 岩橋産科婦人科
Tel.073-444-4060 和歌山市関戸

いくこレディースクリニック
Tel.073-482-0399 海南市日方

榎本産婦人科
Tel.0739-22-0019 田辺市湊

● 奥村レディースクリニック
Tel.0736-32-8511 橋本市東家

● … 体外受精以上の生殖補助医療実施施設

市立吹田市民病院
Tel.06-6387-3311 吹田市片山町

● 奥田産婦人科
Tel.072-622-5253 茨木市竹橋町

サンタマリア病院
Tel.072-627-3459 茨木市新庄町

● 大阪医科薬科大学病院
Tel.072-683-1221 高槻市大学町

● 後藤レディースクリニック
Tel.072-683-8510 高槻市白梅町

● イワサクリニック香里診療所 セントマリー不妊センター
Tel.072-831-1666 寝屋川市香里本通町

● ひらかた ART クリニック
Tel.072-804-4124 枚方市大垣内町

折野産婦人科
Tel.072-857-0243 枚方市楠葉朝日

● 関西医科大学附属病院
Tel.072-804-0101 枚方市新町

● 天の川レディースクリニック
Tel.072-892-1124 交野市私部西

● IVF 大阪クリニック
Tel.06-4308-8824 東大阪市長田東

なかじまレディースクリニック
Tel.072-929-0506 東大阪市長田東

平松産婦人科クリニック
Tel.072-955-8881 藤井寺市藤井寺

船内クリニック
Tel.072-955-0678 藤井寺市藤井寺

● てらにしレディースクリニック
Tel.072-367-0666 大阪狭山市池尻自由丘

● 近畿大学病院
Tel.072-366-0221 大阪狭山市大野東

● ルナレディースクリニック　不妊・更年期センター
Tel.072-224-6317 堺市堺区

● いしかわクリニック
Tel.072-232-8751 堺市堺区

● KAWA レディースクリニック
Tel.072-297-2700 堺市南区

小野クリニック
Tel.072-285-8110 堺市東区

● 府中のぞみクリニック
Tel.0725-40-5033 和泉市府中町

● 谷口病院
Tel.072-463-3232 泉佐野市大西

● レオゲートタワーレディースクリニック
Tel.072-460-2800 泉佐野市りんくう往来北

## 兵庫県

神戸大学医学部附属病院
Tel.078-382-5111 神戸市中央区

● 英ウィメンズクリニック
Tel.078-392-8723 神戸市中央区

● 神戸元町夢クリニック
Tel.078-325-2121 神戸市中央区

● 山下レディースクリニック
Tel.078-265-6475 神戸市中央区

● にしたんARTクリニック 神戸三宮院
Tel.078-261-3500 神戸市中央区

● 神戸アドベンチスト病院
Tel.078-981-0161 神戸市北区

● 中村レディースクリニック
Tel..078-925-4103 神戸市西区

● 久保みずきレディースクリニック 菅原記念診療所
Tel.078-961-3333 神戸市西区

英ウイメンズクリニック たるみ
Tel.078-704-5077 神戸市垂水区

● くぼたレディースクリニック
Tel.078-843-3261 神戸市東灘区

プリュームレディースクリニック
Tel.078-600-2675 神戸市東灘区

● レディースクリニックごとう
Tel.0799-45-1131 南あわじ市山添

● オガタファミリークリニック
Tel.0797-25-2213 芦屋市松ノ内町

吉田レディースクリニック
Tel.06-6483-6111 尼崎市西大物町

武庫之荘レディースクリニック
Tel.06-6435-0488 尼崎市南武庫之荘

産科・婦人科衣笠クリニック
Tel.06-6494-0070 尼崎市東園田町

JUN レディースクリニック
Tel.06-4960-8115 尼崎市潮江

● 徐クリニック・ART センター
Tel.0798-54-8551 西宮市松籟荘

● すずきレディースクリニック
Tel.0798-39-0555 西宮市田中町

## 京都府

● IDA クリニック
Tel.075-583-6515 京都市山科区

細田クリニック
Tel.075-322-0311 京都市右京区

● 身原病院
Tel.075-392-3111 京都市西京区

桂駅前 Mihara Clinic
Tel.075-394-3111 京都市西京区

● ハシイ産婦人科
Tel.075-924-1700 向日市寺戸町

田村産婦人科医院
Tel.0771-24-3151 亀岡市安町

## 大阪府

● にしたん ART クリニック 大阪院
Tel.06-6147-2844 大阪市北区

● 大阪 New ART クリニック
Tel.06-6341-1556 大阪市北区

● オーク梅田レディースクリニック
Tel.0120-009-345 大阪市北区

● HORAC グランフロント大阪クリニック
Tel.06-6377-8824 大阪市北区

● リプロダクションクリニック大阪
Tel.06-6136-3344 大阪市北区

● レディース＆ARTクリニック サンタクルス ザ ウメダ
Tel.06-6374-1188 大阪市北区

● 越田クリニック
Tel.06-6316-6090 大阪市北区

● 扇町レディースクリニック
Tel.06-6311-2511 大阪市北区

● うめだファティリティ—クリニック
Tel.06-6371-0363 大阪市北区

● レディースクリニックかたかみ
Tel.06-6100-2525 大阪市淀川区

かわばたレディスクリニック
Tel.06-6308-7660 大阪市淀川区

● 小林産婦人科
Tel.06-6924-0934 大阪市都島区

● レディースクリニック北浜
Tel.06-6202-8739 大阪市中央区

● 西川婦人科内科クリニック
Tel.06-6201-0317 大阪市中央区

● ウィメンズクリニック本町
Tel.06-6251-8686 大阪市中央区

● 春木レディースクリニック
Tel.06-6281-3788 大阪市中央区

● 脇本産婦人科・麻酔科
Tel.06-6761-5537 大阪市天王寺区

大阪赤十字病院
Tel.06-6771-5131 大阪市天王寺区

聖バルナバ病院
Tel.06-6779-1600 大阪市天王寺区

おおつかレディースクリニック
Tel.06-6776-8856 大阪市天王寺区

都竹産婦人科医院
Tel.06-6754-0333 大阪市生野区

● 奥野病院
Tel.06-6719-2200 大阪市阿倍野区

大阪市立大学病院
Tel.06-6645-2121 大阪市阿倍野区

● 大阪鉄道病院
Tel.06-6628-2221 大阪市阿倍野区

● IVF なんばクリニック
Tel.06-6534-8824 大阪市西区

● オーク住吉産婦人科
Tel.0120-009-345 大阪市西成区

● 岡本クリニック
Tel.06-6696-0201 大阪市住吉区

沢井産婦人科医院
Tel.06-6694-1115 大阪市住吉区

● 大阪急性期総合医療センター
Tel.06-6692-1201 大阪市住吉区

たかせ産婦人科
Tel.06-6855-4135 豊中市上野東

● 園田桃代 ART クリニック
Tel.06-6155-1511 豊中市新千里東町

● たまごクリニック　内分泌センター
Tel.06-4865-7017 豊中市曽根西町

松崎産婦人科クリニック
Tel.072-750-2025 池田市菅原町

● なかむらレディースクリニック
Tel.06-6378-7333 吹田市豊津町

● 吉本婦人科クリニック
Tel.06-6337-0260 吹田市片山町

# PICK UP!

## 近畿地方 / ピックアップ クリニック



滋賀県

### ❖ リプロダクション浮田クリニック

**大津市** since 2020.10

Tel.077-572-7624 大津市真野 1 丁目 45-8

| 診療日 | | 月 | 火 | 水 | 木 | 金 | 土 | 日 | 祝祭日 |
|---|---|---|---|---|---|---|---|---|---|
| | am | ● | ● | ● | ● | ● | ● | - | - |
| | pm | ● | ● | ▲ | ● | ● | - | - | - |

予約受付時間 8 9 10 11 12 13 14 15 16 17 18 19 20 21 時

※ 14:00 ～ 16:00 は検査・処置、▲は漢方外来

自由診療の料金
体外受精費用 27 万～35 万円
顕微授精費用 35 万～45 万円

| | | | | | |
|---|---|---|---|---|---|
| 保険：一般不妊治療 | ○ | 自由：体外受精 | ● | タイムラプス型インキュベーター | ● |
| 保険：体外受精 | ○ | 自由：顕微授精 | ● | ERA検査 | ○ |
| 保険：顕微授精 | ○ | 調節卵巣刺激法 | ● | EMMA・ALICE 検査 | ○ |
| 男性不妊 | ○連携施設あり | 低刺激・自然周期法 | ○ | SEET 法 | ○ |
| 不育症 | ○ | 着床不全 | ○ | 子宮内膜スクラッチ | ○ |
| 漢方薬の扱い | ○ | 勉強会・説明会 | ○ | PRP | × |
| 治療費の公開 | ○ | PICSI | × | PGT-A | × |
| 妊婦健診 | ○ 41 週まで | IMSI | △ | 子宮内フローラ検査 | ○ |

京都府

### ❖ 醍醐渡辺クリニック

**京都市** since 1971.9

Tel.075-571-0226 京都市伏見区醍醐高畑町 30-15

| 診療日 | | 月 | 火 | 水 | 木 | 金 | 土 | 日 | 祝祭日 |
|---|---|---|---|---|---|---|---|---|---|
| | am | ● | ● | ● | ● | ● | ● | ▲ | ▲ |
| | pm | ● | - | ● | - | ● | - | - | - |

予約受付時間 8 9 10 11 12 13 14 15 16 17 18 19 20 21 時

※電話受付は月・水・金は 9:00～20:30、火・木・土は 9:00～17:00
日・祝は 9:30～11:00( 予約のみ)

自由診療の料金
体外受精費用 20 万～30 万円
顕微授精費用 20 万～35 万円

| | | | | | |
|---|---|---|---|---|---|
| 保険：一般不妊治療 | ○ | 自由：体外受精 | ● | タイムラプス型インキュベーター | △ |
| 保険：体外受精 | ○ | 自由：顕微授精 | ● | ERA 検査 | ● |
| 保険：顕微授精 | ○ | 調節卵巣刺激法 | ● | EMMA・ALICE 検査 | ● |
| 男性不妊 | ○連携施設あり | 低刺激・自然周期法 | ● | SEET 法 | ○ |
| 不育症 | ○ | 着床不全 | ● | 子宮内膜スクラッチ | △ |
| 漢方薬の扱い | ○ | 勉強会・説明会 | ○ | PRP (PFC-FD) | ○ |
| 治療費の公開 | ○ | PICSI | ○ | PGT-A | △ |
| 妊婦健診 | ○分娩まで | IMSI | × | 子宮内フローラ検査 | ○ |

大阪府

### ❖ にしたんARTクリニック 大阪院

**北区** since 2023.2

Tel.0120-542-202 大阪市北区梅田 1-8-17 大阪第一生命ビル MB1F

| 診療日 | | 月 | 火 | 水 | 木 | 金 | 土 | 日 | 祝祭日 |
|---|---|---|---|---|---|---|---|---|---|
| | am | ● | ● | ● | ● | ● | ● | ● | ● |
| | pm | ● | ● | ● | ● | ● | ▲ | ▲ | ▲ |

予約受付時間 8 9 10 11 12 13 14 15 16 17 18 19 20 21 時

診療時間 :9:00 ～22:00、▲土・日・祝のみ午後18:00 まで
受付時間 : 診療最終時間の1時間前まで。

自由診療の料金
HPを参照

| | | | | | |
|---|---|---|---|---|---|
| 保険：一般不妊治療 | ● | 自由：体外受精 | ● | タイムラプス型インキュベーター | ● |
| 保険：体外受精 | ● | 自由：顕微授精 | ● | ERA検査 | ● |
| 保険：顕微授精 | ● | 調節卵巣刺激法 | ● | EMMA・ALICE 検査 | ● |
| 男性不妊 | × | 低刺激・自然周期法 | ● | SEET 法 | ● |
| 不育症 | ● | 着床不全 | ○ | 子宮内膜スクラッチ | ● |
| 漢方薬の扱い | × | 勉強会・説明会 | △ | PRP | × |
| 治療費の公開 | ○ | PICSI | ● | PGT-A | × |
| 妊婦健診 | × | IMSI | ● | 子宮内フローラ検査 | ○ |

### ❖ 岡本クリニック

**大阪市** since 1993.5

Tel.06-6696-0201 大阪市住吉区長居東 3-4-28

| 診療日 | | 月 | 火 | 水 | 木 | 金 | 土 | 日 | 祝祭日 |
|---|---|---|---|---|---|---|---|---|---|
| | am | ● | ● | ● | ● | ● | ● | - | - |
| | pm | ● | - | ● | - | ● | - | - | - |

予約受付時間 8 9 10 11 12 13 14 15 16 17 18 19 20 21 時

自由診療の料金
体外受精費用 30.5 万～59 万円
顕微授精費用 33 万～71 万円

| | | | | | |
|---|---|---|---|---|---|
| 保険：一般不妊治療 | ○ | 自由：体外受精 | ○ | タイムラプス型インキュベーター | ○ |
| 保険：体外受精 | ○ | 自由：顕微授精 | ○ | ERA検査 | ○ |
| 保険：顕微授精 | ○ | 調節卵巣刺激法 | ○ | EMMA・ALICE 検査 | ○ |
| 男性不妊 | ●連携施設あり | 低刺激・自然周期法 | ○ | SEET 法 | ○ |
| 不育症 | ● | 着床不全 | ○ | 子宮内膜スクラッチ | ○ |
| 漢方薬の扱い | ● | 勉強会・説明会 | × | PRP | × |
| 治療費の公開 | ● | PICSI | × | PGT-A | △ |
| 妊婦健診 | × | IMSI | × | 子宮内フローラ検査 | ○ |

### ❖ 園田桃代ARTクリニック

**豊中市** since 2010.9

Tel.06-6155-1511 豊中市新千里東町 1-5-3 千里朝日阪急ビル 3F

| 診療日 | | 月 | 火 | 水 | 木 | 金 | 土 | 日 | 祝祭日 |
|---|---|---|---|---|---|---|---|---|---|
| | am | ● | ● | ● | ● | ● | ● | - | - |
| | pm | ● | - | ● | - | ● | - | - | - |

予約受付時間 8 9 10 11 12 13 14 15 16 17 18 19 20 21 時

土曜は 15:00 まで

自由診療の料金
体外受精費用 26 万～38 万円
顕微授精費用 28 万～49 万円

| | | | | | |
|---|---|---|---|---|---|
| 保険：一般不妊治療 | ○ | 自由：体外受精 | ● | タイムラプス型インキュベーター | ● |
| 保険：体外受精 | ○ | 自由：顕微授精 | ● | ERA検査 | ● |
| 保険：顕微授精 | ○ | 調節卵巣刺激法 | ● | EMMA・ALICE 検査 | ● |
| 男性不妊 | ● | 低刺激・自然周期法 | ● | SEET 法 | ● |
| 不育症 | ● | 着床不全 | ● | 子宮内膜スクラッチ | ● |
| 漢方薬の扱い | ● | 勉強会・説明会 | ● | PFC-FD | ● |
| 治療費の公開 | ● | PICSI | ● | PGT-A | ● |
| 妊婦健診 | ● 8 週まで | IMSI | × | 子宮内フローラ検査 | × |

兵庫県

### ❖ 神戸元町 夢クリニック

**神戸市** since 2008.11

Tel.078-325-2121 神戸市中央区明石町 44 神戸御幸ビル 3F

| 診療日 | | 月 | 火 | 水 | 木 | 金 | 土 | 日 | 祝祭日 |
|---|---|---|---|---|---|---|---|---|---|
| | am | ● | ● | ● | ● | ● | ● | ● | ● |
| | pm | ● | ● | ● | ● | ● | - | ▲ | - |

予約受付時間 8 9 10 11 12 13 14 15 16 17 18 19 20 21 時

▲第 2、第 4 日曜日の 15:00 ～ 17:00 は男性不妊外来実施

自由診療の料金
HP を参照

| | | | | | |
|---|---|---|---|---|---|
| 保険：一般不妊治療 | ○ | 自由：体外受精 | ● | タイムラプス型インキュベーター | ● |
| 保険：体外受精 | ● | 自由：顕微授精 | ● | ERA検査 | ○ |
| 保険：顕微授精 | ● | 調節卵巣刺激法 | × | EMMA・ALICE 検査 | ○ |
| 男性不妊 | ○ | 低刺激・自然周期法 | ● | SEET 法 | × |
| 不育症 | ○ | 着床不全 | ○ | 子宮内膜スクラッチ | ○ |
| 漢方薬の扱い | ○ | 勉強会・説明会 | ○ | PRP | × |
| 治療費の公開 | ○ | PICSI | × | PGT-A | ● |
| 妊婦健診 | ○ 9 週まで | IMSI | × | 子宮内フローラ検査 | × |

### ❖ Kobaレディースクリニック

**姫路市** since 2003.6

Tel.079-223-4924 姫路市北条口 2-18 宮本ビル 1F

| 診療日 | | 月 | 火 | 水 | 木 | 金 | 土 | 日 | 祝祭日 |
|---|---|---|---|---|---|---|---|---|---|
| | am | ● | ● | ● | ● | ● | ● | - | - |
| | pm | ● | ● | - | ● | ● | - | - | - |

予約受付時間 8 9 10 11 12 13 14 15 16 17 18 19 20 21 時

自由診療の料金
体外受精費用 26 万円前後
顕微授精費用 30 万円前後

| | | | | | |
|---|---|---|---|---|---|
| 保険：一般不妊治療 | ○ | 自由：体外受精 | ● | タイムラプス型インキュベーター | △ |
| 保険：体外受精 | ○ | 自由：顕微授精 | ● | ERA検査 | △ |
| 保険：顕微授精 | ○ | 調節卵巣刺激法 | ● | EMMA・ALICE 検査 | ● |
| 男性不妊 | ●連携施設あり | 低刺激・自然周期法 | ● | SEET 法 | × |
| 不育症 | ● | 着床不全 | ● | 子宮内膜スクラッチ | △ |
| 漢方薬の扱い | ○ | 勉強会・説明会 | ● | PRP | △ |
| 治療費の公開 | ○ | PICSI | × | PGT-A | ○ |
| 妊婦健診 | ● 9 週まで | IMSI | × | 子宮内フローラ検査 | △ |

[各項目のチェックについて] ○ … 実施している ● … 常に力を入れて実施している △ … 検討中である × … 実施していない

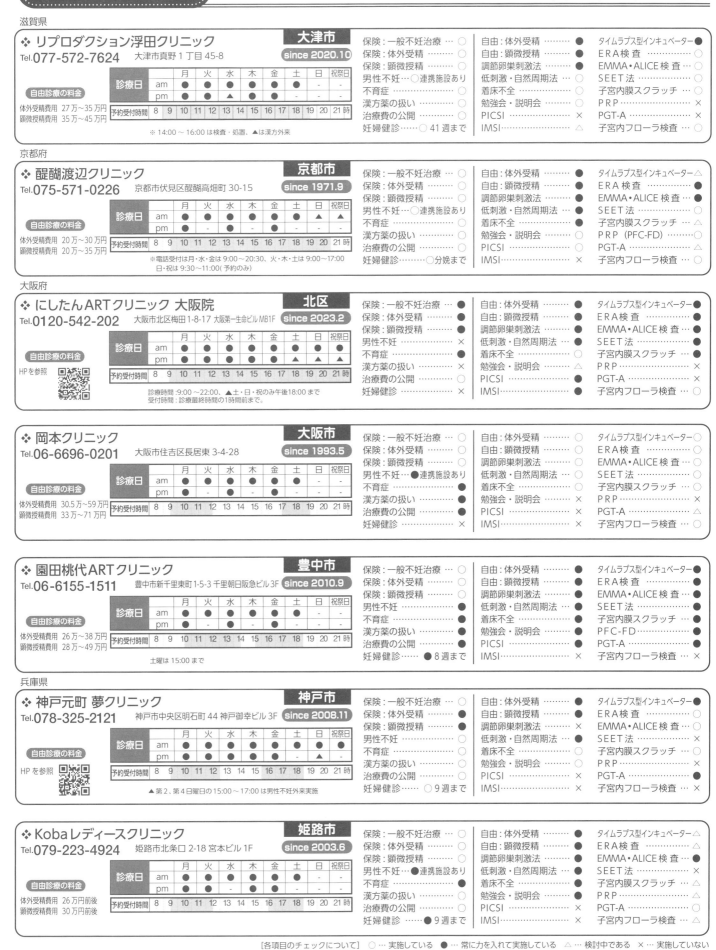

木下産婦人科内科医院 Tel.0884-23-3600 阿南市学原町

## 香川県

● 高松市立みんなの病院 Tel.087-813-7171 高松市仏生山町
● 高松赤十字病院 Tel.087-831-7101 高松市番町
美術館診療所 Tel.087-881-2776 高松市香西東町
● よつばウィメンズクリニック Tel.087-885-4103 高松市円座町
● 安藤レディースクリニック Tel.087-815-2833 高松市多肥下町
香川大学医学部附属病院 Tel.087-898-5111 木田郡三木町
回生病院 Tel.0877-46-1011 坂出市室町
● 厚仁病院 Tel.0877-85-5353 丸亀市通町
● 四国こどもとおとなの医療センター Tel.0877-62-1000 善通寺市仙遊町
谷病院 Tel.0877-63-5800 善通寺市原田町
高瀬第一医院 Tel.0875-72-3850 三豊市高瀬町

## 愛媛県

● 梅岡レディースクリニック Tel.089-943-2421 松山市竹原町
● 矢野産婦人科 Tel.089-921-6507 松山市昭和町
● 福井ウイメンズクリニック Tel.089-969-0088 松山市星岡町
● つばきウイメンズクリニック Tel.089-905-1122 松山市北土居
● ハートレディースクリニック Tel.089-955-0082 東温市野田
● 愛媛大学医学部附属病院 Tel.089-964-5111 東温市志津川
● こにしクリニック Tel.0897-33-1135 新居浜市庄内町
● 愛媛労災病院 Tel.0897-33-6191 新居浜市南小松原町
サカタ産婦人科 Tel.0897-55-1103 西条市下島山甲
県立今治病院 Tel.0898-32-7111 今治市石井町

## 高知県

愛宕病院 Tel.088-823-3301 高知市愛宕町
● レディスクリニックコスモス Tel.088-861-6700 高知市杉井流
● 高知医療センター Tel.088-837-3000 高知市池
小林レディスクリニック Tel.088-805-1777 高知市竹島町
北村産婦人科 Tel.0887-56-1013 香南市野市町
● 高知大学医学部附属病院 Tel.088-886-5811 南国市岡豊町

まつなが産婦人科 Tel.084-923-0145 福山市三吉町
● 幸の鳥レディスクリニック Tel.084-940-1717 福山市春日町
● よしだレディースクリニック内科・小児科 Tel.084-954-0341 福山市新涯町
● 広島中央通り　香月産婦人科 Tel.082-546-2555 広島市中区
● 絹谷産婦人科 Tel.082-247-6399 広島市中区
● 広島 HART クリニック Tel.082-567-3866 広島市南区
● IVF クリニックひろしま Tel.082-264-1131 広島市南区
● 県立広島病院 Tel.082-254-1818 広島市南区
● 香月産婦人科 Tel.082-272-5588 広島市西区
藤東クリニック Tel.082-284-2410 安芸郡府中町
● 笠岡レディースクリニック Tel.0823-23-2828 呉市西中央
松田医院 Tel.0824-28-0019 東広島市八本松町

## 山口県

周東総合病院 Tel.0820-22-3456 柳井市古開作
● 山下ウイメンズクリニック Tel.0833-48-0211 下松市瑞穂町
● 徳山中央病院 Tel.0834-28-4411 周南市孝田町
● 山口県立総合医療センター Tel.0835-22-4411 防府市大崎
● 関門医療センター Tel.083-241-1199 下関市長府外浦町
● 済生会下関総合病院 Tel.083-262-2300 下関市安岡町
総合病院山口赤十字病院 Tel.083-923-0111 山口市八幡馬場
● 新山口こうのとりクリニック Tel.083-902-8585 山口市小郡花園町
● 山口大学医学部附属病院 Tel.0836-22-2522 宇部市南小串
なかむらレディースクリニック Tel.0838-22-1557 荻市熊谷町
都志見病院 Tel.0838-22-2811 萩市江向

## 徳島県

● 蕙愛レディースクリニック Tel.0886-53-1201 徳島市佐古三番町
● 徳島大学病院 Tel.088-631-3111 徳島市蔵本町
春名産婦人科 Tel.088-652-2538 徳島市南二軒屋町
徳島市民病院 Tel.088-622-5121 徳島市北常三島町
● 中山産婦人科 Tel.0886-92-0333 板野郡藍住町
徳島県鳴門病院 Tel.088-683-1857 鳴門市撫養町

# 中国・四国地方

## 鳥取県

● タグチ IVF レディースクリニック Tel.0857-39-2121 鳥取市覚寺区
● 鳥取県立中央病院 Tel.0857-26-2271 鳥取市江津区
● ミオ　ファティリティクリニック Tel.0859-35-5211 米子市車尾南区
● 鳥取大学医学部附属病院 Tel.0859-33-1111 米子市西町区
● 彦名レディスライフクリニック Tel.0859-29-0159 米子市彦名町区

## 島根県

● 内田クリニック Tel.0120-582-889 松江市浜乃木区
● 八重垣レディースクリニック Tel.0852-52-7790 松江市東出雲町
家族・絆の吉岡医院 Tel.0854-22-2065 安来市安来町
● 島根大学医学部附属病院 Tel.0853-20-2389 出雲市塩冶町
島根県立中央病院 Tel.0853-22-5111 出雲市姫原
大田市立病院 Tel.0854-82-0330 大田市大田町

## 岡山県

くにかたウィメンズクリニック Tel.086-255-0080 岡山市北区
● 岡山大学病院 Tel.086-223-7151 岡山市北区
● 名越産婦人科リプロダクションセンター Tel.086-293-0553 岡山市北区
● 岡山二人クリニック Tel.086-256-7717 岡山市北区
● 三宅医院生殖医療センター Tel.086-282-5100 岡山市南区
● 岡南産婦人科医院 Tel.086-264-3366 岡山市南区
● ペリネイト母と子の病院 Tel.086-276-8811 岡山市中区
● 赤堀クリニック Tel.0868-24-1212 津山市椿高下
石井医院 Tel.0868-24-4333 津山市沼
● 倉敷中央病院 Tel.086-422-0210 倉敷市美和
● 倉敷成人病センター Tel.086-422-2111 倉敷市白楽町
落合病院 Tel.0867-52-1133 真庭市上市瀬

## 広島県



## PICK UP!

## 四国地方 / ピックアップ クリニック

高知県

### ❖ レディスクリニックコスモス

高知市

since 2001.1

Tel.088-861-6700 高知市杉井流 6-27

| 診療日 | | 月 | 火 | 水 | 木 | 金 | 土 | 日 | 祝祭日 |
|---|---|---|---|---|---|---|---|---|---|
| | am | ● | ● | ● | ● | ● | ● | - | - |
| | pm | ● | ● | - | ● | ● | ● | - | - |

予約受付時間 8 9 10 11 12 13 14 15 16 17 18 19 20 21 時

自由診療の料金

体外受精費用 27万～35万円
顕微授精費用 35万～45万円

| | | | | | |
|---|---|---|---|---|---|
| 保険：一般不妊治療 | ○ | 自由：体外受精 | ● | タイムラプス型インキュベーター | × |
| 保険：体外受精 | ○ | 自由：顕微授精 | ● | ERA検査 | ○ |
| 保険：顕微授精 | ○ | 調節卵巣刺激法 | ● | EMMA・ALICE検査 | ○ |
| 男性不妊 | ● | 低刺激・自然周期法 | ○ | SEET法 | ○ |
| 不育症 | ● | 着床不全 | ○ | 子宮内膜スクラッチ | ○ |
| 漢方薬の扱い | ○ | 勉強会・説明会 | ○ | PRP | × |
| 治療費の公開 | ○ | PICSI | × | PGT-A | ○ |
| 妊婦健診 | × | IMSI | × | 子宮内フローラ検査 | × |

[各項目のチェックについて] ○ … 実施している ● … 常に力を入れて実施している △ … 検討中である × … 実施していない

# 九州・沖縄地方

## 福岡県

産婦人科麻酔科いわさクリニック
Tel.093-371-1131　北九州市門司区

● 石松ウイメンズクリニック
Tel.093-474-6700　北九州市小倉南区

● ほりたレディースクリニック
Tel.093-513-4122　北九州市小倉北区

● セントマザー産婦人科医院
Tel.093-601-2000　北九州市八幡西区

● 齋藤シーサイドレディースクリニック
Tel.093-701-8880　遠賀郡芦屋町

野崎ウイメンズクリニック
Tel.092-733-0002　福岡市中央区

● 井上　善レディースクリニック
Tel.092-406-5302　福岡市中央区

● アイブイエフ詠田クリニック
Tel.092-735-6655　福岡市中央区

● 古賀文敏ウイメンズクリニック
Tel.092-738-7711　福岡市中央区

● 中央レディスクリニック
Tel.092-736-3355　福岡市中央区

MR しょうクリニック ＜男性不妊専門＞
Tel.092-739-8688　福岡市中央区

● en 婦人科クリニック
Tel.092-791-2533　福岡市中央区

● 日浅レディースクリニック
Tel.092-726-6105　福岡市中央区

● 浜の町病院
Tel.092-721-0831　福岡市中央区

● 蔵本ウイメンズクリニック
Tel.092-482-5558　福岡市博多区

にしたん ARTクリニック博多駅前院
Tel.092-260-5441　福岡市博多区

● 九州大学病院
Tel.092-641-1151　福岡市東区

● 福岡山王病院
Tel.092-832-1100　福岡市早良区

すみい婦人科クリニック
Tel.092-534-2301　福岡市南区

● 婦人科永田おさむクリニック
Tel.092-938-2209　糟屋郡粕屋町

● 福岡東医療センター
Tel.092-943-2331　古賀市千鳥

● 久留米大学病院
Tel.0942-35-3311　久留米市旭町

● 空の森 KYUSHU
Tel.0942-46-8866　久留米市天神町

● いでウィメンズクリニック
Tel.0942-33-1114　久留米市天神町

● 高木病院
Tel.0944-87-0001　大川市酒見

● メディカルキューブ平井外科産婦人科
Tel.0944-54-3228　大牟田市明治町

## 佐賀県

● 谷口眼科婦人科
Tel.0954-23-3170　武雄市武雄町

● おおくま産婦人科
Tel.0952-31-6117　佐賀市高木瀬西

## 長崎県

● 岡本ウーマンズクリニック
Tel.095-820-2864　長崎市江戸町

● 長崎大学病院
Tel.095-849-7363　長崎市坂本

● みやむら女性のクリニック
Tel.095-849-5507　長崎市川口町

杉田レディースクリニック
Tel.095-849-3040　長崎市松山町

山崎医院
Tel.0957-64-1103　島原市湊町

レディースクリニックしげまつ
Tel.0957-54-9200　大村市古町

佐世保共済病院
Tel.0956-22-5136　佐世保市島地町

## 熊本県

● 福田病院
Tel.096-322-2995　熊本市中央区

● 熊本大学医学部附属病院
Tel.096-344-2111　熊本市中央区

● ソフィアレディースクリニック水道町
Tel.096-322-2996　熊本市中央区

森川レディースクリニック
Tel.096-381-4115　熊本市中央区

● 伊井産婦人科病院
Tel.096-364-4003　熊本市中央区

● 北くまもと井上産婦人科
Tel.096-345-3916　熊本市北区

● ART 女性クリニック
Tel.096-360-3670　熊本市東区

下川産婦人科医院
Tel.0968-73-3527　玉名市中

熊本労災病院
Tel.0965-33-4151　八代市竹原町

● 片岡レディスクリニック
Tel.0965-32-2344　八代市本町

愛甲産婦人科麻酔科医院
Tel.0966-22-4020　人吉市駒井田町

## 大分県

● セント・ルカ産婦人科
Tel.097-547-1234　大分市東大道

● 大川産婦人科・高砂
Tel.097-532-1135　大分市高砂町

別府医療センター
Tel.0977-67-1111　別府市大字内竈

宇佐レディースクリニック
Tel.0978-33-3700　宇佐市宝鏡寺

● 大分大学医学部附属病院
Tel.097-549-4411　由布市挾間町

## 宮崎県

● 古賀総合病院
Tel.0985-39-8888　宮崎市池内町

● ゆげレディスクリニック
Tel.0985-77-8288　宮崎市橘通東

● ART レディスクリニックやまうち
Tel.0985-32-0511　宮崎市高千穂通

● 渡辺病院
Tel.0982-57-1011　日向市大字平岩

● 野田産婦人科医院
Tel.0986-24-8553　都城市蔵原町

● 丸田病院
Tel.0986-23-7060　都城市八幡町

宮崎大学医学部附属病院
Tel.0985-85-1510　宮崎市清武町

## 鹿児島県

● 徳永産婦人科
Tel.099-202-0007　鹿児島市田上

● 竹内レディースクリニック ART 鹿児島院
Tel.099-208-1155　鹿児島市高麗町

● あかつき ART クリニック
Tel.099-296-8177　鹿児島市中央町

中江産婦人科
Tel.099-255-9528　鹿児島市中央町

● 鹿児島大学病院
Tel.099-275-5111　鹿児島市桜ケ丘

マミィクリニック伊集院
Tel.099-263-1153　鹿児島市中山町

● レディースクリニックあいいく
Tel.099-260-8878　鹿児島市小松原

● 松田ウイメンズクリニック 不妊生殖医療センター
Tel.099-224-4124　鹿児島市山之口町

中村（哲）産婦人科内科
Tel.099-223-2236　鹿児島市樋之口町

● 境田医院
Tel.0996-67-2600　出水市米ノ津町

みつお産婦人科
Tel.0995-44-9339　霧島市隼人町

● フィオーレ第一病院
Tel.0995-63-2158　姶良市加治木町

● 竹内レディースクリニック附設高度生殖医療センター
Tel.0995-65-2296　姶良市東餅田

## 沖縄県

● ウイメンズクリニック糸数
Tel.098-869-8395　那覇市泊

● 友愛医療センター
Tel.098-850-3811　豊見城市与根

● 空の森クリニック
Tel.098-998-0011　島尻郡八重瀬町

Ｎａｏｋｏ女性クリニック
Tel.098-988-9811　浦添市経塚

● うえむら病院　リプロ・センター
Tel.098-895-3535　中頭郡中城村

● 琉球大学医学部附属病院
Tel.098-895-3331　中頭郡西原町

● やびく産婦人科・小児科
Tel.098-936-6789　中頭郡北谷町

● … 体外受精以上の生殖補助医療実施施設

# PICK UP!

## 九州地方 / ピックアップ クリニック

福岡県

### ❖ アイブイエフ詠田クリニック

福岡市

Tel.092-735-6655　福岡市中央区天神1-12-1 日之出福岡ビル 6F　since 1999.4

| 診療日 | | 月 | 火 | 水 | 木 | 金 | 土 | 日 | 祝祭日 |
|---|---|---|---|---|---|---|---|---|---|
| | am | ● | ● | ● | ● | ● | ● | - | - |
| | pm | ● | ● | - | ● | - | ▲ | - | - |

受付時間　8　9　10　11　12　13　14　15　16　17　18　19　20　21 時

※完全予約制　▲土曜日は 9:00～15:00

自由診療の料金

体外受精費用　24 万円～
顕微授精費用　32 万円～

| | | |
|---|---|---|
| 保険：一般不妊治療 … ○ | 自由：体外受精 ……… ● | タイムラプス型インキュベーター ● |
| 保険：体外受精 ……… ○ | 自由：顕微授精 ……… ● | ERA検査 ……… ○ |
| 保険：顕微授精 ……… ○ | 調節卵巣刺激法 ……… ○ | EMMA・ALICE検査 … ○ |
| 男性不妊 … ○連携施設あり | 低刺激・自然周期法 … ○ | SEET法 ……… ○ |
| 不育症 ……… ○ | 着床不全 ……… ○ | 子宮内膜スクラッチ … × |
| 漢方薬の扱い ……… ○ | 勉強会・説明会 ……… ○ | PRP ……… ○ |
| 治療費の公開 ……… ○ | PICSI ……… ○ | PGT-A ……… ○ |
| 妊婦健診 …… ○ 10 週まで | IMSI ……… × | 子宮内フローラ検査 … ○ |

### ❖ 日浅レディースクリニック

福岡市

Tel.092-726-6105　福岡市中央区大名 2-2-7 大名センタービル2F　since 2020.10

| 診療日 | | 月 | 火 | 水 | 木 | 金 | 土 | 日 | 祝祭日 |
|---|---|---|---|---|---|---|---|---|---|
| | am | ● | ● | ● | ● | ● | ● | - | - |
| | pm | ● | ● | - | ● | ● | ▲ | - | - |

予約受付時間　8　9　10　11　12　13　14　15　16　17　18　19　20　21 時

▲土曜午後は 14:30 まで

自由診療の料金

体外受精費用　24 万円～
顕微授精費用　31 万円～

| | | |
|---|---|---|
| 保険：一般不妊治療 … ○ | 自由：体外受精 ……… ○ | タイムラプス型インキュベーター ○ |
| 保険：体外受精 ……… ○ | 自由：顕微授精 ……… ○ | ERA検査 ……… ○ |
| 保険：顕微授精 ……… ○ | 調節卵巣刺激法 ……… ○ | EMMA・ALICE検査 … ○ |
| 男性不妊 ……… × | 低刺激・自然周期法 … ○ | SEET法 ……… ○ |
| 不育症 ……… ○ | 着床不全 ……… ○ | 子宮内膜スクラッチ … ○ |
| 漢方薬の扱い ……… ○ | 勉強会・説明会 ……… × | PRP ……… ○ |
| 治療費の公開 ……… ○ | PICSI ……… ○ | PGT-A ……… △ |
| 妊婦健診 …… ○ 9 週まで | IMSI ……… × | 子宮内フローラ検査 … ○ |

[各項目のチェックについて]　○ … 実施している　● … 常に力を入れて実施している　△ … 検討中である　× … 実施していない

# 全国の不妊専門相談センター一覧

都道府県、指定都市、中核市が設置している不妊専門相談センターでは、不妊に悩む夫婦に対し、不妊に関する医学的・専門的な相談や不妊による心の悩み等について医師・助産師等の専門家が相談に対応したり、診療機関ごとの不妊治療の実施状況などに関する情報提供を行っています。（各センターの受付は祝祭日と年末年始を除きます）

（2022 年 11 月 1 日現在）

## 北海道・東北地方

| 実 施 | 開設場所 | 相談方式 | | | 電話番号、相談日及び時間など（変更となることがあります） |
|---|---|---|---|---|---|
| | | 電話 | 面接 | メール | |
| 北海道 | 国立大学法人旭川医科大学 | ○ | ○ | × | 火曜日　11:00 ～ 16:00　電話相談　☎ 0166-68-2568　面接予約受付：月～金曜日 10:00 ～ 16:00 |
| 札幌市 | 札幌市不妊専門相談センター | ○ | ○ | × | 月～金曜日　9:00 ～ 12:15　13:00 ～ 17:00　電話相談　☎ 011-622-4500（専用）<br>毎月第 1・3 火曜日 / 午後　専門相談／医師による相談　※要予約　☎ 011-622-4500<br>毎月第 2・4 月曜日 / 午後　専門相談／不妊カウンセラーによる相談　※要予約 ☎ 同上 |
| 函館市 | 函館市不妊相談窓口 | ○ | ○ | ○ | 月～金曜日 8:45 ～ 17:30　一般相談　☎ 0138-32-1531<br>産婦人科医師による相談　※要予約　☎ 0138-32-1531<br>メールアドレス f-soudan@city.hakodate.hokkaido.jp |
| 青森県 | 青森県不妊専門相談センター（弘前大学医学部附属病院産科婦人科内） | × | ○ | ○ | 金曜日　14:00 ～ 16:00　※要予約　☎ 017-734-9303　青森県こどもみらい課<br>Web 相談　https://www.pref.aomori.lg.jp/life/family/funincenter.html　※青森県電子申請システム経由で受付 |
| 青森市 | 青森市保健所 | × | ○ | × | 月 1 回　産婦人科医師等による面接　※要予約　☎ 017-718-2984　青森市保健所あおもり親子はぐくみプラザ |
| 八戸市 | 八戸市保健所　すくすく親子健康課（八戸市総合保健センター内） | × | ○ | × | 月 1 回指定日　産婦人科医による面接相談　※要予約　☎ 0178-38-0714 |
| 岩手県・盛岡市 | 岩手・盛岡不妊専門相談センター<br>（岩手医科大学附属内丸メディカルセンター） | ○ | ○ | × | 火・水曜日　14:30 ～ 16:30　電話相談　☎ 019-653-6251<br>木曜日　14:30 ～ 16:30　面接相談　※要予約　電話相談実施日に受付<br>Web 予約は随時　https://reserva.be/iwatefuninsoudan |
| 宮城県・仙台市 | みやぎ・せんだい不妊・不育専門相談センター<br>（東北大学病院産婦人科） | ○ | ○ | × | 毎週水曜日　9:00 ～ 10:00 ／ 毎週木曜日　15:00 ～ 17:00　電話相談　☎ 022-728-5225<br>面接相談：事前に電話で相談の上予約 |
| 秋田県 | 「こころとからだの相談室」<br>秋田大学医学部附属病院婦人科 | ○ | ○ | ○ | 毎週金曜日　12:00 ～ 14:00　電話相談　☎ 018-884-6234<br>月～金曜日　9:00 ～ 17:00　☎ 018-884-6666　面接相談予約専用<br>毎週月曜日と金曜日　14:00 ～ 16:00　治療・費用等<br>第 1・3 水曜日　14:00 ～ 16:00　心理的な相談<br>メール相談 ホームページ上の専用フォーム使用 |
| 山形県 | 山形大学医学部附属病院産婦人科 | ○ | ○ | × | 月・水・金曜日　9:00 ～ 12:00　面接相談予約受付　☎ 023-628-5571<br>火・金曜日　15:00 ～ 16:00　電話及び面接相談　☎ 023-628-5571 |
| 福島県 | 福島県不妊専門相談センター<br>（福島県立医科大学附属病院<br>生殖医療センター内）<br>一般相談<br>各保健福祉事務所 | ○ | ○ | × | （専門相談）<br>毎週水曜日（カウンセラー）・木曜日（医師）※要予約　13:30 ～ 16:30<br>予約は以下の各保健福祉事務所及び中核市で受け付けます。<br>（一般相談）<br>県北保健福祉事務所　☎ 024-535-5615、県中保健福祉事務所　☎ 0248-75-7822<br>県南保健福祉事務所　☎ 0248-21-0067、会津保健福祉事務所　☎ 0242-27-4550<br>南会津保健福祉事務所　☎ 0241-62-1700、相双保健福祉事務所　☎ 0244-26-1186<br>福島市こども家庭課　☎ 024-525-7671、郡山市こども家庭支援課　☎ 024-924-3691<br>いわき市こども家庭課　☎ 0246-27-8597<br>相談日時：月～金曜日（祝祭日、年末年始を除く）8:30 ～ 17：15 |
| 郡山市 | 郡山市こども総合支援センター | × | ○ | × | ☎ 024-924-3691<br>奇数月に専門相談日を開設　事前予約制　不妊症看護認定看護師等対応 |

## 関東地方

| | | | | | |
|---|---|---|---|---|---|
| 茨城県 | 茨城県不妊専門相談センター<br>（茨城県三の丸庁舎<br>茨城県県南生涯学習センター） | ○ | ○ | ○ | 月～金曜日　9:00 ～ 15:00　※要予約　☎ 029-241-1130<br>第 1･4 日曜日 14:00 ～ 17:00 ／第 2･3 木曜日 17:30 ～ 20:30　県三の丸庁舎<br>第 1･3 木曜日 18:00 ～ 21:00 ／第 2･4 日曜日　9:00 ～ 12:00　県南生涯学習センター<br>URL:http://ibaog.jpn.org/funin/　メール相談 ホームページ上の専用フォーム使用 |
| 栃木県 | 栃木県不妊・不育専門相談センター<br>とちぎ男女共同参画センター（パルティ） | ○ | ○ | ○ | 火～土曜日及び第 4 日曜日　10:00 ～ 12:30、13:30 ～ 16:00　助産師による電話相談<br>面接相談　※要予約　☎ 028-665-8099　相談日は HP で確認を<br>メール相談　funin.fuiku-soudan@air.ocn.ne.jp |
| 群馬県 | 群馬県不妊・不育専門相談センター<br>（群馬大学医学部附属病院内） | × | ○ | × | 第 2 水曜日、第 4 水曜日　14:00 ～ 16:00<br>※要予約 / 月～金曜日　9:00 ～ 16:00　☎ 027 - 220 - 8425 |
| 埼玉県 | 埼玉医科大学総合医療センター | × | ○ | × | 医師による面接相談　※要予約　ホームページ上の専用フォーム使用（電話での問合せ　月～金曜日 14:00 ～ 16:00 ☎ 049-228-3732） |
| | 一般社団法人埼玉県助産師会 | ○ | × | × | 月曜日・金曜日　10:00 ～ 15:00<br>第 1・3 土曜日　11:00 ～ 15:00、16:00 ～ 19:00　☎ 048-799-3613 |
| さいたま市 | さいたま市保健所 | ○ | ○ | × | 月・木・金曜日　10:00 ～ 16:00<br>毎月第 3 水曜日　10:00 ～、11:00 ～　不妊カウンセラーによる面接相談　※要予約　☎ 048-840-2233<br>不妊カウンセラーによる面接相談を Zoom で受ける場合はホームページ上の専用フォームを使用 |
| 川越市 | 埼玉医科大学総合医療センター | × | ○ | × | ※要予約　月～金曜日 15:00 ～ 16:00　☎ 049-228-3732 |
| 川口市 | 埼玉医科大学総合医療センター | × | ○ | × | ※要予約　月～金曜日 15:00 ～ 16:00　☎ 049-228-3732 |
| | 性と健康の相談<br>（川口市保健所　地域保健センター） | ○ | ○ | × | 木曜日　10:00 ～ 15:00　☎ 048-242-5152<br>火・水曜日　不妊カウンセラーによる面接相談　※要予約　☎ 048-242-5152<br>オンラインでの相談も可　※要予約 |
| 越谷市 | 埼玉医科大学総合医療センター | × | ○ | × | ※要予約　予約はホームページ上の専用フォーム使用　月～金曜日 15:00 ～ 16:00　☎ 049-228-3732 |
| 千葉県 | 千葉県不妊・不育オンライン相談 | ○ | ○ | × | 木曜日　18:00 ～ 22:00、土曜日　10:00 ～ 14:00（Zoom による音声相談）<br>第 2・4 火曜日、第 3 日曜日　10:00 ～ 13:45　不妊ピア・カウンセラーによる相談<br>第 3 土曜日　18:00 ～ 19:45 不妊症看護認定看護師による面接（1 組約 45 分）（Zoom によるビデオ通話）　予約はホームページ上の専用フォーム使用 |

| 実 施 | 開設場所 | 相談方式 | | | 電話番号、相談日及び時間など（変更となることがあります） |
|---|---|---|---|---|---|
| | | 電話 | 面接 | メール | |
| 千葉市 | 千葉市不妊専門相談センター<br>（電話相談）千葉市助産師会·（面接相談）<br>千葉市保健所（健康支援課） | ○ | ○ | × | 年 15 回（電話で要予約、開催日等詳細はお問い合わせください）助産師による電話相談　☎ 043-238-9925 |
| 船橋市 | 不妊・不育専門相談<br>船橋市保健所（地域保健課） | ○ | ○ | × | 医師による面接相談　※要予約　☎ 047-409-3274<br>助産師による面接・電話相談（要予約）　☎ 047-409-3274 |
| 東京都 | 不妊・不育ホットライン | ○ | × | × | 毎週火曜日　10:00 ～ 19:00、毎月 1 回土曜日　10:00 ～ 16:00　☎ 03-3235-7455 |
| 八王子市＊ | 八王子市保健所＊ | ○ | ○ | × | 月～金曜日　9:00 ～ 16:30　保健師による電話相談　☎ 042-645-5162 |
| 神奈川県 | 神奈川県不妊・不育専門相談センター | ○ | ○ | × | 毎月 2 ～ 3 回　9:00 ～ 11:30　助産師による電話相談　☎ 045-210-4786<br>毎月 2 ～ 3 回　14:00 ～ 16:00　医師・臨床心理士等面接相談<br>※要予約　☎ 045-210-4786 神奈川県健康増進課　8:30 ～ 17:15( 来所または Zoom) |
| 横浜市 | 横浜市立大学附属市民総合医療センター | × | ○ | × | 月 2 ～ 3 回　水曜日　16:00 ～ 17:00　女性の不妊相談<br>年 9 回　月曜日　14:30 ～ 15:00　不育相談<br>年 3 回　水曜日　16:00 ～ 17:00　男性の不妊相談 / 夫婦相談<br>※全て要予約　☎ 045-671-3874　8:45 ～ 17:00（こども青少年局地域子育て支援課） |
| | 済生会横浜市東部病院 | × | ○ | × | 毎月第 3 水曜日　9:30 ～ 10:30　公認心理師による心理相談<br>※要予約　☎ 045-671-3874　8:45 ～ 17:00（こども青少年局地域子育て支援課） |
| | 一般社団法人横浜市助産師会 | × | ○ | × | 毎月第 1・第 3 土曜日　14:00 ～ 17:00　助産師による電話相談☎ 045-534-8108 |
| | 横浜市不妊専門相談センター | ○ | × | × | 年 3 回　オンラインによるピアサポート<br>開催日約 1 か月前から web 予約　URL:https://www.city.yokohama.lg.jp/kurashi/kosodate-kyoiku/oyakokenko/teate/josei/peer-support.html |
| 川崎市 | 川崎市ナーシングセンター（川崎市不妊・不育専門相談センター） | × | ○ | × | 月 1 回土曜日　9:30 ～ 16:30 受付　※全て要予約　☎ 044-711-3995　面接相談 9:30 ～ 11:30 |
| 相模原市 | 妊活サポート相談（不妊・不育専門相談）<br>ウェルネスさがみはら | ○ | ○ | × | 毎月第 2 火曜日　9:00 ～ 11:30　電話相談　☎ 042-769-8345（相模原市こども家庭課）<br>月 1 回　13:00 ～ 15:30　※要予約　メール受付 kodomokatei@city.sagamihara.kanagawa.jp |
| 横須賀市 | 横須賀市不妊・不育専門相談センター<br>（地域健康課内） | ○ | ○ | ○ | 月～金曜日　8:30 ～ 17:00　電話相談　☎ 046-822-9818<br>月 1 回程度　医師による面接相談　※要予約<br>メール相談 :chaw-cfr@city.yokosuka.kanagawa.jp |

## 中部・東海地方

| | | | | | |
|---|---|---|---|---|---|
| 新潟県 | 新潟大学医歯学総合病院 | ○ | ○ | ○ | 火曜日　15:00 ～ 17:00　電話相談　面接相談　※要予約 平日 10:00 ～ 16:00　☎ 025-225-2184<br>メール相談 :sodan@med.niigata-u.ac.jp |
| 富山県 | 富山県女性健康相談センター・<br>富山県不妊専門相談センター | ○ | ○ | × | 火、木、土曜日　9:00 ～ 13:00　水、金曜日　14:00 ～ 18:00　電話相談　☎ 076-482-3033<br>火、木、土曜日 14:00 ～ 18:00　水、金曜日　9:00 ～ 13:00　面接相談　※要予約 |
| 石川県 | 石川県不妊相談センター | ○ | ○ | ○ | 月～土曜日　9:30 ～ 12:30　火曜日　18:00 ～ 21:00　助産師による（電話・面接・メール）<br>年 4 回　14:00 ～ 16:00　＜泌尿器科医師による男性不妊専門 面接相談＞<br>※面接要予約　☎ 076-237-1871　メール相談 :funin@pref.ishikawa.lg.jp |
| 福井県＊ | 助産師による助女性の健康相談<br>福井県看護協会＊ | ○ | ○ | ○ | 月・水曜日　13:30 ～ 16:00　電話相談　☎ 0776-54-0080<br>水曜日　16:00 ～ 17:00、毎月第 2 火　15:00 ～ 16:00　医師による面接相談　※要予約<br>水曜日　13:30 ～ 16:00　助産師による面接相談　※要予約<br>メール相談：jkenkou@kango-fukui.com |
| 山梨県 | 不妊（不育）専門相談センター ルピナス<br>山梨県福祉プラザ 3 階 | ○ | ○ | ○ | 水曜日　15:00 ～ 19:00　助産師による電話相談　☎ 055-254-2001<br>第 2、第 4 水曜日　15:00 ～ 19:00　専門医師、心理カウンセラーによる面接相談　※要予約<br>メール相談 :kosodate@pref.yamanashi.lg.jp |
| 長野県 | 野県不妊・不育専門相談センター<br>長野県看護協会会館<br>（( 公社 ) 長野県看護協会内） | ○ | ○ | ○ | 火・木曜日　10:00 ～ 16:00　毎週土曜日　13:00 ～ 16:00　電話相談　☎ 0263-35-1012<br>／不妊相談コーディネーターによる面接相談　※要予約 / 電話相談日<br>第 4 木曜日　13:30 ～ 16:00　産婦人科医師による面接相談　※要予約 / 電話相談日<br>メール相談 :funin@nursen.or.jp |
| 長野市 | 長野市保健所 | ○ | ○ | × | 平日 8:30 ～ 17:00　保健師による電話相談　☎ 026-226-9963<br>毎月第 3 水曜日　13:00 ～ 16:00　不妊カウンセラーによる面接相談　※要予約 |
| 岐阜県 | 岐阜県不妊・不育症相談センター<br>（岐阜県健康科学センター内） | ○ | ○ | ○ | 月・金曜日　10:00 ～ 12:00　13:00 ～ 16:00　電話相談　☎ 058-389-8258　※面接要予約<br>メール相談 :c11223a@pref.gifu.lg.jp |
| 静岡県 | 静岡県不妊・不育専門相談センター<br>（一般社団法人静岡県助産師会内） | ○ | ○ | × | 火曜日　10:00 ～ 19:00　木・土曜日　10:00 ～ 15:00　☎ 080-3636-3229<br>年数回（開設日は電話でお問い合わせください）　医師による面接相談　※要予約<br>問い合わせ先 : 静岡県庁こども家庭課　☎ 054-221-3309 |
| 浜松市 | 健康増進課 | × | ○ | × | 開催日等詳細はお問合せください　医師による面接相談　※要予約<br>☎ 053-453-6188　はままつ女性の健康相談　月～金曜日　13:00 ～ 16:00 |
| 愛知県 | 愛知県不妊・不育専門相談センター名古屋大学医学部附属病院 | ○ | ○ | ○ | 月曜日 10:00 ～ 14:00　木曜日 10:00 ～ 13:00、第 3 水曜日 18:00 ～ 21:00<br>電話相談　☎ 052-741-7830<br>火曜日 16:00 ～ 17:30　医師による面接相談　※要予約<br>第 1・3 月曜日 14:30 ～ 15:30、第 2・4 木曜日 13:30 ～ 14:30<br>カウンセラーによる面接相談　※要予約<br>メール相談 :http://www.med.nagoya-u.ac.jp/obgy/afsc/aichi/ |
| 名古屋市 | 名古屋市立大学病院内 | ○ | × | × | 火曜日　12:00 ～ 15:00　金曜日　9:00 ～ 12:00　☎ 052-851-4874 |
| 豊田市 | 豊田市役所 | × | ○ | × | 広報とよた・市ホームページに日時を掲載　不妊症看護認定看護師による面接相談　☎ 0565-34-6636 |
| 豊橋市 | 豊橋市不妊・不育専門相談センター<br>（豊橋市保健所こども保健課内） | ○ | ○ | × | 月～金曜日　8:30 ～ 17:15　予約不要、随時相談可　☎ 0532-39-9160 |
| 岡崎市 | 岡崎市保健所 | × | ○ | × | 毎月第 4 金曜日の午後　※ 2 日前までの事前予約必要　☎ 0564-23-6962 |
| 一宮市 | 一宮市保健所 | × | ○ | × | 毎月第 4 金曜日　14:00 ～ 16:00　※要予約　☎ 0586-52-3858 |
| 三重県 | 三重県不妊専門相談センター<br>（三重県立看護大学内） | ○ | ○ | × | 相談専用ダイヤル　☎ 059-211-0041<br>火曜日 10:00 ～ 20:00　電話相談　☎ 059-211-0041<br>火曜日 14:00 ～ 16:00　面接相談　※要予約 |

＊は国庫補助を受けず、自治体単独で実施している事業

## 近畿地方

| 実 施 | 開設場所 | 相談方式 | | | 電話番号、相談日及び時間など（変更となることがあります） |
|---|---|---|---|---|---|
| | | 電話 | 面接 | メール | |
| 滋賀県 | 滋賀県不妊専門相談センター<br>（滋賀医科大学附属病院内） | ○ | ○ | ○ | 月～金曜日　9:00 ～ 16:00　電話相談　☎ 077-548-9083<br>面接相談　※要予約　日程は電話にて応相談<br>メール相談フォーム : http://www.sumsog.jp/consulting-a-doctor/advice-for-sterility |
| 大津市 | 大津市総合保健センター内 | ○ | ○ | × | 平日 10:00 ～ 16:00　☎ 077-528-2748　※要予約 |
| 京都府 | きょうと子育てピアサポートセンター | ○ | ○ | × | 妊娠出産・不妊ほっとコール<br>月～金曜日 9:15 ～ 13:15、14:00 ～ 16:00 ☎ 075-692-3449 電話相談 予約不要 / 面接相談 要予約<br>仕事と不妊治療の両立支援コール<br>月～金曜日　9:00 ～ 21:00 ☎ 075-692-3467（ホームページから要予約）<br>毎月 第 1 金曜日 9:15 ～ 13:15 （面接相談 要予約） |
| 京都市 | 京都府助産師会（京都府助産師会館） | × | ○ | ○ | 助産師による面接相談・交流会　要予約　受付　☎ 075-841-1521（月～金曜日 10:00 ～ 15:00）<br>相談日　第 1 木曜日・第 3 土曜日　14:00 ～ 16:00（7、9 月は第 1 木曜日のみ、11 月は実施なし）<br>すずらん交流会　11 月 19 日　14:00 ～ 16:10（オンライン形式）<br>匿名メール相談「妊娠ホッとナビ」https:www.ninshin-hotnavi.com/ |
| 大阪府・<br>大阪市 | おおさか不妊専門相談センター<br>（ドーンセンター） | ○ | ○ | × | ☎ 06-6910-8655（電話相談専用）　☎ 06-6910-1310（面接相談予約電話）<br>電話相談　第 1・3 水曜日 10:00 ～ 19:00　第 2・4 水曜日 10:00 ～ 16:00　第 1 ～ 4 金曜日<br>10:00 ～ 16:00　第 4 土曜日 13:00 ～ 16:00 （第 5 水曜日、第 5 金曜日、平日の祝日は除く）<br>面接相談　第 4 土曜日 14:00 ～ 17:00（30 分 /4 組）　※要予約　火～金曜日 13:30 ～ 18:00<br>18:45 ～ 21:00 、土・日曜日　9:30 ～ 13:00　13:45 ～ 18:00 |
| 豊中市＊ | 中部保健センター＊ | ○ | ○ | × | 不妊症・不育症専門相談　婦人科医師によるオンライン専門相談（※要予約）　豊中市ホームページ参照<br>保健師や助産師による相談　月～金曜日 9:00 ～ 17:00 ☎ 06-6858-2293 |
| 堺市 | 堺市役所等 | × | ○ | × | 助産師・不妊カウンセラーによる面接相談　（要予約）各保健センター受付<br>相談日時　月 1 回（第 4 木曜日　相談時間 45 分間）13:00 ～ 16:00　日時変更されることもあり |
| 兵庫県 | 兵庫県立男女共同参画センター<br>（神戸クリスタルタワー 7 階） | ○ | ○ | × | 不妊・不育専門相談<br>電話相談　☎ 078-360-1388　第 1、3 土曜日 10:00 ～ 16:00 助産師（不妊症看護認定看護師）<br>面接相談（完全予約制予約専用　☎ 078-362-3250）<br>第 2 土曜日 14:00 ～ 17:00 助産師（不妊症看護認定看護師）<br>第 4 水曜日 14:00 ～ 17:00 産婦人科医師 |
| | 兵庫医科大学病院内 | × | ○ | × | 不妊・不育専門相談　面接相談（完全予約制 ☎ 078-362-3250）<br>第 1 火曜日 14:00 ～ 15:00　産婦人科医師（5 月、8 月及び 1 月は除く） |
| | 男性不妊専門相談 : 神戸市内 | ○ | ○ | × | 電話相談　☎ 078-360-1388<br>第 1、3 土曜日 10:00 ～ 16:00 助産師（不妊症看護認定看護師）<br>面接相談（完全予約制）予約専用　☎ 078-362-3250<br>第 1 水曜日 15:00 ～ 17:00 泌尿器科医師 |
| | 巡回相談会 : 兵庫県内 | × | ○ | × | 完全予約制 ☎ 078-362-3250　原則 年 2 回 13:30 ～ 16:30（講話含む）産婦人科医師 |
| 明石市 | あかし保健所 | × | ○ | × | 毎月第 4 水曜日 13:30 ～ 16:30（一人 1 時間まで）予約受付　☎ 078-918-5414（保健総務課）<br>（広報あかしに日時を掲載）市の委託保健師による面接相談（不育症相談窓口を兼ねる） |
| 奈良県 | 奈良県不妊専門相談センター<br>奈良県医師会館内 | ○ | ○ | × | 金曜日 13:00 ～ 16:00　電話相談（助産師）　☎ 0744-22-0311<br>毎月第 2 金曜日 13:00 ～ 16:00　面接相談（産婦人科医師）要予約 |
| 和歌山県 | 県内 3 保健所（岩出、湯浅、田辺） | ○ | ○ | ○ | 相談受付（予約兼用）岩出 ☎ 0736-61-0049　湯浅　☎ 0737-64-1294　田辺　☎ 0739-26-7952<br>電話相談　月～金曜日 9:00 ～ 17:45（保健師）　面接相談　（医師）要予約<br>メール相談 :e0412004@pref.wakayama.lg.jp |
| 和歌山市＊ | 和歌山市保健所 地域保健課＊ | ○ | ○ | × | 月～金　8:30 ～ 17:15　☎ 073-488-5120　保健師による電話相談<br>医師による面接相談（予約制）　毎月第 1 水曜日 13:00 ～ 15:15 |

## 中国地方

| | | | | | |
|---|---|---|---|---|---|
| 鳥取県・<br>鳥取市 | 鳥取県東部不妊専門相談センター<br>はぐてらす<br>（鳥取県立中央病院内） | ○ | ○ | ○ | 火・金・土曜日 8:30 ～ 17:00　☎ 0857-26-2271<br>水・木曜日 13:00 ～ 17:00（電話のみ）　※面接要予約<br>メール相談 :funinsoudan@pref.tottori.lg.jp　FAX 相談： 0857-29-3227 |
| | 鳥取県西部不妊専門相談センター<br>はぐてらす<br>（ミオ・ファティリティ・クリニック内） | ○ | ○ | ○ | 月～土曜日 10:00 ～ 12:00 、月・水・金曜日 10:00 ～ 17:00（年末年始を除き年中無休）0859-35-5209<br>メール相談 :seibufuninsoudan@mfc.or.jp<br>ZOOM による遠隔相談も行っています。（要予約） |
| 鳥取市 | 鳥取県東部不妊専門相談センター<br>はぐてらす<br>（鳥取県立中央病院内） | ○ | ○ | ○ | 火・金・土曜日 8:30 ～ 17:00　☎ 0857-26-2271<br>水・木曜日 13:00 ～ 17:00（電話のみ）　※面接要予約<br>メール相談 :funinsoudan@pref.tottori.lg.jp　FAX 相談： 0857-29-3227 |
| 島根県 | しまね妊娠・出産相談センター<br>（島根大学医学部附属病院） | ○ | ○ | ○ | 月•火・水・金・土曜日　10:00 ～ 16:00　電話相談　☎ 070-6690-5848<br>面接　※要予約　☎ 070-6690-5848<br>メール相談 :shimanesoudan@med.shimane-u.ac.jp |
| 岡山県 | 岡山県不妊専門相談センター<br>「不妊、不育とこころの相談室」<br>（岡山大学病院内） | ○ | ○ | ○ | 月・水・金曜日 13:00 ～ 17:00<br>毎月 第 1 土・日曜日 10:00 ～ 13:00　電話／面接　※面接相談は要予約　☎ 086-235-6542<br>メール相談 :funin@cc.okayama-u.ac.jp<br>オンライン相談　funin@cc.okayama-u.ac.jp　または☎ 086-235-6542 |
| 広島県 | 広島県不妊専門相談センター | ○ | ○ | ○ | 月・木・土曜日　10:00 ～ 12:30　火・水・金曜日 15:00 ～ 17:30　☎ 082-870-5445<br>金曜日　15:00 ～ 17:00　助産師による面接相談　※要予約<br>月 1 回　心理士による面接相談　※要予約<br>予約申込・詳細は :https://www.pref.hiroshima.lg.jp/soshiki/248/funinsenmonsoudan.html<br>※ FAX 相談・メール相談／原則 1 週間以内に返信 |
| 山口県 | 女性のなやみ相談室<br>（山口県立総合医療センター） | ○ | ○ | ○ | 9:30 ～ 16:00　保健師又は助産師　電話相談　☎ 0835-22-8803<br>第 1・第 3 月曜日　14:00 ～ 16:00　臨床心理士による面接相談　☎ 0835-22-8803<br>産婦人科医師による面接相談　※要予約　☎ 0835-22-8803<br>メール相談 :nayam119@ymghp.jp |
| 下関市 | 下関市役所 | ○ | ○ | × | 産婦人科医師・泌尿器科医師・臨床心理士による専門相談　※要予約<br>詳細は、URL:　https://www.city.shimonoseki.lg.jp/soshiki/51/5667.html<br>保健師による一般相談　☎ 083-231-1447 下関市保健部健康推進課 |

## 四国地方

| 実施 | 開設場所 | 相談方式<br>電話 | 相談方式<br>面接 | 相談方式<br>メール | 電話番号、相談日及び時間など（変更となることがあります） |
|---|---|---|---|---|---|
| 徳島県 | 徳島県不妊・不育相談室<br>（徳島大学病院） | × | ○ | × | 月・金曜日 15:00 ～ 16:00、16:00 ～ 17:00　水・木曜日 11:00 ～ 12:00<br>※要予約　水曜日、金曜日　10:00 ～ 12:00　088-633-7227 |
| 香川県 | 不妊・不育症相談センター<br>（(公社）香川県看護協会） | ○ | ○ | ○ | 専用ダイヤル　☎ 087-816-1085（相談と予約）<br>月～金曜日　10:00 ～ 16:00　電話相談<br>月１～２回　専門医による面接相談　※要予約<br>月２回　13:30 ～ 16:00　心理カウンセラーによる面接相談　※要予約<br>メール相談 : サイト内フォームより　https://www.pref.kagawa.lg.jp/kosodate/baby/index.html |
| 愛媛県 | 愛媛県不妊専門相談センター<br>（愛媛大学医学部附属病院内） | ○ | ○ | ○ | 水曜日　13:30 ～ 16:30　電話相談　☎ 080-7028-9836<br>水曜日　面接相談、随時　メール相談　※要予約 / ホームページ上の専用フォーム使用 |
| | 休日不妊相談ダイヤル<br>（愛媛助産師会） | ○ | × | × | 土曜日　13:00 ～ 17:00　☎ 080-4359-8187 |
| 松山市 | 松山市不妊専門相談センター<br>松山市保健所　健康づくり推進課 | ○ | ○ | × | 平日 8:30 ～ 17:15　☎ 089-911-1870 |
| 高知県 | 高知県・高知市病院企業団立高知医療センター内 「ここから相談室」 | ○ | ○ | × | 水曜日、毎月第３土曜日 9:00 ～ 12:00　電話相談　☎ 088-837-3704<br>毎月第１水曜日 13:00 ～ 16:20　面接相談　※要予約 / 水曜日、毎月第３土曜日 9:00 ～ 12:00<br>７月・１０月・１月に男性不妊専門相談予定　※要予約<br>予約専用アドレス :kokokara@khsc.or.jp |

## 九州・沖縄地方

| | | | | | |
|---|---|---|---|---|---|
| 福岡県 | 不妊専門相談センター<br>県内３保健福祉環境事務所<br>（宗像・遠賀、嘉穂・鞍手、北筑後） | ○ | ○ | × | 月～金曜日　8:30 ～ 17:15　電話相談　※面接相談は要予約<br>宗像・遠賀保健福祉環境事務所 ☎ 0940-37-4070 …… 第２木曜日 13:00 ～ 16:00<br>嘉穂・鞍手保健福祉環境事務所 ☎ 0948-29-0277 …… 第１水曜日 13:30 ～ 16:30<br>北筑後保健福祉環境事務所 ☎ 0946-22-4211 ………… 偶数月の第３金曜日 13:30 ～ 16:30 |
| 北九州市 | 小倉北区役所健康相談コーナー内 | ○ | ○ | × | 月～金曜日　9:00 ～ 12:00　13:00 ～ 17:00　電話相談・助産師による面接相談　☎ 093-571-2305<br>月１回　医師による面接相談　※要予約 |
| 福岡市 | 福岡市不妊専門相談センター | ○ | ○ | × | 月、火、木曜日　10:00 ～ 17:00　水、金曜日　12:00 ～ 19:00<br>第２・４土曜日　12:00 ～ 17:00　不妊カウンセラーによる面接相談　※要予約　☎ 080-3986-8872 |
| | 各区保健福祉センター健康課 | | | | 助産師による面接相談　※要予約　☎ 各区保健福祉センター健康課 |
| 佐賀県 | 不妊・不育専門相談センター<br>佐賀中部保健福祉事務所（専門相談） | ○ | ○ | × | 月～金曜日　9:00 ～ 17:00　☎ 0952-33-2298<br>第３水曜日　15:00 ～ 17:00　専門医・カウンセラー面接相談　※要予約<br>月～金曜日　9:00 ～ 17:00　保健師面接相談 |
| | 各保健福祉事務所（一般相談） | | | | 月～金曜日　9:00 ～ 17:00　電話 / 面接相談　（面接相談は要事前連絡）<br>鳥栖 ☎ 0942-83-2172　伊万里 ☎ 0955-23-2102　唐津 ☎ 0955-73-4228　杵藤 ☎ 0954-23-3174 |
| 長崎県 | 各保健所 | ○ | ○ | × | 月曜日～金曜日　9:00 ～ 17:45　電話／面接相談<br>西彼保健所 ☎ 095-856-5159　県央保健所 ☎ 0957-26-3306<br>県南保健所 ☎ 0957-62-3289　県北保健所 ☎ 0950-57-3933<br>五島保健所 ☎ 0959-72-3125　上五島保健所 ☎ 0959-42-1121<br>壱岐保健所 ☎ 0920-47-0260　対馬保健所 ☎ 0920-52-0166 |
| 熊本県 | 熊本県女性相談センター | ○ | ○ | × | 月～土曜日　9:00 ～ 20:00　電話相談　☎ 096-381-4340<br>第４金曜　14:00 ～ 16:00　産婦人科医師による面接相談　※要予約　☎ 096-381-4340 |
| 大分県・大分市 | おおいた不妊・不育相談センター<br>"hopeful"<br>（大分大学医学部附属病院） | ○ | ○ | ○ | ☎ 080-1542-3268（携帯）<br>火曜日～金曜日　12:00 ～ 20:00、土曜日　12:00 ～ 18:00　電話相談<br>随時　不妊カウンセラー（専任助産師）による面接相談<br>週１回　医師による面接相談<br>月２回　臨床心理士による面接相談<br>月２回　胚培養士による面接相談　※面接相談は要予約<br>メール相談 :hopeful@oita-u.ac.jp |
| 宮崎県 | 不妊専門相談センター「ウイング」<br>（宮崎県中央保健所内） | ○ | ○ | × | 月～金曜日　9:30 ～ 15:30　☎ 0985-22-1018（専用）　※面接は要予約 |
| 鹿児島県 | 鹿児島大学病院（専門相談） | ○ | × | ○ | 月・金曜日　15:00 ～ 17:00　電話相談　☎ 099-275-6839<br>メール相談 :funin@pref.kagoshima.lg.jp |
| | 各保健所（一般相談） | ○ | ○ | × | 月～金曜日　8:30 ～ 17:15　電話相談／面接相談<br>指宿保健所 ☎ 0993-23-3854　志布志保健所 ☎ 099-472-1021　加世田保健所 ☎ 0993-53-2315<br>鹿屋保健所 ☎ 0994-52-2105　伊集院保健所 ☎ 099-273-2332　西之表保健所 ☎ 0997-22-0012<br>川薩保健所 ☎ 0996-23-3165　屋久島保健所 ☎ 0997-46-2024　出水保健所 ☎ 0996-62-1636<br>名瀬保健所 ☎ 0997-52-5411　大口保健所 ☎ 0995-23-5103　徳之島保健所 ☎ 0997-82-0149<br>姶良保健所 ☎ 0995-44-7953 |
| 鹿児島市 | 不妊専門相談センター<br>（鹿児島中央助産院） | ○ | ○ | ○ | 水曜日　10:00 ～ 17:00　☎ 099-210-7559（鹿児島市母子保健課内）　※面接相談は要予約<br>メール相談 :so-dan@k-midwife.or.jp |
| 沖縄県 | 不妊・不育専門相談センター<br>（沖縄県看護研修センター内） | ○ | ○ | ○ | 水・木・金曜日　13:30 ～ 16:30　電話相談　☎ 098-888-1176（直通）<br>月１～３回　13:30 ～ 16:30　面接相談　☎ 098-888-1176（直通）　※要予約<br>メール相談 :woman.h@oki-kango.or.jp |

＊は国庫補助を受けず、自治体単独で実施している事業

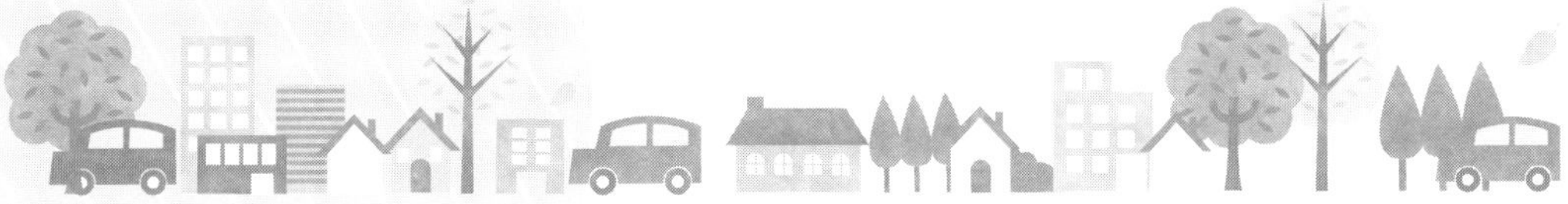

〔 編集後記 〕

不妊治療には、年齢が大きく影響していることをお伝えしたく今号を制作しました。きっと不妊治療やそこに関係する多くの方が同じことを考え、伝えたいと思っているのでしょう。

今回は、基本的に知っておきたい人の生殖のことや生殖年齢の重要性を紐解くとともに、今後期待されることなどを展開しました。現在治療に臨んでいる方にとっては、厳しい内容も目にされるかもしれませんが、将来に向けて社会意識が変わることも「年齢と不妊治療」の問題には欠かせないことです。

参考として、ぜひご覧いただければ幸いです。

代表 谷高哲也

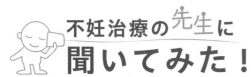




i-wish... ママになりたい

**年齢と不妊治療**

| | |
|---|---|
| 発行日 | 2023 年 12 月 30 日 |
| 発行人 | 谷高　哲也 |
| 構成 & 編集 | 不妊治療情報センター・funin.info |
| 発行所 | 株式会社シオン　電話 03-3397-5877<br>〒167- 0042<br>東京都杉並区西荻北 2-3-9<br>グランピア西荻窪 6 F |
| 発売所 | 丸善出版株式会社　電話 03-3512-3256<br>〒101- 0051<br>東京都千代田区神田神保町 2-17<br>神田神保町ビル 6F |
| 印刷・製本 | シナノ印刷株式会社 |

ISBN978-4-903598-89-5




## i-wish ママになりたい　次号のご案内

vol.74

# 不妊の原因

〔 特集 〕

不妊原因と不妊治療の現状　（生殖年齢は保てるの？）
女性に多い原因　男性に多い原因　（パートナーで大切なこと）
原因別の治療法　（治療の適応と病院選び）
予防と健康管理　（パートナーだけでできること）
早めの家族計画　（いつまでに何人子どもを産みたいか）

〔 不妊治療 最前線 〕

★ ドクター・インタビュー

〔 連載 〕

培養室からこんにちは！
ママなり応援レシピ
相談コーナー　ママなり談話室

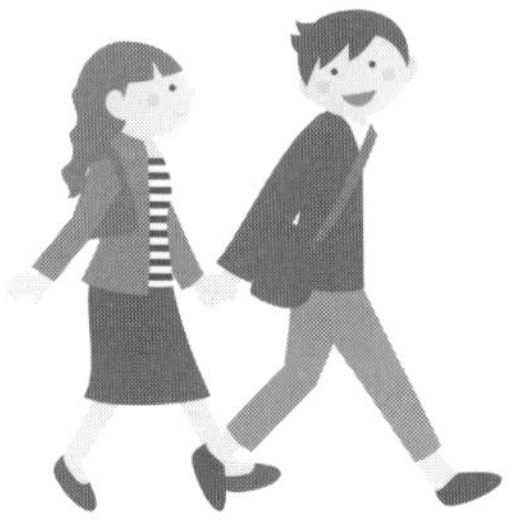

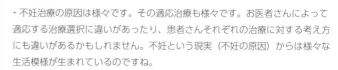

〔 そのほか 〕

★ 全国不妊治療施設一覧
★ 不妊相談センター一覧　ほか

・不妊治療の原因は様々です。その適応治療も様々です。お医者さんによって適応する治療選択に違いがあったり、患者さんそれぞれの治療に対する考え方にも違いがあるかもしれません。不妊という現実（不妊の原因）からは様々な生活模様が生まれているのですね。

発売予定　2024 年 3 月

内容は、変更になることがあります。